·专科护理与管理系列丛书·

腹部外科专科护理服务能力与管理指引

主 编 李 红 刘雪莲 王 燕

辽宁科学技术出版社
LIAONING SCIENCE AND TECHNOLOGY PUBLISHING HOUSE

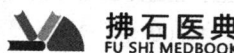
拂石医典
FU SHI MEDBOOK

图书在版编目（CIP）数据

腹部外科专科护理服务能力与管理指引/李红，刘雪莲，王燕主编 . —沈阳：辽宁科学技术出版社，2021.7
ISBN 978-7-5591-2120-2

Ⅰ.①腹… Ⅱ.①李… ②刘… ③王… Ⅲ.①腹腔疾病－外科手术－护理 Ⅳ.①R656 ②R473.6

中国版本图书馆 CIP 数据核字（2021）第 128755 号

版权所有　侵权必究

出版发行：辽宁科学技术出版社
　　　　　北京拂石医典图书有限公司
地　　址：北京海淀区车公庄西路华通大厦 B 座 15 层
联系电话：010-57262361/024-23284376
E - mail：fushimedbook@163.com
印 刷 者：三河市双峰印刷装订有限公司
经 销 者：各地新华书店
幅面尺寸：140mm×203mm
字　　数：312 千字
印　　张：12
出版时间：2021 年 7 月第 1 版
印刷时间：2021 年 7 月第 1 次印刷

责任编辑：李俊卿
封面设计：潇　潇
版式设计：天地鹏博
责任校对：梁晓洁
封面制作：潇　潇
责任印制：丁　艾

如有质量问题，请速与印务部联系　联系电话：010-57262361

定　　价：49.00 元

编委会名单

主　审　李汝红　于海东
主　编　李　红　刘雪莲　王　燕
副主编　郭燕红　丁　丽　王　娇　邬　艳
　　　　　郭　晨　杨　芸
编　者　陈亚萍　李　佳　安耀梅　毛枢群
　　　　　杨岚茜　杨四花　王　莉　杨志琼
　　　　　杨玉琴　王　丽　李　瑞　李　艳
　　　　　金　艳　武　俊　张亚芳　李丽荣
　　　　　李碧霞　陈　佳　杨泽卫　张　琼
　　　　　杨　瑛　陈　燕　晏圆婷　李　思
　　　　　李　捷　杨民慧　李　鹏　李　逊
　　　　　赵维山　王若天　王　珏　管傲然
　　　　　朱燕昆　张跃文　谢　辉　袁宝红
　　　　　邹旭铭　曹渊卿　黎仁兰　李　燕
　　　　　覃　薇

《专科护理与管理系列丛书》
前　言

随着我国医疗卫生事业的蓬勃发展，护士在健康管理、疾病预防、急危重症救护、患者照护、慢病管理、老年护理等各个领域将迎来新的机遇和挑战，在这样的新形势下，临床专科护理服务能力已成为体现护理专业内涵、确保患者安全的重要保证之一。

为适应医学学科的发展和患者的需求，昆明市延安医院护理部组织各临床专科护理管理人员，在查阅大量相关资料的基础上，结合临床工作实际共同编写了《专科护理与管理系列丛书》。本丛书有三大特点：

一是具有严谨的科学性和先进性。丛书以护理程序为框架、以优质护理为方向，落实责任制整体护理，结合临床专科建设与管理指南，重点研究专科护理工作的要求，找准专科护理的要点，对护理工作进行全面、全程的管理，以提高临床护理能力，不断提升护理管理水平，建立护理服务的长效机制。

二是具有较强的实用性和可操作性。丛书密切结合临床，详细介绍了各专科常见疾病的护理要点和护理技术、专科危急重症抢救与护理、护理质量控制与管理，对规范护理人员的职业行为、提高专业技术能力将起到很好的指导作用。

三是体现专业化、精细化。本丛书内容丰富翔实，阐述流畅严谨，编排层次清晰，切合现代护理管理及临床专科护理的实际，可供各级各类医院护理管理、临床护理、护理教学人员参考阅读。

医学发展日新月异，护理专业迅猛发展，希望通过这样一套兼顾实用性与针对性的丛书，切实帮助各级各类医院进一步完善护理服务体系，提高护理技术水平，提升专科服务能力，改善护理服务质量。期待各位护理人员立足当下，创新发展，促进护理服务精准对接人民群众的健康需求，在"健康中国"建设的宏伟蓝图中画上浓墨重彩的一笔。

2021年5月

目录

第一章 腹部外科实践基础指引 ……………………（1）
  第一节 病房的基本设置与管理 ……………………（1）
  第二节 护理人员的管理 ……………………………（2）
  第三节 护理人员分层管理办法 ……………………（11）
  第四节 护理人员分层培训方案 ……………………（16）
  第五节 护理人力资源弹性调配 ……………………（26）

第二章 医院病房感染控制管理指引 ……………（30）
  第一节 医院感染概述 ………………………………（30）
  第二节 医院病房感染控制管理 ……………………（35）
  第三节 标准预防 ……………………………………（41）
  第四节 职业暴露 ……………………………………（44）
  第五节 多重耐药菌接触传播的预防措施 …………（47）
  第六节 手卫生与手消毒 ……………………………（49）
  第七节 腹部外科换药室感染控制管理制度 ………（51）

第三章 腹部外科专科护理指引 …………………（53）
  第一节 腹部疼痛的护理指引 ………………………（53）

第二节 腹腔镜手术的护理指引 ………………………… (56)
第三节 肠造口护理指引 ………………………………… (61)
第四节 伤口护理指引 …………………………………… (68)
第五节 肠外营养护理指引 ……………………………… (72)
第六节 肠内营养护理指引 ……………………………… (78)

第四章 胃肠疾病护理指引 ……………………………… (84)
第一节 胃十二指肠溃疡护理指引 ……………………… (84)
第二节 胃癌护理指引 …………………………………… (92)
第三节 急性阑尾炎护理指引 …………………………… (100)
第四节 肠梗阻护理指引 ………………………………… (105)
第五节 大肠癌护理指引 ………………………………… (109)
第六节 腹膜后血肿护理指引 …………………………… (116)
第七节 肠瘘护理指引 …………………………………… (120)

第五章 肝、胆、胰疾病护理指引 ……………………… (124)
第一节 胆石症护理指引 ………………………………… (124)
第二节 急性梗阻性化脓性胆管炎护理指引 …………… (129)
第三节 胆囊癌护理指引 ………………………………… (133)
第四节 胆管癌护理指引 ………………………………… (137)
第五节 肝癌护理指引 …………………………………… (141)
第六节 肝脓肿护理指引 ………………………………… (148)
第七节 急性胰腺炎护理指引 …………………………… (153)
第八节 胰腺癌护理指引 ………………………………… (158)

第六章 腹外疝护理指引 ………………………………… (162)
第一节 腹股沟疝护理指引 ……………………………… (162)

第二节　其他腹外疝护理指引 …………………（166）

第七章　胃食管反流病护理指引 ……………………（169）
第一节　胃食管反流病护理指引 …………（169）
第二节　食管裂孔疝护理指引 ………………（172）

第八章　腹部损伤疾病护理指引 ……………………（176）
第一节　脾破裂护理指引 …………………………（176）
第二节　肝破裂护理指引 …………………………（180）
第三节　胰腺损伤护理指引 ………………………（182）
第四节　胃十二指肠和小肠损伤护理指引 ………（186）
第五节　结肠、直肠损伤护理指引 ………………（189）

第九章　腹部外科常用仪器设备的维护与保养 ………（193）
第一节　腹部外科设备的使用与保养制度 ………（193）
第二节　输液泵的维护与保养 ……………………（194）
第三节　注射泵的维护与保养 ……………………（196）
第四节　心电监护仪的维护与保养 ………………（198）
第五节　电磁波治疗仪的维护与保养 ……………（200）
第六节　血糖仪的维护与保养 ……………………（202）
第七节　电动吸引器的维护与保养 ………………（203）
第八节　简易呼吸器的维护与保养 ………………（204）
第九节　医用臭氧消毒机的维护与保养 …………（205）

第十章　腹部外科应急预案指引 ……………………（208）
第一节　腹膜炎合并感染性休克的护理应急预案 ……（208）
第二节　腹腔内出血的护理应急预案 ……………（209）

第三节 急性梗阻性化脓性胆管炎的护理应急预案 …（211）
第四节 急性肠梗阻患者的护理应急预案 …………（212）
第五节 患者术后活动性出血的护理应急预案 ………（214）
第六节 急性肺栓塞的护理应急预案 …………………（215）
第七节 低血糖的护理应急预案 ………………………（217）
第八节 酮症酸中毒的护理应急预案 …………………（219）
第九节 胃肠减压非预期性脱出的护理应急预案 ……（220）
第十节 腹腔引流管非预期性脱出的护理应急预案 …（221）
第十一节 深静脉置管非预期性脱出的护理应急预案
………………………………………………（222）
第十二节 胸腔闭式引流管非预期性脱出的护理应急
预案 …………………………………………（224）
第十三节 鼻肠管非预期性脱出的护理应急预案 ……（225）
第十四节 空肠管非预期性脱出的护理应急预案 ……（226）
第十五节 患者突发病情变化的应急预案 ……………（227）
第十六节 患者发生药物过敏的应急预案 ……………（228）
第十七节 患者发生输血反应的护理应急预案 ………（230）
第十八节 患者输液过程中出现肺水肿的护理应急预
案 ……………………………………………（231）
第十九节 应用化疗药物出现外渗的应急预案 ………（232）
第二十节 患者发生躁动时的应急预案 ………………（233）
第二十一节 患者发生误吸时的应急预案 ……………（234）
第二十二节 患者发生猝死时的应急预案 ……………（235）
第二十三节 患者坠床/跌倒的应急预案 ………………（236）
第二十四节 患者外出或外出不归的应急预案 ………（237）
第二十五节 病房出现传染病患者时的应急预案 ……（238）
第二十六节 护理投诉的应急预案 ……………………（239）

第二十七节　职业暴露的应急预案 …………………（241）

第十一章　腹部外科常用评分工具 ……………………（242）

第十二章　腹部外科常用护理技术操作流程及评分标准
……………………………………………………（263）

第一节　手术部位备皮操作流程及评分标准 …………（263）

第二节　中心静脉/深静脉导管维护护理技术操作流
程及评分标准 ……………………………………（267）

第三节　胃肠减压技术操作流程及评分标准 …………（273）

第四节　鼻饲管技术操作流程及评分标准 ……………（278）

第五节　腹部皮下负压引流管护理技术操作流程及评
分标准 ……………………………………………（283）

第六节　腹腔引流护理技术操作流程及评分标准 ……（287）

第七节　T型引流管技术操作流程及评分标准…………（291）

第八节　外科引流管固定技术操作流程及评分标准 …（296）

第九节　造口护理操作流程及评分标准 ………………（301）

第十节　腹部外科换药技术操作流程及评分标准 ……（305）

第十一节　腹带包扎护理技术操作流程及评分标准 …（309）

第十二节　肠内营养液输注技术操作流程及评分标准
……………………………………………………（312）

第十三节　肠外营养液输注（经中心静脉导管）技
术操作流程及评分标准 …………………………（318）

第十四节　大量不保留灌肠技术操作流程及评分标准
……………………………………………………（323）

第十五节　卧床患者翻身拍背技术操作流程及评分标
准 …………………………………………………（329）

第十六节　心电监测使用技术操作流程及评分标准 ⋯（333）
第十七节　静脉输液泵/注射泵使用技术操作流程及
　　　　　评分标准 ⋯⋯⋯⋯⋯⋯⋯⋯⋯⋯⋯⋯⋯⋯⋯（337）
第十八节　简易人工呼吸器使用技术操作流程及评分
　　　　　标准 ⋯⋯⋯⋯⋯⋯⋯⋯⋯⋯⋯⋯⋯⋯⋯⋯⋯（343）
第十九节　急救团队操作流程及评分标准 ⋯⋯⋯⋯⋯（347）

第十三章　腹部外科护理质量评价标准 ⋯⋯⋯⋯⋯（355）

参考文献 ⋯⋯⋯⋯⋯⋯⋯⋯⋯⋯⋯⋯⋯⋯⋯⋯⋯⋯⋯（371）

第一章 腹部外科实践基础指引

第一节 病房的基本设置与管理

医院环境是指健康照顾的环境或患者住院的环境,其好坏直接影响患者的治疗效果。病房管理质量直接影响医疗、护理、教学和科研任务的完成。一个整洁、安静、舒适、安全的医疗环境能改善患者的心态,对促进患者的健康和康复具有积极的作用。

一、病房的设置管理要求

1. 病区相对分为患者区、工作区和公共区。病房设40张左右床位,设置单人间、三人间、四人间和六人间,另外设置治疗室和换药室。病室建筑布局应将清洁区和污染区分开,以防发生院内感染,并利于各种诊疗和护理工作的开展。护理人员与病房床位之比为1∶0.4,根据患者病情轻重,分为若干护理小组,由护士长统一计划安排工作。

2. 建立一套完整的规章制度,具体包括以下几方面。

(1) 岗位责任制。

(2) 交接班制度。

(3) 查对制度。

(4) 消毒隔离制度。

(5) 抢救工作制度。

(6) 护理文件记录。

3. 妥善安排工作，根据工作任务结合病房具体情况，在人力配备上要适当考虑知识水平、健康状况、技术能力等。

二、病房安全管理制度

1. 患者入院时须进行病房安全告知，告知使用病区电器的注意事项。患者贵重物品自行保管，谨防丢失。

2. 病房内禁止吸烟与饮酒，禁止使用电器和明火。对用氧患者进行安全宣教，以防失火。

3. 病房提供足够的照明设备或应急灯；消防设备应完好齐全，消防设备上无杂物，消防通道畅通，无杂物堆放。

4. 加强对陪住和探视人员的安全教育及管理。晚上应及时督促探视人员离开病区，并督促患者休息。

5. 物品固定放置便于拿取，保证患者行动安全。病房走廊要求地面保持清洁、干燥，防止患者滑倒、跌伤。

6. 病房值班人员应坚守岗位，加强巡视，如发现可疑人员应立即通知保卫科。

第二节　护理人员的管理

一、护理人员管理规定

（一）护士管理规定

1. 本规定所称护士，是指经执业注册取得《中华人民共和国护士执业证书》（简称《执业证书》），依照《护士条例》规定从事护理活动，履行保护生命、减轻痛苦、增进健康职责的护理专业技术人员。

2. 护士执业注册有效期为5年，护士必须按规定及时完成延续注册，未经护士执业注册者不得单独从事护理工作。

3. 护士执业过程中必须遵守卫生法律法规、规章制度、技术规范、指南和职业道德。

4. 护士必须按照《护理人员培训与考核管理办法》完成培训及考核。

5. 护士应接受在职培训，完成规范化培训，积极参加继续医学教育。

6. 护士应对其护理行为负责，热情工作，尊重每一位患者，努力为患者提供优质的护理服务。

7. 护士应养成诚实、正直、慎独、上进的品格和沉着、严谨、机敏的工作作风。

8. 护士应通过实践、教育、管理、学习等方式努力提高专业技术水平。

9. 护士的使命是体现护理工作的价值，促进人类健康，护士应与其他医务人员合作，为提高整个社会的健康水平而努力。

10. 护士因个人原因要求调离时，必须本人提出申请，报护理部后上报分管院长、院领导审批，方可调动。

（二）进修护士管理规定

1. 进修护士须持单位介绍信、进修申请、执业证书复印件、身份证复印件、毕业证复印件、小一寸照片（一张），在规定时间内到护理部办理报到手续。

2. 进修护士由护理部与科室协同管理，由护士长指定专人负责带教，不得单独值班。

3. 进修护士自觉遵守医院、科室的规章制度，遵守宿舍管理的有关规定，服从管理，严格遵守劳动纪律。

4. 进修期间凡未经批准擅自回原单位或更改进修计划者，将终止其进修资格。

5. 进修期间按计划进行学习，不得擅自提前或延长进修时间或自行转科进修,如因特殊情况须原单位与医院护理部函商同意后方可办理有关手续。

6. 进修护士应积极参加医院、科室组织的学术讲座、专科护理学习,努力提高自身综合素质。

7. 进修结束前1周,认真完成个人总结,科室护士长、带教老师填写《进修考核表》,经护理部审核后方可办理离院手续。

(三) 见习护士管理规定

1. 本规定所称见习护士,是指进入医院工作1~2年未取得《执业证书》及未通过执业注册的护理人员,若2年内未获取《执业证书》将取消见习资格。

2. 见习护士必须参加岗前培训,认真完成培训计划,经考核合格后方能上岗。

3. 见习护士必须遵守卫生法律法规、规章制度、技术规范、指南和职业道德,服从管理。

4. 见习护士由护士长安排临床经验丰富、认真负责的主管护师进行带教,不得单独排班。

5. 见习护士必须服从调配,如因个人原因须辞职,必须履行协议,递交辞职申请,办理终止协议手续,方可离开医院。

(四) 护理专业实习生(以下简称"护生")管理规定

1. 护生必须严格履行实习护生职责,按照《临床护理实践教学计划》完成实习任务,工作中认真负责、勤学好问,做到服务细致周到。

2. 护生必须严格遵守医院的各项规章制度和劳动纪律,服从管理和安排。

3. 护生应培养慎独、求实的工作作风,工作中发现差错应及时报告带教老师,由科室妥善处理,避免对患者造成伤害。

4. 护生应主动、积极参加护理教研室或科室组织的各种学术活动。

5. 各科实习结束前，护生应按时完成自我鉴定，由带教老师对其进行综合考核、填写实习鉴定，护士长审核签字。

6. 护生实习结束前，由实习组长统一报护理部，经护理部审核盖章后办理离院手续。

二、护理人员岗位管理制度

为进一步加强护士队伍的建设，完善护理人员调配制度，充分调动护理人员的积极性，促进护理队伍的稳定性与健康发展，特制应护理人员岗位管理制度。

1. 各科室按照"科学管理、按需设岗、保障患者安全和临床护理质量"的原则合理设置护理岗位，明确科室护理人员的岗位职责、任职条件、工作质量标准、工作流程等。

2. 根据工作性质、工作任务、责任轻重和技术难度等要素，对岗位所需护士进行分类分级，使得人员能力与岗位要求相匹配，实现护士的身份管理转变为岗位管理。

3. 合理配置护士，不同岗位的护士数量和能力素质应当满足工作需要。临床一线护士的配置应结合岗位的工作量、技术难度、专业要求和工作风险等要素，合理配置、动态调整，保障护理质量和患者安全。

4. 严格落实《护理人员绩效考核制度》，将护士护理患者和完成护理工作的数量、质量、技术难度、患者满意度等要素作为绩效考核重点，并将考核结果作为护士收入分配、奖励评优的重要条件，体现多劳多得、优绩优酬、同工同酬。

5. 护士的职称与其临床岗位的工作职责、能力要求等相适应。护士的职称晋升应侧重临床一线护理岗位，注重临床实际工作表现和能力。

6. 根据护士的实际业务水平、岗位工作需要以及职业生涯发展，完善并落实《护士长培训计划》《在职护士培训计划》《新聘用护士培训计划》《护理人员分层管理制度》，有针对性地开展培训工作，增强培训的科学性和实用性，不断提高护士队伍的专业技能。

三、护士执业岗位准入管理办法

（一）基本原则

1. 凡具有国家承认的中专以上护理（或助产）专业学历，全国护理专业初级（士）资格成绩合格，可拟聘为毕业就业见习人员。

2. 取得《护士执业证书》的护理人员必须经过岗前培训，考核合格后方可上岗，进行为期1个月的考察。考察期间，由护理部与护士长共同评价、考核，经考核合格后由人力资源部与其签订《劳动合同书》，并建立护士人事档案。

（二）夜班护士准入原则

1. 注册护士。

2. 从事护理专业技术工作半年以上，在上级护士的指导下参加夜班在10次以上。

3. 具有夜班岗位需要的专业技术能力，能独立完成急危重症抢救的配合工作。

4. 具有病情观察与应急处理能力。

5. 具有规范、准确、及时、客观地书写护理文书的能力。

6. 具有良好的慎独精神。

7. 遵照执行主管卫生行政部门规定的其他条件。

（三）专科护士准入原则

1. 符合专科护士任职资格。

2. 按照《专科护理领域护士培训大纲（卫办医发［2007］90号）》接受理论学习、临床实践学习，获得相应的专科护士培训合格证书。

3. 熟练掌握本专业的专科护理知识和技能，正确识别本专科患者的共性和个性问题，为患者实施针对性的护理措施。

4. 熟练掌握专科危重患者的救治原则与抢救技能，在突发事件及急重症患者救治中发挥重要作用。

5. 有丰富的临床护理工作经验，能循证解决本专科的复杂疑难护理问题，有指导专业护士有效开展基础护理、专科护理的能力。

6. 有组织和指导临床、教学、科研的能力。

7. 及时跟踪并掌握国内外本专科的新理论、新技术。

8. 每年接受相应专业领域的继续教育。

四、聘用护士管理办法

为适应医疗卫生体制改革和人事制度改革的需要，加强聘用护士的管理，特制定本办法。

（一）聘用条件

1. 遵守国家法律、法规和医院的规章制度。
2. 具有良好的职业道德。
3. 经国家正规院校护理专业培训毕业，取得中专及以上毕业文凭及《中华人民共和国护士执业证书》。
4. 具备聘用岗位职责要求的其他条件。
5. 身体健康，能坚持正常工作。
6. 经医院考试、考核合格。

（二）聘用程序和要求

1. 医院根据岗位需要公开向社会招聘。
2. 由人力资源部和护理部组织考试、考核。
3. 医院根据考试、考核的结果择优录用，确定受聘人，签订《劳动合同书》。

4. 《劳动合同书》由医院的法人代表与受聘人签订。

（三）聘用护士的考核与管理

1. 聘用护士的考察期为 1~3 个月。

2. 人力资源部负责聘用护士《劳动合同书》的签订和《劳动合同书》的管理，建立聘用护士人事档案。

3. 护理部负责聘用护士的业务培训、考核，并按时将聘用护士的考勤报人力资源部。

4. 聘用护士的考核按医院《护理人员分层培训与考核方案》执行，考核结果作为职称晋升、续聘、解聘的依据。

5. 财务处根据医院规定核发聘用护士的工资。

6. 工会负责监督《劳动合同书》的履行。

五、护理人员同工同酬制度

为稳定临床一线护士队伍，保证护士在执业活动中按时获取国家规定的工资报酬，享受相同的福利待遇和社会保险，特制定护理人员同工同酬制度。

1. "同工同酬"是指用人单位对于从事相同工作、付出等量劳动，并且取得相应劳动业绩的劳动者应支付同等的劳动报酬。同工同酬的条件为：

（1）劳动者的工作岗位、工作内容相同。

（2）在相同的工作岗位上付出了与别人同样的劳动工作量。

（3）同样的工作量取得了相同的工作业绩。

（4）不同种族、民族、身份的人同工同酬。

2. 严格执行《中华人民共和国劳动合同法》《护士条例》的相关规定，护士执业有获取工资报酬、享受福利待遇、参加社会保险的权利，有获得与其所从事的护理工作相适应的卫生防护、医疗保健服务的权利。

（1）护士应享有的福利待遇包括工资、各种津贴，以及在生育、疾病、伤残、休假、退休等方面的福利。

（2）建立科学的绩效考核机制，在护理人员队伍中实行"岗高薪高、以岗定酬、同工同酬、绩效工资"的分配制度。护士的收入分配、职称晋升、奖励评优等向临床一线倾斜，做到多劳多得、优绩优酬、同工同酬。

（3）聘用护理人员建立人事代理和社会保险代理关系，解决聘用护理人员的档案管理、技术职称评审考核、工资福利待遇等问题。

3. 护士有按照国家有关规定获得与本人业务能力和学术水平相应的专业技术职务、职称的权利；有参加专业培训、从事学术研究和交流、参加行业协会和专业学术团体的权利。

4. 护士执业有获得疾病诊疗、护理相关信息的权利和其他与履行护理职责相关的权利，可以对医疗卫生机构和卫生主管部门的工作提出意见与建议。

六、护士岗位职业防护制度

护士在执行医疗护理活动过程中存在诸多的不安全因素，是发生职业损伤的高危群体，根据《护士条例》规定及相关法律法规特制定本制度。

1. 加强对接触化疗药物的护士的化疗专科理论培训、自我防护意识的教育，以及化疗防护技能培训，强化预防观念，严格执行操作规程和安全防护措施，应用多种方法宣传职业安全与防护的重要性及重要意义，提高防护能力。

2. 从决策上重视安全防护，有相应的监督机制，组织和制订严格的防护方案，定期为护士进行体检，合理安排休假，保护护士的合法权益。

3. 集中对化疗药物进行配置，避免护士在开放环境下配置化疗药物；为病房配置锐器盒、安全留置针、无汞电子血压计及体温计、防护眼镜等保护性器具,将对护士的损害减少到最小。

4. 护理人员掌握正确的自我防护技术,定期进行职业防护知识培训,操作时严格遵守安全操作程序进行。

5. 处理患者的排泄物、分泌物、呕吐物和被血液污染的废物时,必须严格遵守消毒隔离制度,戴手套,避免直接接触,操作完毕认真进行手消毒并洗手。

6. 护士在工作中要注意力集中,操作规范熟练,严格执行安全注射原则,避免机械性损伤。

7. 发生针刺伤等职业暴露时,严格按照医院职业暴露相关流程进行处理上报。

8. 各特殊领域的科室根据专科特点制定本科室的防护制度,并遵照执行。

七、护理人员职业健康监护制度

根据《护士条例》第三章的相关规定及卫生和计划生育委员会(现为国家卫生健康委员会)《职业健康检查管理办法》制定本制度。

1. 实行人性化管理,合理配置护理人员,设法改善工作环境,妥善处理人际关系,营造良好的工作氛围,医院为全体在职、在岗护理人员提供免费体检,建立职业健康档案。依据年龄体检如下:45岁以上的护士(含45岁)每年体检一次,44岁以下的护士每2年体检一次。

2. 关注护士的心理健康,进行心理辅导,调整护士的自身心态、应对压力的有效方式,掌握减压的方法,定期举办相关讲座。

3. 从事直接接触有毒有害物质、有感染传染病危险工作的护士,依照有关法律、行政法规的规定接受职业健康监护,每年一次免费体检。

4. 对疑似职业病的护士应当按规定向卫生行政部门报告，并按照体检机构的要求安排其进行职业病诊断或者医学观察。

5. 对遭受或者可能遭受急性职业病危害的护士，应当及时组织进行健康检查和医学观察。

第三节　护理人员分层管理办法

为充分发挥护理人力资源管理效能，实现护理人员能级对应，提高护士人员综合素质，调动工作积极性，结合医院实际情况，制定本办法。

一、组织管理

护理部成立"护士分层管理工作组"，工作职责如下：
1. 建立并管理《护理人员分层管理档案》。
2. 完成各层级护士的资格审核与考核工作。

二、分层依据

改革身份管理办法，根据护理人员的工作能力、专业技术水平、工作年限、职称和学历等要素，对护理人员进行全面的评价，将护理人员分为"N0、N1、N2、N3、N4"五级。

三、任职资格及能力要求

（一）N0级护士任职资格及能力要求

1. 基本掌握基础护理、技能及常见病护理常规。
2. 在上一级护士指导下能胜任本岗位的工作职责。
3. 中专毕业3年内或大专及以上学历毕业1年内，已通过"护士执业资格考试"，但未取得《护士执业证》、编内人员和已签订《高校毕业生毕业就业见习协议》的聘用护理人员，按医院要求完成新入职护士规范化培训。

4. 年度内参加护理部业务学习学时达到要求。

5. 熟悉相关卫生法律法规、行业标准和规章制度。

6. 具备一定的人际交往沟通和协调能力。

7. 年度内护理部组织的护理操作及理论考试合格。

8. 年度内病、事假累计不超过 3 个月。

（二） N1 级护士任职资格及能力要求

1. 基本掌握基础护理技能及常见病护理常规，有较好的沟通能力，能独立评估和护理病情较稳定的患者。

2. 能胜任本岗位工作职责，按医院要求完成轮转培训。

3. 中专学历，在本院从事临床护理满 3 年的注册护士或大专及以上学历，在本院从事临床护理满 1 年的注册护士。

4. 年度内参加护理部业务学习学时达到要求。

5. 掌握相关卫生法律法规、行业标准和规章制度。

6. 具备良好的人际交往沟通和协调能力。

7. 年度内护理部组织的护理操作及理论考试合格。

8. 年度内病、事假累计不超过 3 个月。

9. 年度科室民主测评达到称职。

（三） N2 级护士任职资格及能力要求

1. 具备独立分管病情较重患者的能力，熟练掌握基础护理、专科护理及常用急救技术，能独立准确评估、判断和处理本专业护理问题。按医院要求完成轮转培训，能胜任本岗位工作职责。

2. 任职资格及能力要求

（1） 具有护师职称，中专学历，在本院从事临床护理工作满 10 年。

（2） 具有护师职称，大专学历，在本院从事临床护理工作满 5 年。

（3） 具有护师职称，本科学历，在本院从事临床护理工作满3年。

4. 具备参与临床教学和管理的能力。

5. 年度内参加护理部业务学习学时达到要求。

6. 具备良好的人际交往沟通和协调能力。

7. 掌握相关卫生法律法规、行业标准和规章制度。

8. 年度内护理部组织的护理操作及理论考试合格。

9. 年度病、事假不超过3个月。

10. 年度内科室民主测评达到称职。

(四) N3级护士任职资格及能力要求

1. 具备独立分管急危重患者的能力，临床专科护理业务知识扎实，基础与专科护理技术熟练。掌握本专业及危重患者的病情观察、抢救及护理。

2. 医院要求完成轮转培训，能胜任本岗位工作职责。

3. 职称及学历要求

（1）本科及以上学历，在本院从事临床护理工作满8年，具有主管护师及以上职称。

（2）大专学历，在本院从事临床护理工作满15年，具有主管护师及以上职称。

（3）中专学历，在本院从事临床护理工作满20年，具有主管护师及以上职称。

4. 具备承担科室质量控制小组相关工作，参与或主持护理质量改进及不良事件讨论的能力。

5. 具备临床教学、科研和专科指导的能力。

6. 年度内参加护理部业务学习学时达到要求。

7. 掌握相关卫生法律法规、行业标准和规章制度。

8. 具备良好的人际交往沟通和协调能力。

9. 年度内护理部组织的护理操作及理论考试合格。

10. 年度病、事假累计不超过3个月。

11. 年度科室民主测评达到称职。

（五）N4 级护士任职资格及能力要求

1. 承担本专科复杂疑难患者的专科护理和个案管理，分析并及时解决患者的护理问题。

2. 组织和参与本专科护理常规、工作流程、护理质量标准及护理质量改进。

3. 有能力通过护理查房、会诊、专科护理门诊等形式拓展工作范畴。

4. 本科及以上学历，具有主管护师或以上职称，在本院从事临床护理工作满 10 年，相应临床专科经历满 5 年，按医院要求完成轮转培训。

5. 掌握本专业护理学科发展的前沿动态，积极组织专科的学术活动，有计划地推广专科护理新理论、新技术。

6. 掌握相关卫生法律法规、行业标准和规章制度。

7. 具备良好的人际交往沟通和协调能力。

8. 年度内病、事假累计不超过 3 个月。

9. 年度内科室民主测评达到称职。

四、工作职责

（一）N0 级护士工作职责

1. 在上级护士的指导下完成基础护理和基本护理技术操作。
2. 在上级护士的带教下参与夜班工作。
3. 完成医院授权的其他工作。

（二）N1 级护士工作职责

1. 在上级护士的指导下负责一定数量的患者，为所负责患者提供包括生活护理、病情观察、用药、治疗、康复和健康指导在内的全面、全程的护理服务。

2. 及时、准确完成护理文书，护理文书科学、简明，突出专科特点及重点内容。

3. 协助带教护士做好实习护生的带教。

4. 参加夜班值班。

5. 完成医院授权的其他工作。

（三）N2 级护士工作职责

1. 负责一定数量患者，为所负责患者提供包括生活护理、病情观察、用药、治疗、康复和健康指导在内的全面、全程的护理服务。

2. 落实重症患者的各项护理措施。

3. 指导并帮助下级护士完成护理工作。

4. 担任带教老师，严格按照《护理实践教学管理方案》履行带教老师工作职责。

5. 参加夜班值班。

6. 及时、准确完成护理文书，护理文书符合规范、简明，突出专科特点及重点知识。

7. 积极参与护理科研。

8. 完成医院授权的其他工作。

（四）N3 级护士工作职责

1. 负责或协助专科护士进行护理会诊。

2. 负责重危患者的管理和抢救，落实重症患者的各项护理措施。

3. 完成高风险、高难度护理操作。

4. 承担专科护理理论知识授课及护理技术培训、考核。

5. 主动学习并掌握新业务、新技术，协助开展新的护理项目。

6. 指导下级护士完成护理工作并监督护理质量。

7. 参加夜班值班。

8. 积极开展护理科研。

9. 完成医院授权的其他工作。

（五）N4 级护士工作职责

1. 负责本专科护理查房、病例讨论和护理会诊。

2. 负责对本专科（含跨病区专科患者）提供直接护理和健康教育。

3. 指导下级护士完成护理工作。

4. 协调医疗、护理团队为患者提供整体护理。

5. 制订专科护理工作标准、护理质量评价标准，负责专科护理质量的评价与督导。

6. 加强对专科患者的巡视与病情观察，审核专科患者护理计划、护理措施并指导有效落实。

7. 负责专科护理培训及临床教学工作。

8. 积极开展并指导专科护理科研。

9. 完成医院授权的其他工作。

五、考核办法

1. 科室护理考核小组每年12月前完成对各层级护士的考核。

2. 各层级护士根据个人条件向科室护理考核小组提出层级申请，科室护理考核小组每年12月统一向护士分层管理工作组提出层级申请，护士分层管理工作组对申请者进行资格审核、考核。

第四节 护理人员分层培训方案

为贯彻落实《中国护理事业发展规划纲要（2016—2020年）》《医药卫生中长期人才发展规划（2011—2020年）》《新入职护士培训大纲（试行）》《卫生部关于实施医院护士岗位管理的指导意见》等文件精神，培养具有良好职业道德与扎实医学理论、专业知识和临床护理技能的临床专业化护理骨干，实现护理人员能级对应，现针对医院各层级护理人员任职资格及能力要求，特制定本方案。

一、培训目标

（一）建立规范化的培训制度

建立与国际接轨的临床护士规范化培训制度，建成有规模的护理人员培训基地。

（二）提高整体素质

全面提高护士整体素质，培养一支具有良好的职业素质、思想素质及严谨的工作作风，全心全意为患者服务的高素质护理队伍。

（三）护士分层培训

护士经过分层培训，达到以下要求：

1. N0 级护士

（1）主动学习护理专业知识，具有护理专业热情。

（2）取得护士执业资格证。

2. N1 级护士

（1）有一定的专科领域护理知识和技能，能独立评估和护理患者。

（2）具有一定的风险评估及防范能力。

3. N2 级护士

（1）具有较强的专科领域护理知识和技能，能独立评估和护理重症患者。

（2）具有良好的人际交往沟通和协调能力。

（3）熟悉护理相关法律法规和规章制度。

（4）具有良好的风险评估及防范能力。

（5）具有一定的预防和处理应急情况的能力。

（6）具有良好的临床护理教育能力。

4. N3 级护士

（1）有扎实的专科领域护理知识和技能，能够发现与解决本专科领域患者的个体和群体的护理问题。

（2）能够积极接受、应用和推广新业务、新技术，能独立评估、解决患者临床问题，具有良好的人际交往沟通和协调能力。

（3）掌握护理相关法律法规和规章制度。

（4）具有较好的风险评估及防范能力。

（5）具有较好的预防和处理应急情况能力。

（6）具有较好的临床护理教育能力。

（7）具有一定的科研能力，并能在省级及以上期刊发表论文。

5. N4 级护士

（1）熟练掌握本专业专科护理知识和技能，正确识别本专业和个性问题，为患者实施针对性的护理措施。

（2）具有协调本专科内医务人员相互关系的能力。

（3）掌握学科发展前沿动态，不断更新知识和技能。

二、培训与考核模式

（一）培训、考核方式

由护理部、系统、科室分层次对护理人员进行培训考核，考核包括"专业理论、专业技能、危重患者护理能力、护理风险应急、护理实践教学、护理管理、护理安全管理、继续教育、护理科研、专项活动和综合素质"等内容。

（二）各层级护士考核分值

见表 1-4-1。

表 1-4-1 各层级护士考核分值

项目		N0 级护士	N1 级护士	N2 级护士	N3 级护士	N4 级护士
专业理论	院级	15	15	12	12	12
	科级	15	15	12	10	8
专业技能	院级	10	6	6	4	4
	科级	20	16	10	6	6
危重患者护理能力		0	5	10	10	10
护理风险应急		10	10	10	10	10
护理实践教学		0	5	5	5	7
护理管理		0	2	5	8	8
护理安全管理		10	10	10	10	10
继续教育		0	3	5	5	5
护理科研		5	3	5	10	10
专项活动		5	5	5	5	5
综合素质		10	5	5	5	5

注：护理科研包括读书笔记、护理论文、护理科研项目等内容

（三）培训依据

1. 护理人员规范化培训管理办法。
2. "三基、专科技能"培训、考核计划。
3. 护理人员应知应会内容。
4. 护士长参考《新入职护士与护士规范化培训考核手册》制订科室护理人员应知《新入职护士培训计划》《在职护士规范化培训计划》，并严格按照"计划"落实各项培训工作。

三、管理办法

护理人员每月认真填写《护士规范化培训考核手册》，通过

自评、科室护理考核小组考核、护理部审核等程序完成对各层级护士的考核。

四、"三基"和"专科技能"培训、考核方案

（一）培训目标

1. 熟练运用护理基本理论、基本知识、基本技能以及专科常见病、多发病护理技术。

2. 具备危重症患者的抢救配合能力、护患沟通技能和心理护理等技能。

3. 护理基本理论（80分合格），基本技能（85分合格），操作合格率100%，考核率100%。

（二）培训考核对象

全院护理人员。

（三）培训内容

1. 基础理论：《临床护理实践指南（2011年）》，基础护理学，内、外科护理学，现代护理理论等学科知识。

2. 基本知识：护理心理学，护理文件书写及管理规范，医学伦理学，护理纠纷的防范等相关知识。

3. 基本技能：护理技术操作常规，专科护理技术操作规程。

4. 《三级综合医院评审标准实施细则》中的护理管理和护理质量持续改进的相关内容。

（四）培训考核方式

按照《护理人员分层管理办法》，分层次组织各级护理人员进行"三基"和"专科技能"培训、考核。

（五）考核办法

1. 科室定期组织业务学习：每周组织1~2次科室小讲课，每月组织1~2次护理业务学习，每月组织1次护理业务查房，每季度组织1次读书报告会、1次护理病例讨论。

2. 科室按照"三基"和"专科技能"培训安排,每月分层次组织培训及考核。

3. 科室每年组织 N0 级、N1 级护士完成"27 项基础护理技术"操作考核,并根据专科特点分层次组织护理人员完成"专科护理技术""危急重症护理技能"操作考核。

4. 护理部每半年分层次组织"三基理论"考核,每月对护士进行"三基专科技能"抽考。

(六)考核标准

见表 1-4-2。

表 1-4-2 各层级护士考核标准

	考核项目	N0 级护士	N1 级护士	N2 级护士	N3 级护士	N4 级护士
院级	参加护理专题讲座(次)	≥5	≥5	≥5	≥5	≥5
	参加护理业务查房(次)	≥1	≥1	≥1	≥1	≥1
	参加护理双语教学查房(次)	≥1	≥1	≥1	≥1	≥1
	参加护理疑难病例讨论(次)	≥1	≥1	≥1	≥1	≥1
	参加护士读书报告会(次)	≥1	≥1	≥1	≥1	≥1
	参加护理沙龙(次)	≥2	≥2	≥2	≥2	≥2
	承担护理业务学习(含讲座、查房、病例讨论等)(次)			≥3	≥3	≥3
	参加"三基理论知识"考核	≥2	≥2	≥1	≥1	≥1
	岗前培训	合格				

续表

考核项目		N0级护士	N1级护士	N2级护士	N3级护士	N4级护士
科级	参加系统内、科室组织的业务学习（次）	≥18	≥18	≥6	≥6	≥6
	承担/主持系统内、科室组织的业务学习（次）			≥3	≥3	≥5
	参加科室组织的专科护理理论考核（次）	≥2	≥2	≥2	≥2	≥2
	参加科室组织的"三基操作"考核合格（次）	≥9	≥9	≥10	≥6	≥6
	参加科室组织的"专科技能"考核合格（次）	≥9	≥9	≥10	≥6	≥6
	岗前培训考核	合格				

五、新入职护士规范化培训

（一）培训大纲

1. 培训目的　根据《护士条例》等，结合推进优质护理服务工作要求，开展新入职护士的规范化培训。通过培训，新入职护士能够掌握从事临床护理工作的基础理论、基本知识和基本技能，具备良好的职业道德素养、沟通交流能力、应急处理能力，以及落实责任制整体护理所需的专业照顾、病情观察、协助治疗、心理护理、健康教育、康复指导等护理服务能力；增强人文关怀和责任意识，能够独立、规范地为患者提供护理服务。

2. 培训对象　从事护理岗位工作2年内的护士。

3. 培训方式、方法

（1）培训方式：理论知识培训和临床实践能力培训相结合。

（2）培训方法：护理专题讲座、双语教学查房、业务查房、疑难病例讨论和护理沙龙。

4. 培训时间

（1）基础培训：包括基本理论知识及常见临床护理操作技术培训。

（2）专业培训：包括各专科轮转培训，培训时间为24个月。

5. 培训内容及要求

（1）基本理论知识培训

①法律法规：熟悉《护士条例》《侵权责任法》《医疗事故处理条例》《传染病防治法》《医疗废物管理条例》《医院感染管理办法》《医疗机构临床用血管理办法》等相关法律法规制度。

②规范标准：掌握《临床护理实践指南》《静脉输液操作技术规范》《护理分级》《临床输血操作技术规范》等规范标准。

③规章制度：掌握护理工作相关规章制度、护理岗位职责及工作流程，如患者出入院管理制度、查对制度、分级护理制度、医嘱执行制度、交接班制度、危重症患者护理管理制度、危急值报告及处置制度、病历书写制度、药品管理制度、医院感染管理制度、职业防护制度等。

④安全管理：掌握患者安全目标、患者风险（如压疮、跌倒/坠床、非计划拔管等）的评估观察要点及防范措施、特殊药物的管理与应用、各类应急风险预案、护患纠纷预防与处理、护理不良事件的预防与处理等。

⑤护理文书：掌握体温单、医嘱单、护理记录单、手术清点记录单等护理文书的书写。

⑥健康教育：掌握患者健康教育的基本原则与方法。健康教育主要内容包括出入院指导、常见疾病康复知识、常用药物作用与注意事项、常见检验检查的准备与配合要点等。

⑦心理护理：掌握患者心理特点，常见心理问题如应激反应、焦虑、情感障碍等识别和干预措施，不同年龄阶段患者及特殊患者的心理护理，护士的角色心理和角色适应，护士的工作应激和心理保健等。

⑧沟通技巧：掌握沟通的基本原则、方式和技巧，与患者、家属及其他医务人员之间的有效沟通。

⑨职业素养：熟悉医学伦理、医学人文、医德医风、护理职业精神、职业道德和职业礼仪等。

（2）常见临床护理操作技术培训：熟练掌握27项常见临床护理操作技术——洗手法、无菌技术、生命体征测量技术、标本采集法、穿脱隔离衣技术、物理降温法、血糖监测、口腔护理技术、经鼻/口腔吸痰法、雾化吸入技术、氧气吸入技术、导尿技术、心肺复苏术（CPR）、心电监测技术、除颤技术、口服给药法、胃肠减压技术、密闭式静脉输液技术、密闭式静脉输血技术、静脉采血技术、静脉注射技术、肌内注射技术、皮内注射技术、皮下注射技术、患者约束法、轴线翻身法和患者搬运法。

（3）专业理论与实践能力培训：按照《专业理论与实践能力培训内容及要求》，熟练掌握并运用专业理论知识与技能。

6. 考核方式和内容

（1）培训过程考核：考核内容主要包括医德医风、职业素养、人文关怀、沟通技巧、理论学习和临床实践能力的日常表现，基础培训结束后、各专科轮转结束后的考核等。

（2）年度考核：每年完成个人小结1份，撰写护理论文1篇，完成读书笔记≥6篇。

（3）培训结业考核

①理论知识考核内容：包括法律法规、规范标准、规章制度、安全管理、护理文书、健康教育、心理护理、沟通技巧、医学人文、职业素养等基本理论知识，以及内、外、妇、儿、急

诊、重症、手术等专业理论知识。

②临床实践能力考核内容：以标准化患者或个案护理的形式，抽取临床常见病种的3份病历（内科系统、外科系统及其他科室各1例），根据患者的病情及一般情况，要求护士对患者进行专业评估，提出主要的护理问题，从病情观察、协助治疗、心理护理、人文沟通及教育等方面提出有针对性的护理措施，并评估护理措施的有效性，考核其中2项常见临床护理操作技术以及现场提问。

（二）新入职护士专业理论与实践能力培训内容及要求

1. 培训内容

（1）相关知识：熟悉科室情况、规章制度、岗位职责、工作流程、应急预案、突发事件上报流程、医院感染预防与控制等。

（2）专业知识

①内科系统：掌握内科各专科常见疾病的病因、临床症状、体征、处理原则、护理病情观察、治疗要点、护理措施。

②外科系统：掌握外科各专科常见疾病的病因、症状、体征、处理原则、护理评估、病情观察，治疗要点、围术期护理措施、手术后并发症观察与处理、出院指导。

③掌握常见专科技术操作的护理要点、配合要点、辅助治疗、健康指导等。

④熟悉专科常用药物相关知识。

⑤熟悉专科常用实验室检查结果的临床意义。

⑥熟悉专科常见急危重症患者的急救配合要点。

（3）专业技术：掌握专科常用护理操作技术。

（4）健康指导：掌握专科疾病患者的健康教育。

2. 培训要求

（1）内科系统、外科系统：每个科室轮转期间，在上级护士的指导下，新护士全程管理（从患者入院到出院）本专科常见疾病一级护理和二级护理的患者至少各5例，护士能够掌握所管患者的病情，并能给予正确评估、及时观察、协助治疗、心理护理、健康教育等，为患者提供专业规范的护理服务。

（2）儿科：轮转新生儿病房和儿童病房期间，在上级护士的指导下，能够参与并负责护理新生儿和儿童疾病患者，规范提供基础护理、专科护理、心理护理和健康指导等。

（3）急诊医学科：轮转期间，在上级护士指导下，参与并完成急诊患者的急救配合及护理。

（4）重症医学科：轮转期间，在上级护士指导下，参与并管理本科室患者至少5例，为患者提供专业规范的护理服务。

第五节　护理人力资源弹性调配

护理人力资源配备与医院的功能和任务保持一致，有护理单元护理人员的配置原则，有紧急状态下调配护理人力资源的预案，以临床护理工作量为基础，根据收住患者特点、护理等级比例、床位使用率对护理人力资源实行弹性调配。

一、人力资源调配原则

（一）科室护理人力资源调配原则

1. 护理单元根据科室患者病情、危重患者数、手术人数、患者收住人数、护理难度和技术要求等工作需要，严格按照《护理人员弹性排班制度》实行弹性排班。

2. 确定在特殊情况下的替代人选，节假日时安排备班，备班者要求电话保持畅通，做到随叫随到。

3. 一般情况下，科室可在科室层面调整轮休、补休人员。

4. 在紧急情况下，护士长无法调整时应及时上报护理部，由护理部在全院统一调配，以确保科室工作安全。

（二）系统层面护理人员调配原则

1. 科室如发生重大抢救等特殊事件需要临时调配人员，由科护士长上报护理部后在所管辖的各护理单元间进行调配。

2. 若遇特殊情况，科护士长不能在所管辖护理单元内调配护理人员时，可上报护理部，由护理部统一调配。

（三）护理部层面人员调配原则

1. 跨科室的护理人力资源调配由护理部与科主任、科护士长协商解决，并做好绩效分配补偿工作。

2. 护理部有计划、有组织、系统地对人力资源库成员进行院内院外的业务培训，提高成员的专科理论知识、实践技能及应急反应能力。

3. 护理部与护理人力资源库成员长期保持联络畅通。

二、弹性排班

（一）排班原则

1. 坚持"以患者需求为中心"，按照护理工作24小时不间断的特点，合理安排人力，保证护理工作安全、连续地开展。

2. 人员结构安排合理，实现能级对应，应根据患者病情、护理难度、各班工作量，护理人员的数量、年龄、职称、水平等进行有效组合，做到优势互补，确保患者安全。

3. 掌握工作规律，根据科室不同时期、不同时段的护理工作量，实行弹性排班，做到各班工作井然有序。

4. 坚持公平、人性化原则，在病区工作允许的情况下，尽可能照顾护士的特殊需要，关心、爱护护理人员。

5. 开展按职上岗，有效应用人力资源，将护理人员的专长与患者的护理需要相结合，提高护士的工作成就感及满意度。

(二) 排班要求

1. 根据护理工作24小时不间断的特点以及科室实际业务量、患者收治情况等合理选择排班方式。

2. 减少交接班次数，各班次必须互相衔接，避免因中间环节过多而引发护理缺陷。

3. 以患者为中心，在保证护理质量与安全的情况下，合理有效地安排人力，注意不同层次的护士合理搭配，以利于护理技能的传、帮、带。

4. 护士可根据自己的需要，预先将下周的排班需求予以说明，护士长优先考虑患者护理需求的同时，听取护理人员的建议，并给予合理调整。

5. 定期总结、考察在岗人员的专业技术、专科护理技能、沟通协调等综合工作能力，调整排班。

(三) 护士调整原则

护士长排班前应充分考虑影响因素，在一定时间内保持班次的稳定性，如有特殊情况可做动态调整。

1. 高峰时段和中午、晚夜班等薄弱环节时段适当增加护士人数，动态调整人力，合理排班。

2. 节假日备机动人员，做好应急准备。

3. 护士长通过对新入院患者进行24小时访视、危重患者访视，了解护士工作能力，同时结合护士的工龄、职称、年龄对护士进行综合评定，按能定岗。

4. 值班人员必须坚守岗位，履行职责，保证各项治疗、护理工作准确及时地进行。

5. 护士不得擅自更改班次，不得自行换班、替班，如因特殊情况须调整，必须经护士长同意。

(四) 指导护士原则

1. 对技术性强护理要求高、危重患者的护理或急需完成的工作，安排有经验的护士执行，在充分评估护士工作能力的情况下，适当给予新护士锻炼提高的机会，监督和指导年轻护士参与危重患者的抢救治疗与护理，避免护理差错事故的发生。

2. 见习护士可参加晨晚班、基础护理班工作，其余班次不得独立上岗，必须在注册护士的带领下完成护理班次。

3. 护士在进行危险性较大或侵入性护理操作时，应首先告知患者或家属，经患者或家属签名同意后才能进行操作，必要时在医生的指导下进行。

4. 总责任护士或责任组长每天对责任护士、助理护士的护理工作进行督促和管理，共同完成患者的整体护理，落实查对制度，确保各项治疗的安全性，保证患者得到连续的观察与护理。

第二章 医院病房感染控制管理指引

第一节 医院感染概述

一、概念

医院感染是指住院患者在医院内获得的感染,包括在住院期间发生的感染和在医院内获得出院后发生的感染,但不包括入院前已开始或者入院时已处于潜伏期的感染。医院工作人员在医院内获得的感染也属于医院感染。广义地讲,医院感染的对象包括住院患者、医院工作人员、门急诊就诊患者、探视者和患者家属等,这些人在医院区域里获得的感染性疾病均可以称为医院感染。但由于就诊患者、探视者和患者家属在医院停留的时间短暂,获得感染的因素多而复杂,常难以确定感染是否来自医院,故实际上医院感染的对象主要是住院患者和医院工作人员。最常出现的问题是判断是否为医院感染。

属于医院感染的有:

(1)无明显潜伏期的感染在入院48小时后发生者;有明确潜伏期的感染为入院至发病时间超过该感染平均潜伏期者。

(2)本次感染与上次住院密切相关。

(3)在原有感染的基础上出现其他部位新的感染(除外脓毒血症迁延病灶),或在原有感染基础上又分离出新的病原体

(除外污染和原来的混合感染)的感染。

(4) 新生儿在分娩过程中或产后获得的感染。

(5) 由于诊疗措施所激活的潜伏性感染,如疱疹病毒感染、结核菌感染。

(6) 医务人员在医院工作期间获得的感染。

不属于医院感染的有:

(1) 皮肤黏膜开放性伤口只有细菌定植而无炎症表现。

(2) 新生儿经胎盘获得的感染(多为出生 48 小时内发病),如单纯疱疹、弓形虫病、水痘等。

(3) 由于物理化学因素刺激而产生的炎症反应。

(4) 患者原有的慢性感染在医院内急性发作。

(5) 感染病灶自然扩散。

二、医院感染监测

医院感染监测是指长期、系统、连续地观察、收集、分析医院感染在医院一定人群中的发生、分布及其影响发生和分布的因素,并将结果报送和反馈给有关人员和单位。有效的医院感染监测可为制定医院感染的预防控制策略和管理措施提供科学依据。

三、防治措施

(一) 建立和健全医院感染管理组织

建立和健全医院感染管理组织是加强医院感染管理的关键。根据我国原卫生部(现为卫生健康委员会)有关文件精神和各地具体情况可设立:

1. 医院感染管理委员会(小组)。

2. 医院感染管理科:负责实施委员会的决定和组织进行监测控制与管理工作等。

3. 医院感染控制中心：在条件成熟的城市，建立区域性的医院感染管理控制中心，组织、协调区域性的感染控制措施，培训流行菌株的监测和报告。

（二）建立医院的监测制度系统

主动地观察医院感染的发生、分布及影响因素，定期整理并提供有价值的数据资料，如感染率、病原体种类和细菌耐药谱等；了解医院感染的后果和控制感染措施的效果，以便采取更有效的对策。日常监测工作包括：

1. 发现医院感染病例，确定感染的类别。
2. 调查和汇集医院感染原因和诱因。
3. 在患者、医护人员、医疗器械和环境中采样做培养，并做细菌药物敏感试验。
4. 细菌耐药性的监测。
5. 医院感染资料数据的积累、分析。
6. 对有关监测资料及其分析说明做书面报告。

（三）预防措施

1. 建立和健全有关的规章制度，认真执行并经常督促与定期检查。

（1）清洁卫生：包括医院的环境卫生和科室与病室的清洁卫生。

（2）消毒：污物与污水的消毒，科室和病室的消毒，医院感染高发区的消毒。医护人员应特别注意手的消毒。

（3）隔离：隔离传染病患者，以防其传播。应对传染病患者的分泌物、排泄物进行消毒，进行保护性隔离，防止受感染。对医院的新职工应进行全面体检，包括结核菌素试验、乙型肝炎标志物测定。对长期在病房工作的职工，应定期对其进行鼻部及手部的细菌培养，如有葡萄球菌感染者应给予积极治疗，持续金黄色葡萄球菌携带者应停止其在病房工作。

（4）医院污物处理：医疗垃圾应按照有关规范处理和消毒、运输。

（5）灭菌：中心供应室的消毒灭菌必须进行质量控制。

（6）无菌：必须严格执行手术室与其诊疗措施的无菌技术。

2. 讲授有关医院感染的防治知识，提高医生、护士、检验与有关人员的防感染意识。

3. 合理运用抗菌药物，包括对医院感染与抗菌药物的理论知识的讲解，诊断治疗的指导和存在问题的解决。

（四）控制措施

主要是针对该医院常见的医院感染或有局部暴发感染的控制措施。

1. 流行病学调查、分析与预防措施。

2. 患者的隔离：医院感染隔离应用的隔离技术现有7种，主要是根据病原体传播途径制定的。以不同颜色的卡片分别表示7种不同的隔离技术，安置在护理办公室和患者床头：黄色——严格隔离，橙色——接触隔离，蓝色——呼吸隔离，灰色——抗酸杆菌（结核病）隔离，棕色——肠道隔离，绿色——引流/分泌物隔离，粉红色——血液、体液隔离。这种分类隔离体系保留了严格隔离、呼吸隔离、结核病隔离和肠道隔离4类经典隔离，仅略加修改，如在肠道隔离中不强调穿隔离衣和戴手套。

3. 加强消毒与灭菌工作。

4. 医院感染患者的及时诊断与合理治疗。

（五）流行病学

1. 感染源　医院环境中的任何物体都可能成为感染源，包括体表或体内携带病原微生物的患者、携带者或医院工作人员，也包括病原微生物自然生存和滋生的场所或环境。

2. 传播途径　在医院感染中，接触传播是最主要的传播途径，其次是血液传播、共同媒介物传播和呼吸道传播，生物媒介传播较少。

（1）接触传播：病原微生物从患者或带菌者直接传给接触者，如直接接触感染者病灶的体液或性病患者的分泌物而受感染等。污染的手是接触传播的主要媒介，不仅可引起直接接触传播，还可造成间接接触传播。

（2）血液传播：是近年来较受重视的一种传播方式，主要见于乙型肝炎病毒、丙型肝炎病毒和人类免疫缺陷病毒传播。

（3）共同媒介物传播：主要见于药品、医疗器械和插管、导管、内镜、人工呼吸等侵袭性诊疗设备受病原微生物污染所致，一旦发生，可在短期内甚至同时引起多人感染。

（4）呼吸道传播：以空气中带有病原微生物的气溶胶微粒和尘埃为媒介。空调传播是空气传播的特殊形式，主要与军团病有关。雾化吸入和吸氧装置也可传播病原菌。

（5）消化道传播：主要见于因饮水、食物被污染而引起的医院内肠道感染。

3. **易感性** 住院患者对条件致病菌和机会病原体的易感性较高，但下列患者更易发生医院感染。

（1）所患疾病严重影响了机体的细胞免疫或体液免疫功能，如恶性肿瘤、糖尿病、肝病、肾病、结缔组织病、慢性阻塞性支气管肺疾患和血液病患者。

（2）新生儿、婴幼儿和老年人。

（3）烧伤或创伤患者。

（4）接受免疫抑制治疗、移植治疗、各种侵袭性操作、异物植入和长期使用广谱抗生素或污染手术的患者。

第二节 医院病房感染控制管理

一、病房感染管理小组工作制度

（一）科室院感管理小组成员

由组长和小组成员组成。

（二）院感病房管理小组职责

1. 负责本科室有关院感知识的学习、检查，并对存在的问题积极查找原因，提出整改意见，做好相应的记录备查。具体由护士长负责，以便及时发现漏报病例，做出纠正。

2. 医院感染监测网成员负责本科室医院感染方面（包括空气、手、物表、无菌物品、消毒液等）的监测，对不合格的应查找原因后重做。要求每月1次，保存监测单以备查。

3. 科室以原卫生部（现为卫生健康委员会）文件及院规章制度为依据，结合科室实际制定出相应的预防院内感染切实可行的规章制度和操作规程。

4. 院感病例报告制度，由经治医生组讨论确诊的院感病例，填报告单，发病24小时内报告院感科。

5. 每月第1~2日由经治医生负责检查本组院感病例报告及各项表填写情况。

二、病房感染控制规范

1. 病房的医院感染管理监控小组应负责本科室各项制度、措施的落实及人员培训。

2. 根据《医院感染管理办法》开展预防医院感染的各项监测，按照《医院感染诊断标准》诊断、报告本病区医院感染存在的发病情况，对医院感染存在的危险及时采取有效控制措施。

3. 特殊感染、多重耐药患者或疑似传染病患者，应根据疾病的传播途径采取相应的隔离措施；传染病患者应按传染病的有关规定实行隔离或转院。

4. 传染病流行季节应加强病房的管理和消毒，严格探视及陪护制度。

5. 配备合格的洗手设施和速干手消毒剂，医护人员诊疗、护理患者前后，接触污染物品后，应认真执行洗手法或进行手消毒。

6. 病室应保持整洁，开窗通风，保持空气流通、清新无异味；地面湿式清扫，每天2次，遇污染时随时消毒和清扫。遇特殊污染情况时加强清洁和消毒的频率。

7. 病床湿式清扫，每天1次，一床一套（巾），床头柜等物体表面每天擦拭1次，抹布用后消毒，遇有污染时随时消毒。

8. 患者的被服每周更换1次，如遇有污染时随时更换；被褥、枕芯、床垫等定期清洗消毒，遇污染时立即更换。

9. 禁止在病房、走廊清点脏被服；更换下来的脏被服直接装入被服袋内，由专人负责密闭收取。

10. 标本运送应使用密闭运送，避免污染环境和病原体播散。患者出院、转科或死亡后，应对病室及床单元进行终末消毒。

11. 严格按照《医疗废物管理条例》分类收集医疗废物，密闭转运，日产日清，认真交接及记录。

12. 清洁工具（抹布、拖把等）定点放置，分室使用，标识明显，用后消毒清洗晾干备用。

13. 具有传染性的血液、体液、分泌物、排泄物应先用含氯消毒剂消毒后排放。

三、导管相关性血行感染管理制度及预防控制措施

(一)导管相关性血行感染管理制度

1. 严格执行留置血管内导管的适应证,只有在必需时才能使用,并尽早拔除。

2. 有留置血管内导管(尤其是中心静脉导管和周围动脉导管)的操作指南、护理规范及相关的控制方法,并对相关人员进行培训。

3. 应在半透明半浸湿的聚亚安酯敷料、覆盖纱布或覆膜变湿、弄脏时能及时更换。

4. 三通管保持清洁,发现污垢和残留血迹时能及时更换。

5. 定期进行重点部位病原体检查,在符合"血管内导管所致血行感染"诊断标准时,应在4小时内获得抗菌药物治疗,72小时无效重复病原学检查。

6. 有完整的操作与观察处置记录。

7. 有导管相关血行感染(发病率、病原菌及其耐药性)的监测、分析与反馈。

(二)导管相关性血行感染预防控制措施

留置血管内导管是救治危重患者、实施特殊用药和治疗的医疗操作技术,但置管后的患者存在发生感染的危险。为有效预防导管相关性血行感染,特制定以下预防控制措施。

1. 置管时的预防措施

(1) 严格执行无菌技术操作规程:置管时应遵守最大限度的无菌屏障要求。置管部位应铺大无菌单(巾);置管人员应戴帽子、口罩、无菌手套,穿无菌手术衣。

(2) 严格按照《医务人员手卫生规范》,认真洗手并戴无菌手套,尽量避免接触穿刺点皮肤。置管过程中手套污染或破损应立即更换。

（3）置管使用的医疗器械、器具等医疗用品和各种敷料必须达到灭菌水平。

（4）选择合适的静脉置管穿刺点。成人中心静脉置管时，应首选锁骨下静脉，尽量避免使用颈静脉和股静脉。

（5）采用卫生行政部门批准的皮肤消毒剂消毒穿刺部位皮肤，自穿刺点由内向外以同心圆方式消毒，消毒范围应符合置管要求。消毒后皮肤穿刺点应避免再次接触，皮肤消毒待干后再进行置管操作。

（6）患疖肿、湿疹等皮肤病或患感冒、流感等呼吸道疾病，以及携带或感染多重耐药菌的医务人员，在未治愈前不应进行置管操作。

2. 置管后的预防措施

（1）应尽量使用无菌透明、透气性好的敷料覆盖穿刺点，对于高热、出汗及穿刺点出血、渗出的患者应使用无菌纱布覆盖。

（2）应定期更换置管穿刺点覆盖的敷料。更换间隔时间为：无菌纱布每2天1次，无菌透明敷料每周1～2次，如果纱布或敷料出现潮湿、松动、可见污染时应立即更换。

（3）医务人员接触置管穿刺点或更换敷料时，应严格执行手卫生规范。

（4）保持导管连接端口的清洁，注射药物前，应用75%乙醇或含碘消毒剂进行消毒，待干后方可注射药物。如有血迹等污染时，应立即更换。

（5）告知置管患者在沐浴或擦身时，应注意保护导管，不要将导管淋湿或浸入水中。

（6）在输血、血制品、脂肪乳剂后的24小时内或者停止输液后，及时更换输液管路。外周及中心静脉置管后，用生理盐水或肝素盐水进行常规冲管，预防导管内血栓形成。

(7) 严格保证输注液体的无菌。

(8) 紧急状态下的置管，若不能保证有效的无菌原则，应在 48 小时内尽快拔除导管，更换穿刺部位后重新进行置管，并作相关处理。

(9) 怀疑患者发生导管相关感染，或者患者出现静脉炎、导管故障时，应及时拔除导管。必要时应进行导管尖端的微生物培养。

(10) 医务人员应每天对保留导管的必要性进行评估，不需要时应尽早拔除。

(11) 导管无须常规更换，特别是不应为预防感染而定期更换中心静脉导管和动脉导管。

四、导尿管相关性尿路感染管理制度及预防控制措施

（一）导尿管相关性尿路感染管理制度

1. 严格执行留置导尿管的适应证，只有在必需时才能使用，并尽早拔除。

2. 有留置导尿管的操作常规、护理规范及相关感染的控制方法，并对相关人员进行培训，使其能够熟知和严格遵守。

3. 插管时应注意无菌操作、动作轻柔，避免损伤，正确固定导尿管，并采用连续密闭的尿液引流系统。

4. 导尿管与集尿袋的接口不要轻易脱开。保持尿流不受阻断的引流。

5. 不使用抗菌药物做连续膀胱冲洗预防感染。集尿袋低于膀胱水平，不接触地面。

6. 保持会阴部清洁干燥，尤其是尿道口。

7. 定期进行重点部位病原学检查，采集尿标本做培养时应在导尿管远端接口处用无菌空针抽取尿液，在符合"留置导尿管所致尿路感染"诊断标准时，应及时获得治疗，72 小时无效

重复病原学检查。

8. 有完整的操作、观察与处置记录。

9. 有留置导尿管所致尿路感染（发病率、病原菌及其耐药性）的监测、分析与反馈。

（二）导尿管相关性尿路感染预防控制措施

尿路感染是常见的医院感染类型，75%～80%与留置导尿管相关。为有效预防导尿管相关尿路感染，特制定以下预防控制措施。

1. 插管前准备与插管时的预防措施

（1）严格掌握导尿指征，尽量避免不必要的留置导尿。

（2）导尿前彻底清洁外阴。

（3）仔细检查无菌导尿包，如过期、外包装破损、潮湿不得使用。

（4）根据年龄、性别、尿道情况选择合适的导尿管口径、类型。

（5）严格执行手卫生和戴无菌手套的程序。

（6）插管过程中严格执行无菌操作规程，动作轻柔，选用无菌润滑剂，避免尿道黏膜损伤。

（7）对留置导尿患者，应采用密闭式引流系统，保持其密闭性。

2. 插管后的预防措施

（1）每天评价留置导管的必要性，尽早拔除导管。

（2）保持尿液引流系统通畅和完整，不要轻易打开导尿管与集尿袋的接口。

（3）如要留取常规尿标本，对集尿袋出口处进行消毒后采集，但此标本不得用于普通细菌和真菌学检查。

（4）需要做尿病原学检查，采取无菌方法从耻骨联合上穿刺或尿管处抽取。

(5) 导尿管不慎脱落或导尿管密闭系统被破坏，需要更换导尿管。

(6) 疑似导尿管阻塞应更换导尿管，不得冲洗。

(7) 保持会阴部及尿道口清洁，日常用肥皂和水保持清洁即可，但大便失禁的患者清洁以后还需要消毒。

(8) 患者洗澡或擦身时要注意对导尿管的保护，不要将导尿管浸入水中。

(9) 不主张使用含消毒剂或抗菌药物的生理盐水进行膀胱冲洗或灌注来预防泌尿道感染。

(10) 对于导尿术的患者应用抗菌药物预防泌尿道感染。

(11) 悬垂集尿袋不可高于膀胱水平，并及时清空袋中尿液。

(12) 长期留置导管者，定期更换导尿管（每2~4周1次）和集尿袋（每周1~2次）。

(13) 严密观察保留导尿患者是否有尿路感染的症状和体征，及时留取标本，尽早采取控制措施，并做好相关记录。

第三节 标准预防

一、标准预防的定义

标准预防是将普遍预防和体内物质隔离的许多特点进行综合，认定患者血液、体液、分泌物和排泄物均具有传染性，需要进行隔离，不论是否有明显的血迹污染或是否接触非完整的皮肤与黏膜，接触上述物质者必须采取防护措施。根据传播途径采取空气、飞沫、空气隔离，是预防医院感染成功而有效的措施。

二、标准预防的基本特点

1. 强调双向预防。防止疾病从患者传至医务人员;防止疾病从医务人员传至患者。
2. 防止血源性疾病传播。
3. 防止非血源性疾病传播。
4. 根据疾病的主要传播途径采取隔离措施,如接触隔离、空气隔离、飞沫隔离。其重点是手卫生。

三、标准预防的原则

1. 标准预防针对所有为患者实施操作的全过程。
2. 不论患者是否确诊或可以感染传染病均采取包括洗手、戴手套、穿隔离衣、戴防护眼镜和面罩等基本措施。
3. 进行可能接触患者体液、血液的操作时须戴手套。
4. 操作完毕脱去手套后应洗手,必要时手消毒。
5. 有可能发生血液、体液飞溅到医务人员面部,要戴具有防渗透性的口罩、防护眼镜。
6. 有可能发生血液、体液大面积飞溅污染身体,要穿戴具有防渗透性的隔离衣或者围裙。
7. 手部皮肤破损有可能接触患者血液、体液要戴双层手套。
8. 戴手套操作过程中,应避免已经污染的手套触摸清洁区域或物品。
9. 进行侵袭性诊疗、护理操作过程中,保证充足的光线,注意防止被针头、缝合针、刀片等锐器刺伤/划伤。
10. 使用后的锐器防刺伤,直接放入耐刺、防渗漏的锐器盒;使用具有安全性能的注射器、输液器。
11. 立即清洁污染的环境。
12. 禁止将使用后的一次性针头重新套上针头套;禁止用手

直接接触使用后的针头、刀片等锐器。

13. 保证废弃物的正确处理，运输废弃物的人必须戴厚质乳胶清洁手套；处理体液废弃物必须戴防护眼镜。

四、标准预防的措施

1. 接触患者及其物品后应立即洗手；接触血液、体液、分泌物、排泄物、黏膜和污染物品时应戴手套。

2. 血液、体液、分泌液有可能喷溅到脸部时，应戴有阻水作用的口罩，必要时戴护目镜或防护面罩；有可能喷溅到工作服时穿隔离衣，必要时穿防水围裙。

3. 使用及处理所有尖锐物品时应特别小心，防止被刺伤。

4. 及时处理患者的各种分泌物、排泄物以及被血液、体液污染的物品。对患者使用后的器械及物品，应采取正确的消毒措施。

5. 正确处理医疗废物：医务人员在接触患者的血液、体液、分泌物、排泄物及其污染物品时，不论其是否戴手套，都必须洗手。遇有下述情况必须立即洗手：摘除手套后；接触两患者之间；可能污染环境或传染其他患者时。

6. 医务人员接触患者的上述物质及其污染物品时，接触患者黏膜和非完整皮肤前均应戴手套；同一患者须既接触清洁部位又接触污染部位时应更换手套。

7. 被污染的医疗用品和仪器设备应及时处理，以防止其暴露及污染其他患者、医务人员、探视者及物品，防止病原微生物在其他患者、医务人员、探视者与环境间的传播。重复使用的医疗仪器设备在用于下一患者前应进行清洁和适当的消毒。

8. 医务人员在进行各项医疗操作、清洁及环境表面（包括患者床及床旁仪器）的消毒时，应严格遵守各项操作规程。

9. 污染的床单及时处理，防止接触患者的皮肤与黏膜，污染衣服及微生物的传播。

10. 锐利仪器和针头应小心处置,以防刺伤。一次性应用的注射器、针头、刀片和其他锐利物品应置于适当的防穿刺的容器内,该容器尽可能地被置在工作处;需要重复使用的尖锐器械也应置于耐穿刺的容器内以便运输至再处理部门。

11. 污染环境或不能保持环境卫生的患者应隔离。

五、标准预防的隔离措施

1. 接触隔离　预防通过直接或间接接触而传播的疾病,如多重耐药菌、志贺痢疾杆菌、甲型肝炎病毒、轮状病毒、副流感病毒、婴儿的肠道病毒感染等。

2. 空气隔离　该项隔离有两个基本要求:
（1）患者所处的环境应通风和作适当处理,如消毒等。
（2）医务人员和进入该环境的人应用呼吸道保护装置。

3. 微粒隔离　又称为飞沫隔离,是指预防经微粒传播的疾病。

第四节　职业暴露

一、职业暴露的定义

职业暴露是指由于职业关系而暴露在危险因素中,从而有可能损害健康或危及生命的一种情况。医务人员职业暴露,是指医务人员在从事诊疗、护理活动过程中接触有毒、有害物质,或传染病病原体,从而损害健康或危及生命的一类职业暴露。

二、职业暴露（医务人员）的分类

1. 感染性职业暴露。

2. 放射性职业暴露。
3. 化学性（如消毒剂、某些化学药品）职业暴露。
4. 其他职业暴露。

三、医务人员职业暴露的预防

1. 加强医务人员职业暴露防护知识教育，强化自我防护意识，增强职业暴露防护的自律性。
2. 严格执行各种操作规程及标准，贯彻标准预防原则，加强自我防护。
3. 医院应加强职业暴露预防资金的投入，提供有力的职业安全保障，为医务人员提供安全的工作环境。

四、发生职业暴露的因素

1. 没有制定内部安全防护管理制度。
2. 没有遵守安全操作规程。
3. 缺乏自我防护知识与技能。
4. 医疗设施问题。
5. 锐器处理不当。

五、发生职业暴露后的处理

（一）紧急局部处理

首先应立即进行局部紧急处理，包括轻挤出血、清洗、局部消毒等。

1. 用洗手液和流动水清洗污染的皮肤，用生理盐水冲洗黏膜。
2. 如有伤口，应在伤口旁端轻轻挤压，尽可能挤出损伤处的血液，再用洗手液和流动水冲洗；禁止进行伤口的局部挤压。
3. 受伤部位的伤口冲洗后，应用消毒液，如75%乙醇或

0.5%碘伏进行消毒，并包扎伤口；被暴露的黏膜，应反复用生理盐水冲洗干净。

4. 登记并上报护士长及科主任、医院预防保健科、医院感染管理科，建立随访制度。

（二）紧急报告流程

发生职业暴露后应向医院感染管理科报告，医院组织相关专家对暴露发生的危险程度进行评估；报告预防科并对暴露者及患者进行相关的血清学检查及随访、监控。

（三）预防用药

根据暴露病毒的种类及病毒载量对暴露人员实行预防用药方案。

（四）不同病原暴露后的处置

1. 暴露于HIV（血源性疾病）的处置

（1）预防最好在4小时内实施，最迟不超过24小时，并建议使用抗逆转录病毒药物。

（2）暴露后尽早获得血液标本进行HIV检查，定期检查血清转化，并及时向医院的有关部门报告，包括其他疾病。

（3）医院应立即采取感染源患者的血液标本进行血清学检查。

2. 暴露于HBV（血源性疾病）的处置

（1）对于既往已有免疫，其抗HBs抗体>10mIU/ml时，不需要行进一步治疗。

（2）对于没有免疫力的人，应尽早使用预防性肌内注射乙肝免疫球蛋白（最好48小时内，最迟<1周）。同时进行乙肝疫苗全程接种，即开始时肌内注射10μg，1个月时10μg，6个月时10μg。

3. 暴露于HCV（血源性疾病）的处置　丙型肝炎病毒感染途径同乙型肝炎。目前虽然没有丙型肝炎暴露后的治疗方法，但也必须检查血清转化。对于乙型肝炎病毒感染的感染源患者，也必须检查 HCV 感染。对暴露者应定期随访监控，追踪 6~9 个月。

第五节 多重耐药菌接触传播的预防措施

一、加强医务人员手卫生

1. 配备充足的洗手设施和速干手消毒剂，提高医务人员手卫生依从性。

2. 严格执行《医务人员手卫生规范》，医务人员在直接接触患者前后、进行无菌技术操作和侵入性操作前，接触患者使用的物品或处理其分泌物、排泄物后，必须洗手或使用速干手消毒剂进行手消毒。

二、严格实施隔离措施

1. 必须实施隔离措施，在床牌和病历卡上贴接触隔离标识。

2. 首选单间隔离［如耐万古霉素肠球菌（VRE）］，也可同种病原同室隔离，不可将气管插管、深静脉留置导管、有开放性伤口或者免疫功能抑制患者安置在同一房间。隔离病房确实不足时考虑床旁隔离，当感染较多时应保护性隔离未感染者。

3. 与患者直接接触的相关医疗器械、器具及物品如血压计、听诊器、体温表、输液架等要专人专用，并及时消毒处理。其他不能专用的物品如轮椅、担架、床旁心电图机等，在每次使用后必须经过擦拭消毒处理（1000mg/L 含氯消毒剂）。

4. 医务人员对患者实施诊疗护理操作时，应将高度疑似或确诊多重耐药菌感染患者或定植患者安排在最后进行。接触多重耐药菌感染患者或者定植患者的伤口、溃烂面、黏膜、血液和体液引流液、分泌物、痰液、粪便时，应戴手套，可能污染工作服时穿隔离衣，可能进行产生气溶胶的操作（如吸痰或雾化治疗等）时，应戴标准外科口罩和防护镜。完成诊疗护理操作后离开房间前，要及时脱去手套和隔离衣并弃至黄色垃圾袋中，并进行手卫生。

5. 尽量减少人员出入，如 VRE 应严格限制，医护人员相对固定，专人诊疗护理，所有诊疗尽可能由他们完成，包括标本的采集。

6. 离开隔离室进行诊疗时，应先通知该诊疗科室，以便及时采取感染控制措施。转科时必须由工作人员陪同，向接收方说明对该患者使用的接触传播预防措施。

7. 临床症状好转或治愈，连续 2 次培养阴性（每次间隔 > 24 小时）方可解除隔离。

三、遵守无菌技术操作规程

医务人员应严格遵守无菌技术操作规程，特别是在实施各项无菌技术操作规程中的侵入性操作时，应严格执行无菌技术操作和标准操作规程，避免污染，有效预防多重耐药菌感染。

四、加强清洁和消毒工作

1. 要使用专用的抹布等物品进行清洁和消毒。对医务人员和患者频繁接触的物体表面（如心电监护仪、微量泵、呼吸机等医疗器械的面板或旋转表面、听诊器、计算器、键盘和鼠标、电话机、患者床栏杆和床头桌、门把手、水龙头开关等），采用适宜的消毒剂进行擦拭、消毒。

2. 出现多重耐药菌感染暴发或者疑似暴发时，应增加清洁、消毒频次。

3. 医疗废物管理：锐器置入锐器盒，其余医疗废物均放置在黄色垃圾袋中，置入转运箱中，集中收集后统一送往医疗废物处置中心进行无害化处理。

第六节　手卫生与手消毒

一、洗手与卫生手消毒

1. 洗手与卫生手消毒应遵循以下原则。
（1）当手部有血液或其他体液等肉眼可见的污染时，应用肥皂（皂液）和流动水洗手。
（2）手部没有肉眼可见污染时，宜使用速干手消毒剂消毒双手代替洗手。

2. 在下列情况下，医务人员应根据下列原则选择洗手或使用速干手消毒剂。
（1）直接接触每名患者前后，从同一患者身体的污染部位移动到清洁部位时。
（2）接触患者黏膜、破损皮肤或伤口前后，接触患者的血液、体液、分泌物、排泄物、伤口敷料等之后。
（3）穿脱隔离衣前后，摘手套后。
（4）进行无菌操作，接触清洁、无菌物品之前。
（5）接触患者周围环境及物品后。
（6）处理药物或配餐前。

3. 医务人员在下列情况时应先洗手，然后进行卫生手消毒。
（1）接触患者的血液。
（2）接触患者的体液和分泌物及被传染性致病微生物污染的物品后。

4. 医务人员洗手方法：在流动水下，将双手充分淋湿。取适量肥皂（皂液），均匀涂抹至整个手掌、手背、手指和指缝。

认真揉搓双手至少15秒，应注意清洗双手所有皮肤，包括指背、指尖和指缝。

5. 医务人员卫生手消毒应遵循以下方法。

（1）取适量的速干手消毒剂于掌心。

（2）严格按照医务人员洗手方法进行揉搓。

（3）揉搓时保证手消毒剂完全覆盖手部皮肤，直至手部干燥。

二、外科手消毒

1. 外科手消毒原则

（1）先洗手，后消毒。

（2）不同患者手术之间、手套破损或手被污染时，应重新进行外科手消毒。

2. 洗手方法与要求

（1）洗手之前应先摘除手部饰物，并修剪指甲，长度应不超过指尖。

（2）取适量的清洁剂清洗双手、前臂和上臂1/3，并认真揉搓。清洁双手时，应注意清洁指甲下的污垢和手部皮肤的皱褶处。

（3）流动水冲洗双手、前臂和上臂下1/3。

（4）使用干手物品擦干双手、前臂和上臂下1/3。

3. 外科手消毒方法

（1）冲洗手消毒方法：取适量的手消毒剂涂抹至双手的每个部位、前臂和上臂下1/3，并认真揉搓2~6分钟，用流动水冲洗双手、前臂和上臂下1/3，无菌巾彻底擦干。流动水应达到《生活饮用水卫生标准》（GB5749-2006）的规定。特殊情况水质达不到要求时，手术医生应使用醇类手消毒剂消毒双手后再戴手套。手消毒剂的取液量、揉搓时间及使用方法遵循产品的使用说明书。

（2）免冲洗手消毒方法：取适量的免冲洗手消毒剂涂抹至双手的每个部位、前臂和上臂下 1/3，并认真揉搓至消毒剂干燥。手消毒剂的取液量、揉搓时间及使用方法遵循产品的使用说明。

4. 注意事项

（1）不应戴假指甲，保持指甲和指甲周围组织的清洁。

（2）在整个手消毒过程中应保持双手位于胸前并高于肘部，使水由手部流向肘部。

（3）洗手与消毒可使用海绵、其他揉搓用品或双手相互揉搓。

（4）术后摘除外科手套后，应用肥皂（皂液）清洁双手。

（5）用后的清洁指甲用具，揉搓用品如海绵、手刷等，应放到指定的容器中；揉搓用品应每人使用后消毒或者一次性使用；清洁指甲用品应每日清洁与消毒。

第七节　腹部外科换药室感染控制管理制度

1. 室内布局合理，清洁区、污染区分区明确，标识清楚，设有流动水洗手设施及干手设施。

2. 工作人员进入室内应衣帽整洁，严格执行无菌技术操作规程，换药时做到一人一盘一用一清洗一灭菌。

3. 无菌物品与非无菌物品分开存放，物品定位放置。灭菌物品包外标识清楚、准确，按灭菌日期依次入柜使用，过期重新清洗、灭菌，必须一人一用一灭菌。

4. 碘伏、乙醇、安尔碘，应密闭保存，在有效期内使用，常用无菌敷料罐应每天更换并灭菌；灭菌物品（棉球、纱布等）一经打开，使用时间最长不得超过 24 小时，使用小包装。

5. 严格执行手卫生制度，进入病房换药车应配备快速手消毒剂，换药前后应洗手或手消毒；为特殊感染者换药时应戴橡胶手套，脱去手套后应洗手或手消毒。

6. 严格执行先无菌伤口，再污染伤口，后感染伤口，最后隔离伤口依次进行换药原则，处置特殊感染伤口如HIV、炭疽、气性坏疽、破伤风等应做好个人防护，处置后进行严格终末消毒。器械应单独浸泡消毒后再送入供应室清洗消毒灭菌，更换的污染敷料等按感染性废物处理处置。

7. 坚持每日清洁、消毒制度，地面湿式清扫，室内环境整洁、空气新鲜，定时通风换气，每日用紫外线照射消毒30～60分钟/次，操作台等物体表面每日用500mg/L含氯消毒液擦拭消毒2次，遇污染时及时消毒并记录。

8. 严格执行消毒隔离制度、查对制度和交接班制度。

第三章 腹部外科专科护理指引

第一节 腹部疼痛的护理指引

腹痛是指由于各种原因引起的腹腔内外脏器的病变而表现为腹部的疼痛。腹痛可分为急性与慢性两类。其病因极为复杂，包括炎症、肿瘤、出血、梗阻、穿孔、创伤及功能障碍等。

一、护理评估

1. 病史 腹痛发生的原因或诱因。
2. 身体状况
（1）全身情况：生命体征、神志、神态、体位、营养状况。
（2）腹部检查。
3. 实验室及其他检查
（1）血常规、电解质。
（2）腹部 B 超，腹部平片，腹部 CT、MRI。

二、护理问题

1. 疼痛 与腹腔脏器或腹外脏器的炎症、缺血、梗阻、溃疡、肿瘤或功能性疾病等有关。
2. 焦虑 与剧烈腹痛、反复或持续腹痛不易缓解等有关。
3. 知识缺乏 缺乏腹痛治疗相关知识。

三、护理措施

1. **病情观察** 观察了解腹痛部位、性质、起始时间与持续时间、引起腹痛的原因、规律性、痛点是否转移及疼痛的发展过程,了解疼痛的特点,并观察患者对疼痛的反应。除重视患者主诉外,还应严密观察患者精神、意识状态及生命体征变化,判断疼痛的严重程度,并详细记录。

2. **体位护理** 保持患者体位舒适。仰卧时,上半身抬高,腋窝处放枕头,使其微屈;侧卧时,背部用枕头支撑,以减轻疼痛、减少疲劳感并有利于休息,烦躁不安者应采取防护措施,防止坠床。

3. **用药护理** 根据病情、疼痛性质和程度,遵医嘱选择性给药。癌性疼痛应遵循按需给药的原则,有效控制患者的疼痛。观察药物不良反应,如口干、恶心、呕吐和用药后的镇静状态。急性剧烈腹痛诊断未明确时,不可随意应用镇痛药物,以免掩盖症状、延误病情。

4. **饮食护理** 慢性腹痛患者应以易消化、富有营养的无刺激性食物为宜;急性腹痛者暂禁食,疼痛缓解后根据病情可逐渐进食,从少量流质饮食开始逐渐变为普通饮食。

5. **心理护理** 由于腹痛患者通常病情发生比较急,并且需要承受极大的痛苦,因此患者会出现焦虑、担心、恐惧等不良情绪。此时护理人员需要及时安慰患者,给予其人文关怀,基于患者差异化的情况和个性,选择适当的方式对其进行心理疏导,通过语言激励使患者逐渐舒缓情绪。同时,要注重和患者及其家属进行沟通,联合家属共同对患者提供安慰。在心理护理过程中,要充分挖掘患者内在需求,在患者提出疑问时要注意耐心回答,适当地说明病情变化情况及相应治疗方法等,帮助患者树立信心,使其积极配合治疗。

6. 非药物性缓解疼痛的方法　①行为疗法，如深呼吸、音乐疗法、生物反馈等；②局部热疗法，除急腹症外；③针灸镇痛。

腹痛诊断未明确时一般宜禁食，必要时进行胃肠减压，待腹痛完全缓解、胃肠功能恢复后再遵医嘱予以饮食。

四、健康指导

1. 指导患者生活要有规律，注意寒温适宜，平日要注意饮食卫生、不食腐败变质食物，疾病活动期如溃疡活动期所致的腹痛，应卧床休息，保证充足睡眠。

2. 针对患者发生腹痛的病因，教给患者了解预防腹痛的方法。如对于消化性溃疡的患者应讲解引起溃疡疼痛的诱因，使患者能够在饮食、嗜好、情绪、生活节奏等方面多加注意；对于急性胃肠炎或急性胰腺炎患者，应告诉患者如何预防疾病的再次发作。

3. 精神紧张、意外刺激会导致情绪大幅度波动和心理失衡，严重影响消化系统的生理机能。患者要学会调节情感、善于处理生活中不愉快问题，不要有过激的情绪，自我调整情绪变化，始终保持心理平衡，以防消化系统功能紊乱致腹痛发生。

4. 防止疲劳过度。疲劳过度可致消化不良、代谢紊乱，诱发腹痛。指导患者要保持劳逸适度、生活规律，以提高自身抗病能力。

五、护理评价

1. 患者疼痛减轻或缓解。
2. 患者焦虑减轻或消失，情绪稳定能配合治疗。
3. 患者获得腹痛相关知识，正确面对腹痛。

第二节 腹腔镜手术的护理指引

腹腔镜手术是在密闭的盆、腹腔内进行检查或治疗的内镜手术操作，是将接有冷光源的腹腔镜经腹壁插入腹腔，连接摄像机系统，将盆、腹腔内脏显示于监视屏幕上。

腹腔镜手术是近来发展迅速的微创治疗，其代替剖腹手术已经成为明显的趋势。其具有切口小、术后疼痛轻、恢复快及住院时间短等优点，很容易被医生和患者接受。腹腔镜手术与普通开腹手术手术方式不同，其护理也有不同之处。

一、护理评估

（一）术前护理

1. 健康史　评估患者的病因、病程及诊疗、用药情况。①一般情况：包括患者的年龄、性别、职业、饮食习惯等；②既往史：肝、肺、脑等重要器官功能；③手术史；④过敏史。

2. 身体状况

（1）症状与体征：①局部，包括患者的腹部、盆腔是否有阳性体征；腹部手术部位有无皮肤破损及毛发情况；脐部的清洁程度。②全身，包括患者的生命体征、营养状况、有无水肿和贫血、皮肤完整性等；有无心、肝、肾功能障碍；有无感染、高碳酸血症、酸中毒等症状。

（2）辅助检查：术前常规实验室检查、影像学检查（胸部X线、心电图等）。

3. 心理-社会状况评估　患者评估是否担心腹腔镜手术的预后；患者及其家属对腹腔镜术后并发症、术后治疗和康复等相关知识的了解及接受程度，家属及社会、医疗保健支持系统对腹腔镜手术所需医药费用的承受能力。

(二)术后评估

1. **术中情况** 了解手术名称、术中出血量以及麻醉和留置引流管情况。

2. **身体状况** 生命体征；切口疼痛与愈合情况；是否发生 CO_2 气体相关并发症（皮下气肿、高碳酸血症、酸中毒等）、肺部感染、泌尿系统感染、出血、吻合口瘘等术后并发症。

二、护理问题

1. **急性疼痛** 与手术引起的组织损伤有关。
2. **低效性呼吸型态** 与术后伤口疼痛、CO_2 潴留导致酸中毒、气胸有关。
3. **潜在并发症** 出血、感染、皮下气肿、酸中毒等。
4. **知识缺乏** 缺乏腹腔镜手术治疗与术后康复知识。

三、护理措施

(一)术前护理措施

1. **心理护理** 术前应让患者和家属充分了解手术方案、此次施行腹腔镜的目的。另外，虽然腹腔镜手术是"微创"手术，但若出现严重并发症，如大血管损伤或空气栓塞时，可能危及患者生命，因此，护士应详细了解患者的病情及心理状态，向患者讲解手术的注意事项，以减轻患者紧张、焦虑的情绪。

2. **皮肤护理** 术前1天备皮，其范围包括会阴部、耻骨联合上至剑突下毛发，彻底清洁脐孔部，脐孔部用肥皂棉球或络合碘棉球擦拭3~5分钟，去除污垢。告知患者术前1天沐浴，做好个人卫生。

3. **肠道准备** 择期手术的患者术前应食营养丰富清淡易消化食物。术前1晚应进流质饮食，当晚10时至术晨禁食、禁饮，以免手术中因恶心、呕吐发生窒息及吸入性肺炎，还可防止术后腹胀。肠道手术患者还需要术前晚8时及术晨5时各清洁灌肠1次,以免胃肠道胀气影响手术视野,妨碍手术操作。

4. 了解患者既往史 既往史包括既往一般健康状况、疾病史、传染病史、预防接种病史、手术外伤史、输血史、药物(食物)过敏史。此外,居住及生活地区的主要传染病和地方病也应记载。

5. 常规准备 术前戒烟、戒酒,注意保暖,避免感冒。教会患者正确咳嗽、咳痰的方法,目的在于保持呼吸道通畅,利于术后呼吸道分泌物的排出,减少肺部感染的机会。术前晚可口服适量地西泮(安定),保证充分的睡眠,使患者处于安静状态。

(二)术后护理措施

1. 术后体位 患者术后安全返回病房取平卧位,头偏向一侧,以免呕吐物阻碍呼吸道,6小时后改半卧位。持续低流量给氧气,氧流量为2～3L/min,并指导患者适当在床上进行翻身活动。持续导尿不超过24小时,拔除尿管后鼓励患者下床活动防止肠粘连。

2. 生命体征 术后24小时内应密切监测,每15分钟测量生命体征1次,平稳后可1小时监测1次。如出现血压下降、脉搏加快,应加快输液速度,纠正血容量不足。同时应注意观察患者伤口敷料有无渗血,考虑有无内出血的可能,并及时通知医生。

3. 保持呼吸道通畅 有些患者因麻醉未完全清醒,需要注意保持呼吸道通畅,防止因呼吸道阻塞而发生窒息的严重后果。麻醉清醒后鼓励患者深呼吸、咳嗽、咳痰,对痰液黏稠、不易咳出者根据医嘱给予祛痰药。

4. 尿管护理 保持导尿管通畅和会阴部清洁。腹腔镜术后留置尿管时间视手术大小而定,一般于术后24小时拔除。拔管后鼓励患者多饮水,早期下床活动,尽早自行排尿。尿管留置期间应行会阴擦洗，每天 2 次。术后应密切观察尿量，以免手术中损伤膀胱，特别是观察有无少尿、无尿或血尿等情况，以便及时报告医生，及时处理。注意观察并记录尿量及尿液的性质，当出现问题而原因不明时，应及时通知医生。

5. 引流管护理 术后应保持引流管通畅，随时观察引流液的性质及量。术后 1 天及时给予患者半卧位，以利于引流液的流出。如引流液 <20ml/24h，体温正常可拔除引流管。

6. 预防感染 术后每日测体温 3 次，遵医嘱使用抗生素。若 48 小时内体温 <38.5℃，则无须处理。

7. 饮食护理 腹腔镜手术后排气时间较腹部手术患者短，肠蠕动功能恢复较快，遵医嘱给予患者饮食指导，由流质饮食开始，少量多餐，禁食奶、糖、豆制品类，防止术后发生肠胀气。再由流质改为半流质饮食，术后腹内气体多，影响肠蠕动，应多吃富含粗纤维的蔬菜、水果，保证大便通畅。最后改为普食，以高蛋白、高热量、高维生素食物为主，促进机体早日康复。

8. 并发症的观察与护理

（1）术后疼痛：术后疼痛的原因可能有多种。伤口疼痛可在术后 24 小时内遵医嘱给予盐酸哌替啶（杜冷丁）50mg 肌肉注射，24 小时后可口服镇痛药；对于腹胀引起的疼痛，嘱患者多活动，或用手在下腹部行顺时针按摩，以尽早排气，腹胀严重时应行肛管排气。

（2）气肿：多见于特别肥胖的患者或手术时间过长的患者，由于气腹针头活动时气体漏到皮下造成皮下气肿，穿入大网膜造成网膜气肿，一般可自行吸收，无须处理。术后回病房后，护士应注意观察患者的面色、皮温及皮下有无气肿、血肿等。患者在肩痛发生时也可采取膝胸位使二氧化碳气体向盆腔聚集，减少对膈肌的刺激以减轻症状。

（3）肩部酸痛：是腹腔内残留二氧化碳刺激膈神经反射所

致。术后持续低流量吸氧2~8小时可减少其发生率。

（4）咽喉部不适：由于全身麻醉气管插管损伤气管黏膜，再加上全身麻醉没有清醒，咳嗽反射较弱，易发生咽喉部疼痛、咳嗽、痰多。护理重点是鼓励患者早下床活动、深呼吸，协助患者翻身、拍背，及时清除呼吸道分泌物。

（5）腹腔出血：术后患者返回病房后2小时内若生命体征发生明显变化，尤其是血压，必须立即报告医生，及时处理。

（6）术后呕吐：术后呕吐原因较多，多因麻醉药物所致及二氧化碳人工气腹引起催吐中枢兴奋性增高。护理中对于发生呕吐的患者应使其头偏向一侧，防止误吸，及时清理呕吐物；术后预防性使用抗恶心呕吐的药物是很有必要的。还应减少阿片类药物用量，术后尽量排除残余气体。

四、护理评价

1. 疼痛程度减轻。
2. 呼吸功能改善，气促、发绀等缺氧征象减轻或消失。
3. 并发症得以预防，或得到及时发现和处理。
4. 能复述腹腔镜手术的优点与术后康复注意事项的要点。

五、健康指导

1. 注意休息，避免劳累。
2. 加强营养，多食蔬菜、水果，防止便秘。
3. 给予个体化指导，特别是对于盆、腹腔粘连严重或手术有难度的患者告知患者当出现异常症状时，如不明原因的腹痛、腹胀、腰痛、恶心呕吐、尿量减少及发热等，应及时到医院就诊。

第三节 肠造口护理指引

肠造口术是通过外科手术对肠管进行分离,将肠管的一端引出到体表(肛门或尿道移至腹壁)形成一个开口,使肠腔与腹壁相通。其按部位分为结肠造口和小肠造口;按形式分为单腔造口、襻式造口、双口式造口和分离造口。

一、护理评估

1. 健康史　既往史、过敏史和家族史。
2. 身体状况　生命体征、造口周围皮肤情况。
3. 心理和社会支持状况　患者及家属对疾病的认知及应对能力。

二、护理问题

1. 焦虑　与患者对疾病的认知程度有关。
2. 营养失调：低于机体需要量　与疾病造成机体消耗量增大、摄入量减少有关。
3. 自我形象紊乱　与形体突然改变有关。
4. 知识缺乏　缺乏造口相关知识。
5. 潜在并发症　包括造口狭窄、造口感染等各种并发症。

三、护理措施

(一)术前护理措施

1. 心理护理　了解患者对肠造口手术的接受程度。介绍造口功能、造口基本护理,明确造口手术的重要性。发放肠造口健康教育手册,必要时准备造口模型和肠管模型。

2. 术前定位

(1) 目的：便于自我护理；便于造口用品使用；预防并发症发生；尊重患者生活习惯。

(2) 标准造口位置的特点：患者能看清造口；造口周围皮肤平整；造口位于腹直肌处；不影响患者的生活习惯。

(3) 定位方法：肚脐、髂前上棘和耻骨联合三点连线，形成等腰三角形。三点到对侧线中点连线，交叉的点即造口定位处。

3. 肠造口术前的肠道准备 包括术前3天低渣半流质饮食、口服抗生素及泻药、灌肠等。

4. 造口用品的选择与准备 根据不同类型、不同时期造口选择合适的造口用品。

(二) 术后护理措施

1. 预防造口早期并发症的发生 一般结肠造口位于左下腹，造口直径一般为2.5~3.5cm，高度为突出皮肤1.5cm，便于粘贴造口袋时对周围皮肤的保护。造口开放前用凡士林纱条保护，一般术后3天予以拆除凡士林纱条，及时擦洗肠管分泌物、渗液等，更换敷料，避免感染。

2. 严密观察肠造口黏膜的颜色 肠造口黏膜的正常颜色为红色或粉红色，表面光滑、湿润。如果肠造口黏膜的颜色为苍白或深暗色，应与医生联系，防止缺血坏死。

3. 水肿 手术后几天，造口出现一些水肿，无须处理；1周后，如果水肿无消退迹象，应查明原因，确认是否有低蛋白血症或心功能不全等。水肿者一般选用一件式造口袋，底盘应略大于造口，以免损伤黏膜。

4. 饮食指导 ①进易消化的熟食，防止因饮食不洁引起腹泻；②避免食用过多的粗纤维食物，以及洋葱、大蒜、豆类、山芋等可产生刺激性气味或胀气的食物；③以高热量、高蛋白、丰富维生素的少渣食物为主，以使大便干燥成形；④少吃辛辣刺激性食物，多饮水。

5. 排泄情况　手术后应即刻贴上透明的造口袋，排空空气，在最初的 2~3 天内一般只有少量的血性分泌物而无气体排出，到术后 3 天后才会有气体排出，说明肠功能已恢复。

6. 换袋方法　宜取坐位，袋内粪便达袋子容量的 1/3 时，要及时倾倒清洗，防止渗漏，减少臭味。取造口袋时，应从上环轻掀起，防止损伤皮肤。

7. 扩肛护理　造口术 1 周后，应开始扩肛。其方法为：戴手套将示指润滑后伸入肛门内 4cm 左右（过第二指节），1~2 分钟/次，每天 1 次。插入手指时，切勿粗暴过深，防止肠穿孔；扩肛时，可张口吸气，防止增加腹压。

8. 心理护理　术后主动与患者交谈，鼓励其说出内心想法，给予有针对性的帮助。也可以让患者与家属交流，排除其孤立无助感，使其乐观面对造口，逐步掌握造口自我护理技能并逐步恢复正常生活。

（三）并发症的护理

1. 造口出血

（1）原因：造口黏膜糜烂；擦洗造口用物过于粗硬，力度过于粗暴；造口受到外伤；系膜小动脉未结扎或结扎线脱落；肠管内毛细血管破裂（肠道菌群失调严重、腹泻、放疗、化疗等）。

（2）处理：较轻的早期出血常发生在术后头 72 小时，造口黏膜可见少处出血点，用湿纸巾轻轻压迫即可止血。局部出血严重的可用止血药，如肾上腺素溶液（1% 肾上腺素加生理盐水 100ml）、云南白药或局部激光电灼止血。必要时需要行手术止血。

2. 造口缺血坏死　是严重的早期并发症，往往发生在术后 24~48 小时。

（1）原因：损伤结肠边缘动脉、提出肠管时牵拉张力过大、扭曲及压迫肠系膜血管、造口孔太小或缝合过紧影响肠壁血供。

（2）分度：轻度、中度和重度。

①轻度表现：造口黏膜边缘暗红色，局部黑色不超过造口黏膜的1/3，无分泌物，无臭味，造口周围皮肤没有改变。

原因：造口底板挤压过紧，缝线结扎过紧。

处理：更换底板；拆除缝线；观察血运情况；局部生物频谱仪照射。

②中度表现：黏膜呈2/3的黑紫色，有分泌物，有异常臭味，造口中央呈淡红色或红色，用力擦洗黏膜有出血。

处理：按轻度方法处理后坏死黏膜脱落再按伤口处理方法进行清创，应用皮肤保护粉或保护膏。

③重度表现：全部黏膜呈漆黑色，有多量分泌物，有异常臭味，擦洗黏膜没有出血点。

处理：必须急诊手术，重做造口。

3. 皮肤黏膜分离

（1）原因：造口开口处肠壁黏膜部分坏死、造口黏膜缝线脱落、腹压过高、伤口感染、营养不良、糖尿病、长期使用类固醇药物。

（2）处理：①清洁及清创。用无菌生理盐水冲洗干净、擦干，如有坏死组织可使用清创胶。②填充腔隙。若腔隙较浅，可仅使用康惠尔溃疡粉或糊剂；若腔隙较深，可使用海藻类填充条或糊剂。③保护分离创面。用溃疡贴或者透明贴覆盖。④贴上造口袋，避免粪便污染，促使伤口愈合。

4. 造口狭窄

（1）原因：造口周边愈合不良；血运不良；造口黏膜皮肤缝线感染；筋膜或皮肤瘢痕组织收缩；手术时皮肤开口过小；手术时腹壁内肌肉层开口太小；Crohn病复发，肿瘤压迫肠管（造口周围或造口边缘有肿瘤）；二期愈合形成瘢痕组织收缩。

（2）处理：不严重者，可用手指或扩肛器扩开造口，但注意不可损伤造口（从尾指开始慢慢好转后应用示指，涂润滑剂轻轻进入造口，停留2~5分钟，每天1次，需要长期进行）。降结肠或乙状结肠造口留意是否有便秘阻塞造口，若存在肠梗阻的症状和体征应及时诊治，避免自行服用泻药，以免加重病情，如情况严重需要行外科手术治疗。

5. 造口回缩

（1）原因：游离不充分，产生牵拉；肠系膜过短；造口周边缝线固定不足或缝线过早脱落；造口周边愈合不良，引致瘢痕组织形成；环状造口的支架过早去除；体重急剧增加。

（2）处理：凸面猪油膏可应用于非常严重的病例；皮肤有损伤者，可应用皮肤保护粉或无痛保护膜；乙状结肠造口而皮肤有持续损伤，可考虑用结肠灌洗法；减体重；严重病例可能需要行手术治疗。

6. 造口脱垂

（1）原因：肠管固定于腹壁不牢；腹壁基层开口过大；腹压增加；腹部肌肉软弱。

（2）处理：选用一件式造口袋；选用较软的护肤胶；尺寸要恰当，指导正确量度造口及粘贴步骤，减少换袋次数；脱垂部分从造口推回腹内（若用手推回后，仍有可能脱出，如环状造口的远端脱垂，放回后用奶嘴塞住肠口，再将奶嘴固定于造口底环上，近端仍可排除大便。但单腔造口则不能采取此法，必须手术才行）；心理上的支持；严重病例需要行手术治疗。

7. 造口旁疝

（1）原因：造口位于腹直肌外；筋膜开口过大；腹部肌肉软弱；经过多次手术；持续腹压增加。

（2）处理：术后6~8周应避免提重物；重新选择适合的造口袋，如用较软的底盘；重新指导患者换袋技巧，如使用镜子；

禁止造口灌洗；减体重；减轻腹压；咳嗽时用手按压造口部位，使腹压减少；解释原因，心理辅导；可佩戴合适的造口腹带，缓解局部不适症状，严重者需要行手术修补。

8. 粪水性皮炎

（1）原因：如过敏严重及原因不明，需做过敏试验；造口位置差；回肠造口没有形成适当的突起乳头；造口护理不当；皮肤皱褶造成渗漏。

（2）处理：检查刺激原因并去除；治疗皮肤问题；重新选择合适的造口用品；掌握正确的安装技术。

9. 过敏性皮炎

（1）过敏试验：将造口袋或粘胶底板贴于耳后皮肤，观察24小时，局部皮肤红、痒、痛等不适症状者，为阳性。

（2）处理：更换另一种类造口用品；外用类固醇药物。涂药10分钟后，用清水洗，干后贴袋；若情况不改善，需到皮肤科诊治。

10. 造口周围皮肤增生

（1）原因：放疗引起的皮肤改变或损伤；局部皮肤的长期浸渍。

（2）处理：用稀释1倍水的白醋溶液可清洁软化增生的皮肤；可配合应用防漏膏和腰带，以增加贴造口袋的稳固性。

四、健康指导

1. 饮食指导　平常应多食新鲜蔬菜及水果，少吃易产气或有刺激性的容易产生臭味的食物，如洋葱、番薯、蒜、豆类、啤酒、汽水、香料、鱼、蛋、牛奶、羊肉等；回肠造口者应少食玉米、蘑菇，以防堵塞造口；保持大便通畅，注意饮食卫生，避免腹泻；有肠道过敏史的造口者应避免服用引起过敏的食物和药物；对于尿路造口患者，饮食中要注意食物的酸碱性。

2. 着装指导　基本上任何类型的服装都可以穿。造口位于腰带位置的男士，避免穿皮带裤，可用背带裤代替。避免穿紧窄衣服，女性以连衣裙较为适宜。

3. 运动　身体健康恢复后，可以继续各项活动，要注意避免提举重物，因为这可能会引起造口周围疝气的产生。避免对造口直接撞击如摔跤运动，剧烈运动如冲浪运动时需要加强对造口袋的固定。出外旅游时要准备足够的造口用品，避免将造口用品放在汽车厢体温度高的地方或晒太阳的地方。

4. 工作与社交　一般造口患者术后半年即可恢复原有的工作，而且无须担心因造口而影响正常的工作，只要避免从事过重的体力劳动，注意劳逸结合，不要熬夜。应经常检查造口袋粘贴面是否牢靠，特别是外出上下班、运动、入睡前，应倒空造口袋，不使袋内容物在活动、翻身时外溢。平时身边应有备用袋以备急需，特别是粪便稀薄时。

5. 沐浴　沐浴时选用无香精的中性沐浴液；可以取下一件式造口袋洗澡；二件式在底板与皮肤接触处封上防水胶布，浴毕揭去胶布即可。

6. 性生活　患者可以和其他正常人一样享受性生活，因为性生活对造口是无任何影响的。只是要注意对造口的局部护理，如彻底清洁造口，佩戴迷你造口袋，并可用些除臭的产品，如清香剂。如果因手术原因或心理障碍等引起性功能障碍，可咨询造口治疗师或医生。

7. 结婚和怀孕　只要保持身心健康，年轻的女性做造口术后是可以怀孕的，不过她们可能会遇到造口并发症、贫血、肠塞的问题。婴儿经阴道或剖腹分娩，需要特别的产科护理。一般而言，造口人士可以正常哺乳，而造口人士最理想的避孕方法是由男方执行，也就是说用避孕套或行输精管切除术。

8. 造口袋的存贮　尽量不要一次性购买大量的造口袋，一般不超过3个月的用量，清洗后放在阴凉通风处吹干，避免直接接触阳光和热。

9. 随访　出院后无异常定期随访：出院时发造口患者复诊单，一般术后2年内3个月复查1次，2~5年每半年复查1次。告知患者有异常情况如造口出血、狭窄、回缩、脱垂、造口旁疝、造口周围皮肤炎等随时就诊。

第四节　伤口护理指引

伤口是正常皮肤（组织）在外界致伤因子如手术、外力、热、电流、化学物质、低温以及机体内在因素如局部血液供应障碍等作用下导致的损害。

一、伤口的分类

1. 按时间分　①急性伤口：突然发生和持续时间短的伤口，治疗迅速且未发生感染（如手术切口、皮肤擦伤、供皮区）；②慢性伤口：长期存在或易复发的伤口（如压疮、下肢血管性溃疡、糖尿病足溃疡、其他难愈创面）。

2. 按受伤的原因分　机械性或损伤性伤口、热力伤和化学性伤口、溃疡性伤口。

3. 按伤口的颜色分　红色伤口、黄色伤口、黑色伤口、混合伤口（黑黄混合伤口、红黄混合伤口）。

4. 按受伤累及皮肤的深度分　①浅层伤口：是指不波及皮肤全层，有残存毛囊的伤口；②全层伤口：指从真皮层一直蔓延到皮下脂肪，有时深及筋膜和肌肉，甚至侵犯肌腱和骨骼。

5. 按有无感染分　①清洁伤口：指没有被污染更没有被感染的伤口（如心脏、肝脏、肾脏手术切口）；②污染伤口：指被污染后尚未发生感染的伤口（如皮肤撕裂伤、烧伤）；③感染性伤口：是指外观有腐败炎性分泌物，培养出大量的条件致病菌。

二、护理评估

1. 评估患者病情、意识、自理能力、合作程度。
2. 了解伤口形成的原因及持续时间。
3. 了解患者曾经接受的治疗护理情况。
4. 观察伤口的部位、大小（长、宽、深）、潜行、组织形态、渗出液、颜色、感染情况及伤口周围皮肤或组织状况。

三、护理问题

1. 皮肤完整性受损　与开放性伤口、皮肤的防御和保护功能受损等有关。
2. 焦虑　与开放伤口、出血及剧痛、不安全感有关。
3. 躯体移动障碍　与开放性伤口或有内脏破裂，疼痛限制活动等有关。
4. 疼痛　与损伤刺激神经末梢，炎性物质刺激细胞壁，致通透性增加，引起组织水肿有关。
5. 潜在并发症　感染。

四、护理措施

（一）伤口的观察

1. 颜色　红色伤口提示处于炎症阶段或增生阶段，有暗红、浅红、深红的变化。黄色伤口提示坏死组织存在和可以产生伤口渗液，最常在慢性伤口中看到。黑色伤口提示伤口内有缺乏血流的坏死组织，伴有软或硬的结痂，有棕色、灰色、黑色的变化。黑色坏死组织，表面干燥，皮革样坚韧的结痂。

2. 伤口特征的观察　伤口的特征包括：伤口类型、伤口位置、伤口床外观、渗液（量、浓度、气味）、伤口周围皮肤、感染和疼痛。①伤口的位置：作为伤口的评估成分，伤口的位置可暗示潜在的问题，不同部位要考虑不同的护理。②伤口的外观：肉芽生长、黄色腐肉、黑色坏死、上皮增生、感染。③伤口渗液：浆液性为清澈、橙黄色；血性浆液为浅红色；血水为含轻微出血的液体；脓性液为黄色、绿色、黄褐色，黏稠或稀薄混浊。

3. 伤口感染的观察　①局部症状：红、肿、热、痛，肉芽易破碎、流血、渗液增多、气味恶臭，周围皮肤可有湿疹。②全身症状：发热，实验室检查白细胞计数 $>10 \times 10^9/L$。细菌培养：找出引起感染的细菌，选择合适的抗生素；疼痛，提示感染、创伤、异物或血管问题，明确问题对症处理。

（二）伤口的清洁和消毒

1. 伤口周围皮肤消毒　一般以2%碘酊棉球从内向外消毒2次，用75%乙醇棉球脱碘，或用0.5%~1.0%碘伏棉球涂擦伤口2次以消毒。

2. 伤口清洗消毒　常规用3%过氧化氢溶液、生理盐水、0.5%碘伏消毒液依次彻底清洗消毒伤口，如果是腐臭脓液较多的伤口，也可用甲硝唑溶液进行最后消毒。有肉芽组织的伤口经过首次的常规清创后，勿再用过氧化氢溶液擦洗，以免烧灼、破坏肉芽组织和表皮细胞。清洗创面时动作轻柔，勿用力来回涂擦。

（三）敷料的选择

应根据伤口的状况和不同愈合阶段选择适当的新型敷料。

1. 缝合伤口　选择透明薄膜类敷料粘贴，以便观察、保护及促进伤口愈合，5~7天换药1次。

2. 黑痂、坏死组织较多的伤口　选择水凝胶类敷料如清创胶、水解胶，外用透明薄膜类敷料覆盖，以溶解坏死组织，促进肉芽组织生长，1~2天换药1次。

3. 急性感染、渗液较多的伤口　可先用抗生素溶液冲洗伤口，后用银离子敷料外加泡沫类敷料，以控制感染、吸收渗液，促进伤口愈合，2~3天换药1次。

4. 肉芽组织新鲜、渗液较少的伤口　选择脂质水胶或水胶体敷料如安普贴等与透明贴并用，以保护创面，维持伤口湿润，促进创面愈合，5~6天换药1次。

5. 慢性感染的伤口　如慢性溃疡、糖尿病足、多发感染、压疮等，选择藻酸盐敷料或水凝胶作空腔填塞敷料，覆盖水胶体敷料或透明薄膜类敷料，以溶解坏死组织，吸收渗液，促进肉芽组织及表皮细胞的生长，3~4天换药1次。

6. 其他　烧伤创面选择银离子类（纳米银）敷料；肉芽水肿、出血选择藻酸盐类敷料；腐臭伤口选择含碳敷料等。

（四）换药护理

定期对伤口进行观察、测量和记录。根据伤口渗出情况确定伤口换药频率。伤口清洗一般选用生理盐水或对人体组织没有毒性的消毒液。如有多处伤口需要换药，应先换清洁伤口，后换感染伤口；清洁伤口换药时，应从伤口中间向外消毒；感染伤口换药时，应从伤口外向中间消毒；有引流管时，先清洁伤口，再清洁引流管。换药过程中密切观察病情，出现异常及时报告医生。

（五）影响伤口愈合的因素

1. 局部因素　伤口感染、伤口异物、无效腔、渗液情况、伤口周边及皮肤肿胀、局部血液循环情况及伤口性质特殊（恶性肿瘤破溃、结核性脓肿破溃）等，都是影响伤口愈合的因素。

2. 心理因素　心理紧张可降低人体的抗感染能力，也可影响人体免疫系统的功能，而且可导致伤口愈合延迟。

3. 年龄因素　老年人因患病、免疫功能下降、抑郁、营养状况不良、服药多等推迟了伤口的愈合。

4. 肥胖　肥胖患者脂肪丰厚，手术后切口处易发生脂肪液化，影响伤口愈合。

5. 糖尿病　糖尿病未控制的患者伤口很难愈合，这是由于糖尿病患者周围组织血运循环不良，加上糖尿病时白细胞游动不良，炎症不能有效控制而直接影响伤口愈合。

6. 温度　将患者体温控制在37℃，创面周围表皮温度控制在30℃左右，最有利于皮肤的血液循环，有利于血管供血，保证局部组织创面愈合。

7. 药物　患者的用药情况会改变或影响伤口的愈合过程。大量的激素、免疫抑制药、抑制代谢类抗肿瘤药会直接干扰新生细胞及组织的生长。

8. 吸烟　研究指出，烟草中所含有的单氧化物、尼古丁、氰化衍生物直接影响伤口局部的氧供，降低细胞增殖及迁移的速度，导致伤口愈合延迟。

五、健康指导

告知患者及家属要保持伤口清洁干燥；适量活动，避免牵拉或挤压伤口；饮食要均衡，多吃新鲜的蔬菜水果，避免辛辣刺激性食物；忌烟酒；积极治疗及控制基础疾病，如高血压、糖尿病等；保持心情舒畅和良好的休息；遵医嘱用药。一旦伤口出现红肿疼痛、体温升高或身体其他不适，应及时就医。

第五节　肠外营养护理指引

肠外营养（parenteral nutrition，PN）是指通过静脉途径提供人体代谢所需的营养素的营养支持方式。当患者被禁食，所需营养素经静脉途径提供时，称为全肠外营养（total parenteral nutrition，TPN）。

一、肠外营养液的输注

（一）输注途径

包括周围静脉和中心静脉途径，其选择须视病情、营养支持时间、营养液组成、输液量及护理条件等而定。

1. 经外周静脉肠外营养（peripheral parenteral nutrition，PPN） 技术操作简单、并发症较少，适用于 PN 时间 < 2 周、部分补充营养素的患者。

2. 经中心静脉肠外营养（central parenteral nutrition，CPN） 包括锁骨下静脉或颈内静脉穿刺置管入上腔静脉途径，以及经外周置入中心静脉途径。CPN 需要有严格的技术与物质条件。适用于 PN 时间 > 10 天、营养素需要量较多及营养液的渗透压较高的患者。

（二）肠外营养的输注方式

1. 全营养混合液（total nutrient admixture，TNA） 即每天所需的营养物质（氨基酸 ± 脂肪 + 葡萄糖 + 各种营养素）在无菌环境（层流室和层流台）混入 3L 输液袋中。

2. 单瓶输注 不具备以 TNA 方式输注条件时，采用单瓶输注方式。

二、肠外营养制剂

1. 葡萄糖 是肠外营养的主要能源物质，供给量 3~3.5g/（kg·d），供能约占总热量的 50%。临床应用时应注意：①高浓度葡萄糖因渗透压高，对静脉壁刺激大，不宜从周围静脉输入。②人体利用葡萄糖的能力有限，应激状态下其利用率降低，过量或过快输入可导致糖代谢紊乱，甚至引起脂肪沉积，造成肝脂肪浸润，故强调糖和脂肪双能量来源。③葡萄糖代谢依赖胰岛素，对糖尿病和手术创伤致应激性高血糖的患者须补充外源性胰岛素,并按血糖监测结果调整使用剂量。

2. 脂肪乳剂　是肠外营养的另一种重要能源,还可提供必需脂肪酸维持细胞膜结构。剂量为 0.7~1.3g(甘油三酯)/(kg·d),供给机体总热量的 30%~40%。因其渗透压与血液相似,可经外周静脉输入,但输注速度不宜过快,应先从 1ml/min 开始(<0.2g/min)。临床常用的脂肪乳剂有 2 类:①由长链甘油三酯(long-chain triglyceride,LCT)构成;②由等量物理混合的长链及中链甘油三酯(medium-chain triglyceride,MCT)构成。临床上危重患者、肝功能异常者常选用中/长链脂肪乳剂(MCT/LCT)。

3. 复方氨基酸　是肠外营养的唯一氮源,供给机体合成蛋白质及其他生物活性物质的氮源。氨基酸摄入量为 1~2g/(kg·d),严重应激、创伤时可增至 2~5g/(kg·d)。输注时应同时提供足量非蛋白热量,以保证氨基酸能被机体有效利用。复方氨基酸溶液有 2 类:①平衡氨基酸溶液。含有 8 种必需氨基酸及 8~12 种非必需氨基酸,组成比例符合正常机体代谢需要,适用于大多数患者。②特殊氨基酸溶液。针对某一疾病的代谢特点设计配方,兼有营养和治疗双重作用。在严重感染、手术、创伤等应激状态下,人体对条件必需氨基酸谷氨酰胺(Gln)的需求远远超过了内源性合成的能力,严重缺乏时可影响多脏器的代谢功能。目前已有谷氨酰胺双肽制剂用于肠外营养,适用于严重分解代谢状况。

4. 电解质　可补充钾、钠、氯、钙、镁及磷,以维持水、电解质和酸碱平衡,保持人体内环境稳定,维护各种酶的活性和神经、肌肉的应激性。

5. 维生素　①水溶性维生素:在体内无储备,肠外营养时应每日给予。②脂溶性维生素:在体内有一定储备,禁食时间超过 2~3 周才需要补充。

6. 微量元素　复方微量元素静脉用制剂，含人体所需锌、铜、锰、铁、铬、钼、硒、氟、碘 9 种微量元素。短期禁食者可不予补充，全肠外营养超过 2 周时需要给予补充。

三、护理评估

1. 局部　患者周围静脉显露是否良好，颈部和锁骨上区皮肤有无破损，有无气管切开或其他影响静脉穿刺（置管）的因素。

2. 全身　患者的生命体征是否平稳，有无脱水或休克等征象。

3. 辅助检查　根据患者的体重、血电解质、血生化和细胞免疫功能等检查结果，评估患者的营养状况及其对肠外营养支持的耐受程度。

4. 心理和社会支持状况　患者及家属对肠外营养支持重要性和必要性的认知程度及对相关知识的了解程度，对肠外营养支持费用的承受能力。

四、护理措施

（一）合理输注，维持体液平衡

1. 合理安排输液顺序和控制输注速度，TNA 输注不超过 200ml/h。

2. 观察和记录液体出入量，维持水、电解质、酸碱平衡。

（二）定期监测和评价

PN 最初 3 天监测血清电解质、血糖水平，3 天后视稳定情况每周监测 1~2 次。每周称体重，有条件时进行氮平衡测定，以评价营养支持效果。

（三）并发症观察和护理

1. 静脉穿刺置管时的并发症

（1）气胸：当患者于静脉穿刺时或置管后出现胸闷、胸痛、呼吸困难、同侧呼吸音减弱时，应怀疑气胸的发生，应立即通知医生并协助处理。

（2）血管损伤：在同一部位反复穿刺易损伤血管，表现为局部出血或血肿形成等，应立即退针并压迫局部。

（3）胸导管损伤：多发生于左侧锁骨下静脉穿刺时，若见清亮的淋巴液，应立即退针或拔除导管。

（4）空气栓塞：大量空气进入可立即致死。故锁骨下静脉穿刺，应置患者于平卧位、屏气，置管成功后及时连接输液管道，牢固连接，输液结束应旋紧导管塞。一旦空气进入，立即置患者于左侧卧位，以防空气栓塞。

2. 静脉置管后输液期间的并发症

（1）导管移位：临床表现为输液不畅或患者感觉颈、胸部酸胀不适，呼吸困难，X线透视可明确导管位置。一旦发生导管移位，应立即停止输液，拔管和做局部处理。

（2）感染：长期深静脉置管和禁食、TPN，易引起导管性和肠源性感染，须加强观察和预防。①导管护理：每天清洁、消毒静脉穿刺部位，更换敷料，加强局部护理。若用3M透明胶布贴封导管穿刺处者，胶布表面应标明更换日期并按时予以更换。观察穿刺部位有无红、肿、痛、热等感染征象。若患者发生不明原因的发热、寒战、反应淡漠或烦躁不安，应疑为导管性感染，应及时通知医生，协助拔除导管并做微生物培养和药物敏感试验。避免经导管抽血或输血；输液结束时，可用肝素稀释液封管，以防导管内血栓形成和保持导管通畅。②营养液的配置和管理：营养液应在层流环境按无菌操作技术配置，保证配置的营养液在24小时内输完。③尽早经口饮食或肠内营养：当患者胃肠功能恢复或允许进食的情况下，鼓励患者经口饮食。

3. 代谢紊乱

（1）糖代谢紊乱：主要表现为血糖异常升高，严重者可出现渗透性利尿、脱水、电解质紊乱、神志改变，甚至昏迷。对此，护士应立即报告医生并协助处理，停输葡萄糖溶液或含有大量糖的营养液；输入低渗或等渗氯化钠溶液，内加胰岛素，使血糖逐渐下降。另一种主要表现为脉搏加速、面色苍白、四肢湿冷和低血糖性休克，应立即协助医生积极处理，推注或输注葡萄糖溶液。故肠外营养支持时，葡萄糖的输入速度应小于 5mg/（kg·min）。当发现患者出现糖代谢紊乱征象时，先抽血送检血糖值再根据结果予以相应处理。

（2）脂肪代谢紊乱：表现为发热、急性消化道溃疡、血小板计数减少、溶血、肝脾大、骨骼肌肉疼痛等。一旦发现类似症状，应立即停输脂肪乳剂。通常，20%的脂肪乳剂250ml约需要输注4~5小时。

4. 血栓性浅静脉炎　多发生于经外周静脉输注营养液时。可见输注部位的静脉呈条索状变硬、红肿、触痛，少有发热现象。一般经局部湿热敷、更换输液部位或外涂可经皮吸收的具抗凝、消炎作用的软膏后可逐步消退。

（四）促进患者舒适感

1. 体位　妥善固定静脉穿刺针或深静脉导管，协助患者选择舒适体位。

2. 控制输液速度　合理控制输液速度，以免输注速度过快导致患者出现脸部潮红、出汗、高热和心率加快等而不适感觉。

3. 高热患者的护理　营养液输注过程中出现的发热多因输液过快引起，在输液结束后数小时可自行消退。对部分高热患者可根据医嘱予以物理降温或服用退热药。

4. 注意TNA液的输注温度和保存时间　①TNA液配制后若暂时不输注，应保存于4℃冰箱内；在输注前0.5~1小时取出，置室温下复温后再输注。②TNA 液应在配置后 24 小时内输完。

五、健康指导

1. PN 相关知识　不能自行调节速度；告知保护静脉导管的方法，避免翻身、活动、更衣时导管脱出。

2. 尽早经口饮食或肠内营养　当患者胃肠功能恢复或允许进食情况下，鼓励患者经口或行肠内营养，以降低和防治 PN 相关并发症。

3. 出院饮食指导　制订饮食计划，指导均衡营养，定期到医院复诊。

第六节　肠内营养护理指引

肠内营养是将可直接被消化或经简单的化学性消化就能吸收的营养剂经口或通过鼻胃管或胃肠道造口注入胃肠道，经胃肠道提供代谢需要的营养物质及其他各种营养素的营养支持方式。肠内营养的途径有口服和经导管输入两种，后者包括鼻胃管、鼻十二指肠管、鼻空肠管和胃空肠造瘘管。

一、途径和方式

（一）途径

1. 经胃　鼻胃管和胃造瘘管。

2. 经空肠　空肠造口或鼻肠管（营养管的尖端位于幽门后高位空肠）。

（二）灌注方式

1. 一次性输注　是指每次定时用注射器推注 200～250ml 肠内营养液进行喂养的方法。此方法仅适用于经鼻胃管或胃造口患者。空肠置管或肠造口患者不宜使用，因可导致肠管扩张而产生明显的症状,使患者难以耐受。

2. 间隙重力滴注　是指在 1 小时左右的时间内,将配制好的营养液借重力作用缓缓滴入患者胃肠内的方法。一般每天 4～6 次,每次 250～500ml。间隙重力滴注法多数患者可以耐受。

3. 连续输注　是指营养液在输液泵的控制下连续输注 18～24 小时的喂养方法,适合病情危重患者及空肠造口喂养患者。其优点为营养素吸收好,患者大便次数及量明显少于间隙重力输注,肠道不良反应少。输注时速度由慢到快,营养液浓度由低到高。

二、肠内营养制剂

根据其组成,肠内营养制剂分为非要素型、要素型、组件型和疾病专用型 4 类。选择时应考虑患者的年龄、疾病种类、消化吸收功能、喂养途径及耐受力等,必要时调整配方。

1. 非要素型制剂　以整蛋白为主,溶液的渗透压接近等渗(约 320mmol/L),口感较好,适用于胃肠道功能正常或基本正常者。某些配方还含有谷氨酰胺、膳食纤维等,以维持肠道黏膜正常结构和功能。

2. 要素型制剂　以蛋白水解产物(或氨基酸)为主,溶液的渗透压较高(470～850mmol/L),不含乳糖和膳食纤维,不需要消化即可直接或接近直接吸收,适用于胃肠道消化、吸收功能部分受损者。

3. 组件型制剂　以某种或某类营养素为主,对完全型肠内营养制剂进行补充或强化,如蛋白质组件、脂肪组件、糖类组件等,以适应患者的特殊需要。

4. 疾病专用型制剂　是根据不同疾病特征设计的特殊治疗用制剂,如糖尿病、肝病、肾病、肿瘤、创伤患者等专用制剂,以满足个性化营养支持的需要。

三、护理评估

1. 营养途径：包括经鼻胃管、鼻肠管、胃造瘘或空肠造瘘途径。

（1）评估位置是否正确：用多种方法证实管道末端在胃肠道内，如回抽、摄片、听诊等。对于不确定位置者，必须用多种方法或者多人证实后方能给予肠内营养。

（2）评估造瘘口周围皮肤是否正常，有无感染或糜烂，有无渗液。

2. 营养液类型。

3. 肠内营养液灌注方式。

4. 肠内营养液灌注的剂量及灌注的速度。

5. 胃肠道状况

（1）胃肠道耐受情况：肠鸣音，有无恶心呕吐、腹胀、腹痛、便秘、腹泻等。

（2）有无胃潴留。

（3）大便颜色、性状、量和次数。

6. 有无反流：注意痰液及口腔内分泌物颜色及性状的观察，如果有类似营养液的物质，应报告医生。

7. 营养状况：如白蛋白水平、血红蛋白、体重等。

四、护理措施

（一）患者体位

床头抬高30°~45°，以减少营养液反流和误吸。

（二）营养管的维护

1. 妥善固定营养管，鼻肠管应列入特殊管道给予加固，防止脱出。

2. 空肠营养管应每班检查缝线是否牢固，必要时及时加固。

3. 为避免营养管堵塞，应在输注营养液的前后及连续鼻饲过程中每间隔 4 小时及特殊用药前后，应用 30ml 温开水或生理盐水冲洗营养管，避免因加入营养液后与之不相容而凝结成块黏附于管壁或堵塞管腔。

4. 胃造瘘管常规每班更换造瘘口敷料；更换时旋转造瘘管 180°，以防粘连；保持造瘘管固定夹与皮肤之间的松紧度合适，太松易造成营养液渗漏，太紧易造成皮肤破损。

5. 对于长期经胃管鼻饲患者，应每月更换胃管；每次换管时更换鼻孔。

（三）营养液的准备

1. 肠内营养液温度控制在 37～40℃，过烫可能灼伤胃肠道黏膜及使营养液凝结成块，堵塞管道；过冷可能刺激胃肠道，引起胃痉挛、腹痛或腹泻。可在输注管近端自管外加热营养液，但需要防止烫伤患者。

2. 营养液应现配现用，营养液开启后放置冰箱，24 小时内有效。

3. 控制营养液的浓度：从低浓度开始滴注营养液，再根据患者胃肠道适应程度逐渐递增，以避免营养液浓度和渗透压过高引起的胃肠道不适、胃痉挛、腹胀和腹泻。

（四）胃内残余量的检查

先停止肠内营养，然后用注射器从鼻胃管抽吸胃内容物，如果胃残余量大于 200ml，可维持原速度，胃残余量小于 100ml，可增加输注速度。

（五）每次喂饲前确认营养管的位置

胸片是确认营养管位置的金标准，输注前观察管道在体外的标记有无变化，判断管道是否移位。

(六)并发症的预防和处理

1. 反流、误吸与肺部感染

（1）肠内营养前后半小时内尽量避免做胸部物理治疗（CPT）、吸痰及翻身等操作。

（2）肠内营养液定时灌注者前后半小时内保持床头抬高30°~45°，连续输注者若无禁忌证尽量保持床头抬高大于30°。

（3）管饲前确认管道位置正确。

（4）肠内营养液连续输注者常规每4小时监测胃潴留，定时灌注的患者鼻饲前常规回抽胃潴留，检查潴留量和颜色。如果胃潴留为鲜红色，量多，则告知医生，暂停管饲；当胃潴留大于100ml时，告知医生，遵嘱暂停管饲1次。对于有潴留的患者可应用胃动力药如莫沙必利等促进胃的排空及肠蠕动。

（5）灌注速度不可过快，每次灌注的量不超过200ml。

（6）证实有反流的患者应选择其他的营养途径。

2. 胃肠道并发症

（1）腹泻：多因长期未进食、初次鼻饲灌注速度过快、吸收不良、浓度太高、乳糖不耐症等。处理是初次应从低浓度开始，逐渐增加浓度，降低灌注速度；对于乳糖不耐受的患者，应给予无乳糖配方，处理见腹泻护理常规。

（2）腹胀、便秘和腹痛：患者在开始肠道喂养时，注意减慢速度，降低浓度，并配合胃肠动力药的应用，密切监测胃或肠内潴留量。

（3）恶心与呕吐：灌注速度过快、温度过低、胃排空障碍引起的潴留，可导致恶心与呕吐。鼻饲患者呕吐的处理：立即侧卧，清除口腔呕吐物，有人工气道患者给予气道内吸引，观察体温及氧合情况。

（4）倾倒综合征：放置空肠营养管的患者或胃切除术后患者可出现此并发症。多发生在餐后10~30分钟内，因胃容积减少及失去对胃排空的控制，多量高渗溶液快速进入小肠所致。可表现为胃肠道和心血管两大系统症状。胃肠道症状为上腹饱胀不适，恶心呕吐、肠鸣频繁，可有绞痛、腹泻；循环系统症状有全身无力、头晕、晕厥、面色潮红或苍白、大汗淋漓、心动过速等。此时应减慢输注速度，适当稀释营养液以降低渗透压，选择低碳水化合物高蛋白营养液，可使症状缓解。

3. 机械性并发症：肠内营养管堵塞

（1）管饲前后均应用20ml温水冲洗导管，防止管道堵塞。

（2）持续营养泵维持的肠内营养，需要4小时温水冲管1次。

（3）管饲给药时应先碾碎，完全溶解后注入。

（4）酸性物质容易导致蛋白质配方的营养液凝固。对有些营养管堵塞使用温开水可再通，对于顽固性的胃管堵塞可使用1片胰脂肪酶加320mg碳酸氢钠（增加pH）溶于5ml温水中，注入前先尽量回抽胃管内的物质，以使脂肪酶能充分接触堵塞物质。5分钟之后用温开水冲洗。

4. 代谢并发症　注意观察血糖、电解质、肝功能等指标，根据医嘱监测血糖，必要时使用胰岛素控制血糖。

五、健康指导

1. 向患者解释肠内营养的目的和意义，强调肠内营养的必要性，取得患者合作。

2. 宣教肠内营养的途径、方法及所灌注的营养液类型。

3. 教会家属观察肠内营养的并发症及处理方法。

4. 术后患者恢复经口饮食是逐步递增的过程，在康复过程中，应保持均衡饮食，保证足够的能量、蛋白质和维生素的摄入。

5. 定期随访，监测家庭肠内营养支持的效果。

第四章

胃肠疾病护理指引

第一节 胃十二指肠溃疡护理指引

胃十二指肠溃疡是指发生于胃、十二指肠的局限性圆形或椭圆形全层黏膜缺损，与胃酸分泌过多、幽门螺杆菌感染、黏膜防御机制减弱等有关。纤维胃镜、X线钡餐检查为确诊胃十二指肠溃疡的主要方法。无严重并发症的胃十二指肠溃疡一般采取内科治疗，外科手术治疗主要用于急性穿孔、出血、幽门梗阻、药物治疗无效的溃疡患者及恶变等情况。

一、护理评估

（一）术前护理评估

1. 健康史

（1）个人情况：患者的性别、年龄、职业、生活习惯、性格特征、心理压力、吸烟史、饮食习惯等。

（2）既往史：既往用药情况，特别是有无非类固醇抗炎药物和皮质类固醇等药物服用史。

2. 身体状况

（1）有无腹痛，疼痛的规律、加重及缓解因素。

（2）有无恶心、呕吐，呕吐物的颜色、性质、量及气味。

（3）有无便血或黑粪。

（4）有无腹膜刺激征，肠鸣音亢进、减弱或消失。

（5）有无循环系统代偿表现，有无休克。

（6）有无营养不良、低蛋白血症。

（7）纤维胃镜、X线钡餐、腹部X线、胃酸测定、血常规、诊断性腹腔穿刺、血管造影等检查有无异常。

3. 心理和社会支持状况

（1）患者对胃十二指肠溃疡的了解程度。

（2）患者对手术有无顾虑及心理负担，是否担心胃十二指肠溃疡的预后。

（3）家属对患者的关心程度和经济承受能力。

（4）患者和家属是否知晓胃十二指肠溃疡的预防方法。

（二）术后护理评估

（1）麻醉和手术方式，术中出血、补液、输血情况。

（2）患者的生命体征。

（3）胃肠减压和腹腔引流液的颜色、性质及量。

（4）肠蠕动恢复情况。

（5）有无出血、胃瘫、吻合口破裂或吻合口瘘、十二指肠残端破裂、肠梗阻、倾倒综合征等并发症发生。

二、护理问题

（一）术前护理问题

1. 疼痛　与穿孔后胃肠内容物及消化液对腹膜的刺激有关。
2. 体液不足　与溃疡急性穿孔后消化液的大量丢失有关。
3. 知识缺乏　缺乏疾病的相关知识。

（二）术后护理问题

1. 疼痛　与手术切口有关。
2. 体液不足　与禁食、胃肠减压等有关。
3. 潜在并发症　出血、十二指肠残端破裂、吻合口瘘，术后梗阻、倾倒综合征、胃排空障碍、胃小弯坏死和穿孔、腹泻等。

三、护理措施

（一）术前护理措施

1. 胃大部切除术　协助做好术前检查，术前常规准备，术前1天进流质饮食，术前8小时禁食、禁饮，必要时留置胃管。

2. 胃十二指肠溃疡急性穿孔

（1）病情观察：观察患者生命体征、腹膜刺激征、肠鸣音的变化，若病情加重，应做好急诊手术准备。

（2）体位：伴有休克的患者应取休克卧位（仰卧中凹位），即上身及下肢各抬高20°，生命体征平稳后改为半卧位，减少毒素吸收，降低腹壁张力，减轻疼痛。

（3）禁食、胃肠减压：保持引流通畅和有效负压，减少胃肠内容物继续外漏，注意观察引流液的颜色、性质及量。

（4）输液：遵医嘱静脉补液，应用抑酸药物，维持水、电解质及酸碱平衡。同时记录出入液量。

（5）预防和控制感染：遵医嘱合理使用抗菌药物。

3. 胃十二指肠溃疡大出血

（1）病情观察：严密观察血压、脉搏、尿量、中心静脉压、周围循环状况；观察胃管引流液和红细胞计数变化，判断有无活动性出血及止血效果。若出血仍在继续，及时报告医生，做好急诊手术的术前准备。

（2）体位：取平卧位，呕血者头偏向一侧。

（3）禁食、留置胃管：用生理盐水冲洗胃管，清除凝血块，直至胃液变清。可经胃管注入200ml含8mg去甲肾上腺素的冰生理盐水溶液，每4~6小时一次。

（4）补充血容量：建立多条输液通路，必要时放置中心静脉导管，快速输液、输血。

(5) 应用止血、抑酸药物：遵医嘱静脉或肌内注射止血药物；静脉给予质子泵抑制剂或生长抑素等。

(6) 胃镜下止血：协助医生行胃镜下止血。

4. 胃十二指肠溃疡瘢痕性幽门梗阻

(1) 胃肠减压：留置胃管，进行胃肠减压和引流。

(2) 饮食指导：完全梗阻者须禁食，非完全梗阻者可给予无渣半流质饮食。

(3) 洗胃：完全梗阻者，术前用温生理盐水洗胃，清除胃内宿食，减轻胃壁水肿和炎症，同时利于术后吻合口愈合。

(4) 支持治疗：遵医嘱静脉输液，补充液体、电解质、肠外营养液、血制品等，维持水、电解质及酸碱平衡，纠正营养不良、贫血及低蛋白血症。

5. 心理护理　了解患者心理状态，鼓励患者表达自身感受，根据患者个体情况向其提供信息，帮助其消除不良心理，增强治疗信心。鼓励家属和亲友给予患者关心及支持，使其能够积极配合治疗和护理。

（二）术后护理措施

1. 病情观察　心电监护下密切观察生命体征波动情况。同时观察患者神志、体温、尿量、切口渗血、渗液和引流液情况等，观察伤口的情况，预防出血、吻合口瘘及腹腔感染。

2. 体位　全身麻醉术后一般先取平卧位，头偏向一侧，血压平稳后给予低半卧位，以保持腹肌松弛，减轻腹部切口张力，减轻疼痛，也有利于呼吸和循环。

3. 腹腔引流管的护理

(1) 妥善固定并准确标记各引流管，避免脱出，一旦脱出不可自行插回。

(2) 保持腹腔引流管通畅，避免受压、扭曲、折叠等，可经常从上至下挤压引流管以防堵塞。若发生堵管，可在医生的指导下用注射器抽取生理盐水试冲洗引流管。

（3）观察记录引流液的颜色、性质、量，术后24小时注意观察有无腹腔内出血的征兆，如1小时有200ml血性液体流出，提示为活动性出血。一般术后引流量<50ml，淡红色，多为术中冲洗液。

（4）每日更换引流袋，防止逆行感染。术后3~5天腹腔引流液<10ml，可考虑拔除引流管。

4. 胃肠减压的护理

（1）留置胃管可起到胃肠减压的作用，减轻胃肠道张力，减少胃内的积气、积液，维持胃处于空虚状态，促进吻合口早日愈合。

（2）行胃溃疡穿孔修补术的患者，胃管接负压吸引装置，维持适当负压，避免负压过大损伤黏膜。术后24小时内由胃管引流出少量血液或咖啡色液体，密切观察胃管引流的颜色及性质并记录24小时引流量，若有较多鲜血，应及时联系医生并配合处理。

（3）胃大部切除术后当天有陈旧性血液自胃管流出，24~48小时内自行停止转变为草绿色胃液。观察胃管是否通畅，发现胃管内有凝血块或食物堵塞时及时用注射器抽出，并用生理盐水10~20ml冲洗胃管直至其通畅。

（4）留置胃管期间给予雾化吸入每日2次，有利于痰液排出，并可减轻插管引起的咽部不适。

（5）做好健康指导。主管护士应仔细讲解胃管的作用及留置的时间，取得患者的合作，防止其自行拔管，防止重复插管给患者造成痛苦和不良后果。

5. 活动　术后早期鼓励患者在床上多翻身、活动四肢。术后1天协助患者早期下床活动，促进肠蠕动恢复，减轻腹胀，避免肠粘连发生。

6. 术后饮食护理　一般护理；术后禁食，给予静脉补液。肠蠕动恢复、肛门排气后可进食流质，无不良反应逐渐过渡至半流质。食物宜温、软、易消化，少量多餐，逐步恢复正常饮食。胃大部切除、胃空肠吻合术的患者，由于消化道重建改变了正常的解剖生理关系，因此饮食要少量多餐，循序渐进。术后 24～48 小时肠蠕动恢复后可拔除胃管，少量饮水；第 2 天可进食流质每次 50～80ml；第 3 天可进全流质 100～150ml，避免食用可导致胃肠胀气的食物，如豆浆、牛奶等，以蛋汤、菜汤、藕粉为好；第 6 天进半流质饮食；进水后 10～14 天可吃干饭，2 周后恢复正常饮食。

7. 术后常见并发症的观察及护理

（1）出血：主要包括胃或十二指肠残端出血、吻合口出血及腹腔出血。

观察：术后早期易发生。若术后短时间内胃管或腹腔引流管引流出大量鲜红色血液，24 小时后仍未停止，须警惕胃出血。

护理：观察患者的神志、生命体征、尿量、体温的变化；观察胃管、腹腔引流管引流液的颜色、性质及量；观察血红蛋白、血细胞比容的变化。遵医嘱应用止血药物、输血或用冰盐水洗胃；必要时协助医生通过内镜检查出血部位并止血。经非手术治疗不能有效止血或出血量 >500ml/h 时，积极完善术前准备。

（2）胃瘫：是胃手术后以胃排空障碍为主的综合征，发病机制尚未明确，常发生于术后数天停止胃肠减压、进食流质，或由流质饮食改为半流质饮食后。

观察：观察患者在停止胃肠减压或进食后，有无上腹饱胀、恶心、呕吐、顽固性呃逆。

护理：严格禁食、禁水，持续胃肠减压；遵医嘱补液，维持水、电解质及酸碱平衡；给予肠外营养支持，改善机体营养状态,纠正低蛋白血症。使用3%温盐水洗胃,减轻吻合口水肿。遵医嘱应用胃动力促进药或中药治疗。向患者解释术后胃瘫多能经非手术治疗治愈,消除其紧张、恐惧心理。患者胃动力的恢复常突然发生,于1~2天内胃引流量明显减少,腹胀、恶心迅速缓解,即可拔除胃管,指导患者逐渐恢复饮食。

(3) 吻合口破裂或吻合口瘘:多发生在术后1周内,与缝合不当、吻合口张力过大、组织供血不足、贫血、低蛋白血症、组织水肿等有关。

观察:观察患者有无高热、脉速、腹部压痛、反跳痛、腹肌紧张,或腹腔引流管内引流出含肠内容物的混浊液体。

护理:给予患者禁食、胃肠减压。遵医嘱应用肠外营养支持,纠正水、电解质及酸碱失衡,合理应用抗菌药物。形成局部脓肿、外瘘或无弥漫性腹膜炎者,行局部引流,注意及时清洁瘘口周围皮肤并保持干燥,局部使用氧化锌软膏、皮肤保护粉/膜,避免皮肤破损继发感染。

注意:出现弥漫性腹膜炎的吻合口破裂患者必须立即手术,做好急诊术前准备。

(4) 十二指肠残端破裂:多发生在术后24~48小时,见于十二指肠残端处理不当或毕Ⅱ式输入袢梗阻。

观察:观察患者有无突发上腹部剧痛、腹膜刺激征、发热、白细胞计数增加、腹腔穿刺抽出胆汁样液体。

护理:一旦确诊应立即手术,积极完善术前准备,术后护理同吻合口破裂或吻合口瘘。

四、健康指导

1. 疾病知识指导 告知患者及家属有关胃十二指肠溃疡的知识,使之能更好地配合术后长期治疗和自我管理。

2. 运动指导 指导患者出院后注意劳逸结合,避免过于疲劳。

(1) 根据病情和体力恢复情况,逐渐参加散步等低强度运动。

(2) 避免进行快跑、登山、打球等剧烈活动。

(3) 术后1个月内避免提重物,以免发生切口疝。

3. 药物指导 指导患者服药的时间、剂量、方式,说明药物不良反应,避免服用对胃黏膜有损害的药物,如阿司匹林、吲哚美辛、皮质类固醇等。

4. 饮食指导 根据患者肠道功能恢复情况,指导患者少量多餐,由流质、半流质、软食逐渐过渡到普食。

(1) 进食鸡肉、鱼肉、兔肉等高蛋白的食物,以及新鲜蔬菜、水果等高维生素食物,促进机体恢复。

(2) 避免进食油条、肥肉、炸鸡等油腻食物,防止引起消化不良。

(3) 避免进食粗硬食物,以免加重吻合口水肿或炎症,导致肠梗阻。

(4) 避免进食牛奶、豆浆或高糖等易产气的食物,防止发生腹胀。

5. 复查 指导患者术后2周至1个月于门诊复查,若出现腹痛、腹胀、恶心、呕吐、停止排气或排便等不适症状或原有消化系统症状加重,应及时就诊。

五、护理评价

1. 患者的疼痛是否得以缓解。

2. 患者的体液维持平衡,若出现水、电解质紊乱,能否及时得以纠正。

3. 患者能否正确描述胃十二指肠溃疡穿孔相关的知识。

4. 有无出血、吻合口瘘、腹腔感染等并发症发生,如果发生,能否及时发现并处理。

第二节 胃癌护理指引

胃癌是消化道最常见的恶性肿瘤,占我国消化道肿瘤的第一位。发病年龄以40~60岁为多见,40岁以下占15%~20%。男多于女,约为(2~3):1。早期胃癌因症状不明显,易被忽视;若有胃不适症状出现而经诊断为胃癌者,往往多为进展期胃癌。胃癌多见于胃窦,其次为胃体小弯、贲门。胃癌分为早期胃癌和进展期胃癌。

一、护理评估

(一)术前护理评估

1. 健康史 包括年龄、性别、职业、饮食习惯、生活和工作环境;患者有无上腹或胸骨后疼痛、嗳气、反酸、食欲缺乏,有无呕血和黑粪;有无消瘦和体重下降;有无吸烟史;家族中有无胃癌或其他肿瘤患者;既往有无慢性萎缩性胃炎、胃溃疡、胃息肉等病史。

2. 身体状况

(1)局部:患者腹部有无压痛或肿块,肿块大小、质地、是否活动;有无腹胀或腹水征。

(2)全身:患者有无胃癌远处转移的迹象,有无消瘦、贫血和营养不良,甚至恶病质的表现等。

3. 心理和社会支持状况 患者的心理反应,焦虑、恐惧程度和心理承受能力;家属对患者的关心和支持程度及家庭经济承受能力;患者和家属对本病及其治疗、疾病发展和预后的了解与期望程度。

（二）术后护理评估

了解麻醉和手术方式、术中情况、术后生命体征、切口和引流情况等。有无并发症的发生。

二、护理问题

（一）术前护理问题

1. 知识缺乏　缺乏与胃癌相关的疾病知识。
2. 焦虑或恐惧　与对疾病的发展及预后缺乏了解，对疾病的治疗效果没有信心有关。
3. 营养失调：低于机体需要量　与食欲减退、恶心、呕吐，肿瘤高代谢等因素有关。
4. 体液不足　与呕吐、胃肠减压有关。

（二）术后护理问题

1. 疼痛　与手术创伤有关。
2. 营养失调：低于机体需要量　与术后禁食或限量进食有关。
3. 潜在并发症　出血、吻合口瘘、胃潴留、倾倒综合征、吻合口梗阻。

三、护理措施

（一）术前护理措施

1. 改善营养状况　应根据患者的饮食和生活习惯，制定合理食谱，少量多餐，以高蛋白、高热量、富含维生素、低脂肪、易消化、少渣、无刺激的食物为宜。对不能进食或营养状态差的患者，应遵医嘱予以静脉输液，补充足够的热量，必要时输血浆或全血，以改善患者的营养状况，提高手术的耐受性。
2. 胃肠道准备　对有幽门梗阻的患者，应禁食水，术前3天起每晚用温生理盐水洗胃，以减轻胃黏膜的水肿；术前3天给患者口服肠道不吸收的抗菌药物，必要时清洁肠道。

3. **心理护理** 耐心解释患者的各种疑问，根据患者及家属对胃癌诊断和治疗的了解程度，进行针对性的指导，使其明确手术的必要性；鼓励患者学会自我放松的方法，积极表达自身感受，还要鼓励患者家属多给予关心和支持，使患者能够积极配合治疗和护理工作，树立战胜疾病的信心。

（二）术后护理措施

1. **病情观察** 术后应严密观察患者的生命体征、意识状态、尿量、切口敷料、引流液等情况。

2. **体位** 全身麻醉清醒前取去枕平卧位，头偏向一侧。麻醉清醒且生命体征平稳后取低半卧位，以减少腹部切口张力，减轻疼痛，有利于呼吸和引流。

3. **有效控制疼痛** 让患者掌握自我放松的方法；遵医嘱适当应用镇痛药物；对于应用自控镇痛泵者，护士应掌握给药剂量，预防尿潴留、恶心、呕吐等并发症的发生。

4. **维持有效胃肠减压** 术后早期禁食水、胃肠减压，以减少胃内积气、积液，有利于吻合口的愈合。

（1）妥善固定胃管及胃肠减压装置，保持呈持续负压状态，防止松动和脱出。告知患者及其家属胃管与有效胃肠减压的重要性，勿脱出或拔出，若胃管不慎脱出应及时报告医生，不能自行插回。

（2）观察胃液的颜色、性质及量：一般术后 24 小时内，胃管引流出少量血液或咖啡样液体 100～300ml，以后胃液逐渐转清。如果短时间内从胃管引流出大量鲜红色血液，持续不止，应警惕出血，及时报告医生处理。

5. **保持腹腔引流通畅**

（1）妥善固定引流管，保持通畅，避免受压、扭曲和折叠。

（2）观察并记录引流液的颜色、性状及量。若术后持续引流出大量新鲜血性液体，可能有腹腔内出血，应及时报告医生。若术后数天引流液变混浊，带有异味，同时出现腹痛和体温下降后又上升，可能有腹腔内感染。

（3）严格无菌操作，定期更换引流袋，防止感染。

6. 早期活动　早期活动可促进肠蠕动恢复，预防术后肠粘连和下肢深静脉血栓形成等并发症的发生。除年老体弱或病情较重者，应鼓励并协助患者术后第 1 天坐起轻微活动，第 2 天于床边活动，第 3 天可在室内活动，患者活动量应根据个体差异而定。还应鼓励患者定时做深呼吸、有效咳嗽和咳痰。

7. 营养支持治疗

（1）肠外营养支持：因术后禁食水，且胃肠减压期间引流出大量含有各种电解质的胃肠液，容易造成水、电解质和酸碱失衡与营养缺乏。因此，术后需要及时输液补充患者所需的水、电解质和营养素，必要时输血浆清蛋白或全血，以改善患者的营养状况。护士应详细记录 24 小时出入液量，为合理输液提供依据。

（2）肠内营养支持：术中放置空肠营养管的胃癌根治术患者，可在术后早期经喂养管输注肠内营养液。需要根据患者的个体状况合理制订营养支持方案。护理时应注意以下几点。①喂养管的护理：妥善固定喂养管，防止滑脱、移动、扭曲和受压；保持喂养管通畅，每次输注营养液前后用生理盐水或温开水 20～30ml 冲管，输注营养液的过程中每 4 小时冲管 1 次，以防止营养液沉积堵塞导管；②控制输入营养液的温度、浓度和速度；③观察有无恶心、呕吐、腹痛、腹胀、腹泻和水电解质紊乱等并发症的发生。

（3）饮食护理：肠蠕动恢复后可拔除胃管，逐渐恢复饮食。注意少食牛奶、豆类等产气食物，忌生、冷、硬和刺激性食物。应少食多餐，开始时每天 5～6 餐，以后逐渐减少每天餐次并增加每餐量，逐步恢复至正常饮食。全胃切除术后，肠管代胃容量较小，开始全流质饮食时宜少量、清淡；每次饮食后需要观察患者有无腹部不适。

8. 并发症的观察和护理

（1）术后胃出血：术后短期内从胃管不断引流出大量新鲜血液，24小时后仍未停止，甚至出现呕血和黑粪，提示术后出血。术后24小时内的出血，多属术中止血不确切；术后4~6天发生的出血，常为吻合口黏膜坏死脱落所致；术后10~20天发生的出血，与吻合口缝线处感染或黏膜下脓肿腐蚀血管有关。非手术治疗方法包括禁食水、应用止血药物、补液、输新鲜血等，或用冰生理盐水洗胃。如果经非手术治疗不能有效止血或出血量>500ml/h时，应行手术止血。

（2）胃肠吻合口破裂或吻合口瘘：是胃大部切除术后的早期严重并发症之一，与缝合不当、吻合口张力过大、组织供血不足有关。多发生在术后1周内，临床表现为高热、脉速等全身中毒症状，腹膜炎以及腹腔引流管引出含肠内容物的浑浊液体。如较晚发生，多形成局部脓肿或外瘘。出现弥漫性腹膜炎者须立即手术，做好急诊手术准备。形成局部脓肿或外瘘而无弥漫性腹膜炎的患者，处理包括：①禁食水、胃肠减压；②进行局部引流，注意及时清洁瘘口周围皮肤并保持干燥，局部涂以氧化锌软膏、皮肤保护粉或皮肤保护膜加以保护，以免皮肤破损继发感染；③合理应用抗生素；④给予肠外营养支持，纠正水、电解质紊乱和维持酸碱平衡；⑤经上述处理后多数患者吻合口瘘可在4~6周自愈，若经久不愈，需要再次手术。

（3）胃排空障碍：发病原因包括含胆汁的十二指肠液进入胃，干扰残胃功能；输出段空肠麻痹而致功能紊乱；变态反应。多发生在术后4~10天，表现为进食后突然出现上腹胀满、钝痛，继而呕吐含胆汁的胃内容物。

处理：①禁食水、胃肠减压；②肠外营养支持，纠正低蛋白、维持水、电解质和酸碱平衡；③应用促进胃动力药物，也可用3%温盐水洗胃。

(4) 术后梗阻：根据梗阻部位分为输入袢梗阻、输出袢梗阻和吻合口梗阻，前两者常见于毕Ⅱ式胃大部切除术后。

输入袢梗阻：可分为急、慢性两类。①急性完全性输入袢梗阻常见原因为输出袢系膜悬吊过紧压迫输入袢，或输入袢过长穿入输出袢与横结肠系膜的间隙孔形成内疝所致，易发生肠绞窄。临床表现为突发上腹部剧痛、频繁呕吐，呕吐量少、不含胆汁，呕吐后症状不缓解，且上腹有压痛性肿块。病情进展快，不久即出现烦躁、脉速、血压下降等休克症状。一旦发生应紧急手术治疗。②慢性不完全性输入袢梗阻常见原因为输入袢过长扭曲或输入袢过短在吻合口处形成锐角，使输入袢内胆汁、胰液和十二指肠液排空不畅而潴留。因消化液潴留在输入袢内，进食后消化液分泌明显增加，输入袢内压力升高，刺激肠管发生强烈的收缩，引起喷射状呕吐，也称为输入袢综合征。表现为进食后出现上腹胀痛或绞痛，随即喷射状呕吐出大量含胆汁液体，呕吐后症状缓解。处理措施包括禁食水、胃肠减压、营养支持等，若症状在数周或数月内不能缓解，应行手术治疗。

输出袢梗阻：常因胃肠吻合口下方输出袢粘连、大网膜水肿、炎性肿块压迫等所致。临床表现为上腹饱胀，呕吐食物和胆汁。如果非手术治疗无效，应行手术解除梗阻。

吻合口梗阻：常因吻合口过小或吻合口的胃肠壁内翻过多所致，也可为术后吻合口炎症水肿所致的暂时性梗阻。临床表现为进食后上腹饱胀和溢出性呕吐，呕吐物为食物，含或不含胆汁，X线钡餐检查显示造影剂完全停留在胃内。若经非手术治疗仍无改善，应行手术解除梗阻。

(5) 倾倒综合征：是由于胃大部切除术后失去对胃排空的控制，导致胃排空过快所产生的一系列综合征。根据进食后症状出现的时间可分为早期和晚期两种。

早期倾倒综合征：多发生于餐后半小时内，与胃排空过快有关。因胃容积减少和幽门缺失，食物和液体快速进入十二指肠或空肠，导致胃肠功能和血管舒张功能紊乱而致。临床上以胃肠道症状和循环系统症状为主要表现。胃肠道症状为上腹饱胀不适，恶心和呕吐、肠鸣音频繁，可有绞痛，继而腹泻；循环系统症状为全身无力、头晕、晕厥、面色潮红或苍白、大汗淋漓、心悸、心动过速等。护理措施包括：指导患者少食多餐；以低碳水化合物、高蛋白饮食为宜；避免进食过甜、过咸、过浓的流质食物；进餐时限制饮水、喝汤；进餐后平卧20分钟。多数患者经调整饮食后症状可减轻或消失，术后半年到1年内能逐渐自愈。极少数症状严重而持久患者需要行手术治疗。

晚期倾倒综合征：又称为低血糖综合征，主要因进食后胃排空过快，含糖食物迅速进入空肠后被快速吸收而致血糖迅速升高，高血糖促使胰岛素大量释放，继而发生反应性低血糖。表现为餐后2～4小时出现心慌、无力、眩晕、出汗、手颤、嗜睡，甚至虚脱。出现上述症状后稍进饮食即可缓解。饮食中减少碳水化合物含量，增加蛋白质比例，少量多餐即可防止发生。

9. 预防全身麻醉术后常见并发症

（1）舌后坠：观察患者是否有呼吸困难、打鼾的症状。如有舌后坠可使用口咽通气道、托起下颌或垫高肩部使头后仰。

（2）呼吸道梗阻：术后及时清除呼吸道分泌物，保持呼吸道通畅。

（3）呕吐与窒息：患者取平卧位头偏向一侧，及时清理呕吐物及呼吸道梗阻物。

（4）肺炎、肺不张：鼓励或协助患者深呼吸及咳嗽、咳痰，及时清除呼吸道分泌物。

四、健康指导

1. 疾病知识指导　告知患者及家属有关胃十二指肠溃疡的知识，使之能更好地配合术后长期治疗和自我管理。

2. 运动指导　指导患者出院后注意劳逸结合，避免过于疲劳。

（1）根据病情和体力恢复情况，逐渐参加散步等低强度运动。

（2）避免进行快跑、登山、打球等剧烈活动。

（3）术后1个月内避免提重物，以免发生切口疝。

3. 药物指导　指导患者服药的时间、剂量、方式，说明药物不良反应，避免服用对胃黏膜有损害的药物，如阿司匹林、吲哚美辛、皮质类固醇等。向患者讲解有关化疗的知识及必要性，告诉患者胃癌联合化疗的基本方案，化疗不良反应有恶心、呕吐、白细胞计数下降、脱发等，以及处理这些不良反应的对策，让患者做好心理准备。腹腔化疗时嘱患者改变体位，使药物在腹腔内均匀分布，增加药液与腹膜面。指导患者做好口腔护理，预防口腔炎等并发症的发生。

4. 饮食指导　根据患者肠道功能恢复情况，指导患者少量多餐，由流质、半流质、软食逐渐过渡到普食。

（1）进食鸡肉、鱼肉、兔肉等高蛋白的食物，以及新鲜蔬菜、水果等高维生素食物，促进机体恢复。

（2）避免进食油条、肥肉、炸鸡等油腻食物，防止引起消化不良。

（3）避免进食粗硬食物，以免加重吻合口水肿或炎症，导致肠梗阻。

（4）避免进食牛奶、豆浆或高糖等易产气的食物，防止发生腹胀。

5. 复查　指导患者术后 2 周至 1 个月于门诊复查，若出现腹痛、腹胀、恶心、呕吐、停止排气或排便等不适症状或原有消化系统症状加重，应及时就诊。

五、护理评价

1. 患者对疼痛的缓解是否满意，有无疼痛的症状和体征。
2. 患者的体液是否平衡。
3. 患者的营养状况是否得到改善。
4. 切口和引流管口有无感染。
5. 并发症是否得到预防、及时发现和处理。

第三节　急性阑尾炎护理指引

急性阑尾炎是外科最常见的急腹症，阑尾管腔阻塞为急性阑尾炎最常见的病因，此外，细菌入侵、阑尾先天畸形等也可导致阑尾炎发生。慢性阑尾炎多由急性阑尾炎转变而来，也可开始即呈慢性过程。急性阑尾炎根据其临床过程和病理解剖学变化，分为急性单纯性阑尾炎、急性化脓性阑尾炎、坏疽穿孔性阑尾炎及阑尾周围脓肿 4 种病理类型。

一、护理评估

（一）术前护理评估

1. 健康史

（1）个人情况：患者的年龄、性别、饮食习惯及有无不洁饮食史等。

（2）既往史：既往有无阑尾炎急性发作、胃十二指肠溃疡穿孔、右侧输尿管结石或妇科疾病病史，有无手术史等。

2. 身体状况

（1）腹痛的部位、性质，是否有转移性右下腹痛。

（2）麦氏点有无固定压痛，有无腹膜刺激征。

（3）腰大肌试验、结肠充气试验、闭孔内肌试验是否为阳性。

（4）直肠指诊有无直肠前壁触痛或肿块。

（5）是否伴有发热、恶心呕吐、腹泻、里急后重等症状。

（6）血常规、X 线及 B 超检查有无异常。

3. 心理和社会支持状况

（1）患者和家属是否了解疾病相关知识。

（2）患者和家属对手术的认知程度及心理承受能力。

（3）患者的家庭、社会支持情况等。

（二）术后护理评估

1. 麻醉及手术方式，术中情况。

2. 术后体温变化、生命体征是否正常及腹部症状体征有无改善。

3. 若留置有引流管，引流是否通畅有效，引流液的颜色、量及性状。

4. 有无腹腔脓肿、门静脉炎、出血、切口感染、粘连性肠梗阻等并发症发生。

二、护理问题

（一）术前护理问题

1. 知识缺乏　缺乏术前准备知识。

2. 急性疼痛　与阑尾炎刺激壁腹膜有关。

（二）术后护理问题

1. 疼痛　与手术创伤有关。

2. 潜在并发症　出血、切口感染、腹腔脓肿、阑尾残株炎、粘连性肠梗阻、门静脉炎。

三、护理措施

(一) 非手术治疗的护理

1. 病情观察　定时测量生命体征，密切观察腹痛与腹部体征变化。若出现发热、右下腹痛加剧、血白细胞计数和中性粒细胞比值上升，应做好急诊手术准备。

2. 缓解疼痛　给予舒适卧位，如半卧位，可放松腹肌、减轻腹部张力，缓解疼痛；已明确诊断或决定行手术治疗者，疼痛剧烈时可给予解痉镇痛药。

3. 控制感染　遵医嘱应用抗菌药物。

4. 避免肠内压力升高　禁食，必要时胃肠减压，禁食期间给予肠外营养。

注意：禁用泻药和灌肠，避免肠蠕动加快，增高肠内压力导致炎症扩散或阑尾穿孔。

5. 并发症的观察与护理

（1）腹腔脓肿

观察：阑尾周围脓肿最常见。其临床表现为压痛性肿块、腹胀、全身中毒症状等。

护理：在B超引导下穿刺抽出脓液、冲洗或放置引流管者，做好管道护理。必要时做好急诊手术前准备。

（2）门静脉炎

观察：少见。其临床表现为寒战、高热、轻度黄疸、肝大、剑突下压痛等，如进一步加重可引起全身性感染。

护理：遵医嘱应用大剂量抗菌药物，做好急诊手术前准备。

(二) 手术治疗的护理

1. 术前护理　协助做好术前检查；术前常规准备。

2. 术后护理

(1) 病情观察：监测生命体征特别是体温变化；观察腹部体征的变化，如有异常及时报告、处理。

(2) 体位与活动：平卧位头偏向一侧；术后6小时，若血压、心率平稳，可取半卧位以减轻腹壁张力、缓解疼痛，利于呼吸和引流，促进炎症局限，从而预防膈下脓肿形成。如病情允许尽早下床活动，以促进肠蠕动恢复，减少肠粘连发生。

(3) 管道护理：阑尾切除术后较少留置引流管，仅在局部有脓肿或残端包埋不满意及处理困难时采用。如留置有引流管，按引流管常规护理措施进行护理。

(4) 防治感染：应用有效抗菌药物控制感染、预防并发症。

(5) 饮食：肠蠕动恢复前暂禁食，予以静脉补液；待肛门排气后，逐步恢复饮食，避免油腻食物。进食后注意有无腹痛、腹泻，尤其是化脓性及坏疽穿孔阑尾炎患者。

(三) 术后并发症的观察与护理

1. 出血

(1) 观察：患者出现腹痛、腹胀，严重者出现失血性休克。

(2) 护理：严密监测生命体征，如有出血及时通知医生，遵医嘱应用止血药物、补液及输血等。需要紧急手术止血者做好术前常规准备。

2. 切口感染

(1) 观察：阑尾切除术后最常见并发症，表现为术后2~3天体温升高，切口红肿、胀痛，有压痛，甚至出现波动感。

(2) 护理：穿刺抽出脓液，或在波动处拆除缝线敞开引流，排出脓液，定期换药。

3. 粘连性肠梗阻

(1) 观察：出现腹痛、呕吐、腹胀及肛门停止排气排便。

(2) 护理：不完全梗阻者可采用禁食、胃肠减压、积极抗感染及全身支持治疗；完全性梗阻者需要行手术治疗，应做好术前常规准备。

4. 阑尾残株炎

（1）观察：临床表现类似阑尾炎。

（2）护理：症状严重者，需要行手术治疗切除阑尾残株。应安慰患者，做好术前常规准备。

5. 粪瘘

（1）观察：很少见，常见术后数天内切口排出粪臭味分泌物。

（2）护理：一般经切口敞开引流、使用抗菌药物、积极换药等非手术治疗多可自行闭合，但应注意加强对患者的心理疏导。

四、健康指导

1. 饮食指导　注意饮食卫生，进食低脂、低糖、高纤维素饮食。积极治疗消化性溃疡、慢性结肠炎等疾病。鼓励患者摄入营养丰富的食物，以利于切口愈合；饮食种类及量应循序渐进，避免暴饮暴食。

2. 疾病知识指导　告知患者阑尾炎治疗、护理相关知识及配合要点，术后早期下床活动，防止发生肠粘连甚至粘连性肠梗阻。

3. 自我观察　出院后如出现腹痛、腹胀等不适，应及时就诊。阑尾周围脓肿非手术治疗治愈后3个月左右择期行阑尾切除术。

五、护理评价

1. 患者腹痛是否得到缓解和控制，腹壁切口是否愈合。
2. 患者是否发生并发症，或并发症被及时发现和治疗。

第四节　肠梗阻护理指引

肠内容物由于各种原因不能正常运行、顺利通过肠道称为肠梗阻，是外科常见的急腹症之一。以粘连性肠梗阻最为常见，多见于有腹部手术、损伤、炎症史及嵌顿性或绞窄性疝的患者。新生儿多因肠道先天性畸形所致，2岁以内小儿多为肠套叠，儿童可因蛔虫团所致，老年人则以肿瘤和粪块堵塞为常见原因。

一、护理评估

（一）术前护理评估

1. 健康史

（1）一般资料：姓名、年龄、性别、饮食习惯等。

（2）发病前有无体位不当、饮食不当、饱餐后剧烈活动等诱因。

（3）既往有无腹部手术及外伤史等，药物过敏史等。

2. 身体状况

（1）局部：腹痛、腹胀、呕吐、停止排气排便等症状的程度；腹膜刺激征及其范围；梗阻的类型。腹痛部位、程度、性质及伴随症状。

（2）全身：生命体征变化情况，有无脱水体征，有无水、电解质及酸碱失衡或休克的征象。

3. 心理和社会支持状况　患者心理情况，有无过度焦虑或恐惧，是否了解围术期相关知识。

（二）术后护理评估

1. 了解术中麻醉和手术方式及有无输血及其量。

2. 评估患者回病房后的神志、生命体征及切口情况；腹腔引流管是否通畅，引流液的颜色、性状和量。

3. 评估患者有无发生肠粘连、腹腔内感染或肠瘘等并发症；切口愈合及术后康复情况。

二、护理问题

（一）术前护理问题

1. 疼痛　与肠蠕动增强或肠壁缺血有关。
2. 体液不足　与频繁呕吐、腹腔及肠腔积液、胃肠减压有关。
3. 焦虑　与担心疾病的发展及预后有关。

（二）术后护理问题

1. 疼痛　与肠内容物不能正常运行，通过障碍或手术有关。
2. 体液不足　与呕吐、禁食、胃肠减压有关。
3. 潜在并发症　肠粘连、肠瘘。

三、护理措施

（一）术前护理措施

1. 缓解腹痛和腹胀

（1）胃肠减压：有效的胃肠减压对单纯性肠梗阻可达到解除梗阻的目的。置胃肠减压期间应保持减压管通畅和减压装置有效的负压，观察记录引流液的颜色、性状及量。

（2）体位：取低半卧位，减轻腹肌紧张，有利于患者的呼吸。

（3）应用解痉剂：遵医嘱使用解痉镇痛药，缓解腹痛。

2. 维持体液与营养平衡

（1）给予静脉补液。

（2）饮食与营养支持：肠梗阻时须禁食，应给予胃肠外营养。

3. 呕吐护理：呕吐时坐起或头偏向一侧，及时清除呕吐物，以免误吸引起吸入性肺炎或窒息。呕吐后给予漱口，保持口腔清洁。观察和记录呕吐物颜色、性状和量。

4. 严密观察病情变化，及早发现绞窄性肠梗阻。定时测量体温、脉搏、呼吸和血压，以及腹痛、腹胀和呕吐等变化，及时了解患者各项实验室检查指标。若出现以下情况应警惕绞窄性肠梗阻发生的可能。

（1）腹痛发作急骤，发病开始即可表现为持续性剧痛，或持续性疼痛伴阵发性加重；有时出现腰背痛。

（2）呕吐出现早、剧烈而频繁。

（3）腹胀不对称，腹部有局限性隆起或触痛性肿块。

（4）呕吐物、胃肠减压液或肛门排出物为血性，或腹腔穿刺抽出血性液体。

（5）出现腹膜刺激征，肠鸣音可不亢进或由亢进转为减弱甚至消失。

（6）体温升高、脉率增快、白细胞计数升高。

（7）病情进展迅速，早期出现休克，抗休克治疗无效。

（8）经积极非手术治疗而症状体征未见明显改善。

5. 灌肠的护理：向患者及家属解释灌肠的目的、操作过程及相关知识，取得患者的配合。灌肠时注意观察患者的病情变化，妊娠、急腹症、严重心血管疾病等患者禁止灌肠。

6. 此类患者病情危重，应在抗休克、抗感染的同时，积极做好术前准备。

（二）术后护理措施

1. 体位　全身麻醉术后血压平稳后给予半卧位，以利腹腔引流。

2. 饮食护理　应给予胃肠外营养。患者开始排气、排便，腹痛、腹胀消失12小时后，可给流质饮食，忌食易产气的甜食和牛奶等；如无不适，24小时后进流质饮食，3天后进软食。

3. 腹腔引流管的护理 保持引流管通畅,避免受压、扭曲、堵塞,防止渗血、渗液潴留于残腔;观察记录引流液的颜色、性状、量。

4. 胃肠减压 胃肠减压可减少胃肠道积存的气体、液体,减轻肠腔膨胀,有利于肠壁血液循环的恢复,减轻肠壁水肿;胃肠减压还可以降低腹内压,改善因膈肌抬高而导致的呼吸与循环障碍。现多采用鼻胃管,先将胃内容物抽空,再行持续低负压吸引。置胃肠减压期间应保持减压管通畅和减压装置有效的负压,注意引流液的颜色、性状、量,并正确记录。如发现血性液体,应考虑肠绞窄的可能。向减压管内注入石蜡油等,可以润滑肠管或是刺激肠蠕动恢复。注入药物后,需要夹管 1~2 小时。防止量过多引起患者呕吐、误吸。

5. 维持体液与营养平衡 禁食期间输液,维持水、电解质的平衡,观察记录尿量及 24 小时出入量。

6. 肠造口护理 一般情况极差或局部病变不能切除低位梗阻患者,可行肠造口术,暂时解除梗阻。对单纯性结肠病变,一般采用梗阻近侧(横结肠)造口,以解除梗阻,如已有坏死,则宜切除坏死肠段并将断端外置做造口术,以后行二期手术治疗结肠病变。向患者及家属讲解肠造口的目的及护理方法。

7. 术后并发症的观察和护理

(1) 肠梗阻

观察:观察有无腹痛、腹胀、呕吐、停止排气排便等。

护理:一旦发生,积极配合医生采取非手术治疗措施。鼓励患者术后早期活动,可有效促进胃肠蠕动和机体功能恢复,防止肠粘连。

(2) 切口和腹腔感染

观察:监测生命体征和切口情况。如术后 3~5 天出现体温升高、切口红肿、剧痛应考虑切口感染。如术后出现腹膜炎表现，需要警惕腹腔内感染可能。

护理：根据医嘱进行积极的全身营养支持和抗感染治疗。

（3）肠瘘

观察：腹腔引流管周围流出液体有粪臭味时，应考虑肠瘘。

护理：发生肠瘘后应温水擦净瘘口周围污物，并保持瘘口周围皮肤清洁干燥，涂氧化锌软膏保护局部皮肤，防止发生皮炎。遵医嘱进行全身营养支持和抗感染治疗，局部双套管负压冲洗引流，保持引流通畅。引流不畅或感染不能局限者需要再次手术。

四、健康指导

1. 告知患者及家属胃肠减压的目的。
2. 告知患者及家属灌肠的目的。
3. 做好患者粪便的管理，防止发生粪水性皮炎。
4. 指导患者注意饮食卫生，多吃高蛋白、高维生素、易消化食物，避免暴饮暴食，避免饭后剧烈运动。
5. 保持大便通畅。
6. 若出现呕吐、腹痛、腹胀应及时就诊。

五、护理评价

1. 患者疼痛是否得以缓解。
2. 患者体液是否平衡，或已发生代谢紊乱是否得以纠正。
3. 患者有无肠粘连、肠瘘等并发症发生，若发生能否及时发现并进行处理。
4. 患者有无焦虑状态，焦虑是否减轻或消除。

第五节　大肠癌护理指引

大肠癌包括结肠癌和直肠癌，是我国常见的消化道恶性肿瘤之一。其早期症状不明显，随着癌肿的增大而表现为排便习惯改变、便血、腹泻、腹泻与便秘交替、局部腹痛等症状，晚期则表现为贫血、体重减轻等全身症状。

一、护理评估

（一）术前护理评估

1. 健康史

（1）一般资料：年龄、性别、饮食习惯等，有无烟酒、饮茶嗜好。如行肠造口则要了解患者的职业、沟通能力，视力情况及手的灵活性。

（2）家族史：有无家族腺瘤性息肉病、遗传性非息肉病性大肠癌或其他肿瘤患者。

（3）既往史：是否有过腺瘤病、血吸虫性结肠炎、慢性溃疡性结肠炎等。如须行肠造口，要了解是否有皮肤过敏史。

2. 身体状况

（1）局部：腹部有无包块。

（2）全身：营养状况评估，排便习惯有无改变，是否出现腹泻、便秘、腹痛、腹胀、肛门停止排气排便等症状。

3. 心理和社会支持状况　应用加速康复外科（enhanced recovery after surgery，ERAS）理念，加强对患者及其家属的心理支持及健康教育。评估患者及家属对疾病的认知程度，有无过度焦虑、恐惧等影响康复的心理反应；了解患者及其家属能否接受制订的治疗护理方案；对结肠造口知识及手术前配合知识掌握程度；对即将进行的手术及手术可能导致的并发症、应用人工结肠袋所造成的不便及生理机能改变是否表现出恐慌、焦虑，有无足够的心理承受能力。

（二）术后护理评估

1. 评估麻醉和手术方式及术中情况，术中有无输血及其量。

2. 观察生命体征，营养状况，引流液性状、颜色、量及切口愈合情况；并发症的观察。

3. 心理和社会支持状况：了解行永久性人工肛门术后心理适应程度，生活能否自理，生存质量有无下降。

二、护理问题

（一）术前护理问题

1. 焦虑　与对癌症治疗缺乏信心及担心结肠造口影响生活和工作有关。

2. 知识缺乏　缺乏有关术前准备知识及结肠造口术后的护理知识。

（二）术后护理问题

1. 自我形象紊乱　与人工结肠造口后排便方式改变有关。

2. 营养失调：低于机体需要量　与癌肿慢性消耗、手术创伤有关。

3. 潜在并发症　切口感染、吻合口瘘、造口并发症及肠粘连等。

三、护理措施

（一）术前护理措施

1. 心理护理：指导患者及其家属了解疾病的发生、发展及治疗护理方面的新进展，树立战胜疾病的勇气和信心。行肠造口者讲解造口的目的、部位、功能、术后可能出现的情况及相应的处理方法。争取家人的配合，从多方面给予患者关怀和支持。

2. 营养支持治疗：应用 ERAS 理念，缩短术前禁食、禁水时间。补充高蛋白、高热量、丰富维生素、易消化的营养丰富的少渣饮食。必要时少量多次输血，以纠正贫血和低蛋白血症。若患者脱水及急性肠梗阻，遵医嘱纠正水、电解质及酸碱平衡的紊乱，提高手术的耐受性。

3. 肠道准备：术前清洁肠道，可以减少术中污染，防止术后腹胀和切口感染，有利于吻合口愈合。

（1）饮食要求：无肠梗阻者，术前3天进少渣半流食，术前2天进流食，术前1天禁食，以减少肠道内有形成分的形成。

（2）术前1日给予口服泻药或生理盐水清洁肠道，及时了解其导泻效果。

（3）患者有肠梗阻症状时，术前肠道准备应延长。肠腔有狭窄时，灌肠应选择粗细合适的肛管轻轻通过狭窄部位，禁用高压灌肠，防止癌细胞扩散。

（4）女性患者如肿瘤已侵犯阴道后壁，术前3天每晚冲洗阴道。

4. 手术当日晨禁食，术晨置胃管及导尿管，应用 ERAS 理念，根据患者具体情况不作为常规放置。

5. 肠造口腹部定位。

（二）术后护理措施

1. 病情观察　心电监护下密切观察生命体征情况。

2. 体位　病情平稳者，可改半卧位，以利腹腔引流。

3. 饮食护理　应用 ERAS 理念，提早术后进食时间。早期禁食、胃肠减压期间由静脉补充水和电解质，准确记录24小时出入液量，防止水和电解质失衡。肛门排气或结肠造口开放后即可停止胃肠减压，进流质饮食，若无不良反应改为半流质饮食，术后1周可进少渣饮食。禁止进食辛辣刺激和产气的食物，如洋葱、豆类等。

4. 活动　术后早期鼓励患者在床上多翻身、活动四肢，术后1天协助患者早期下床活动，促进肠蠕动恢复，减轻腹胀，避免肠粘连发生。

5. 腹腔引流管的护理　保持引流管通畅，避免受压、扭曲、堵塞，防止渗血、渗液潴留于残腔，观察记录引流液的颜色、性状、量。

6. 肠造口护理

（1）肠造口的观察：正常造口呈鲜牛肉红色，表面光滑湿润，突出皮肤表面 1~2cm，呈圆形或椭圆形。

（2）造口袋的正确使用与更换

①选择袋口合适的造口袋。袋口对准造口贴紧，袋囊朝下，用有弹性的腰带固定造口袋。

②更换造口袋。当造口袋内充满三分之一排泄物时，须及时排放，防止造口袋胀气破裂导致粪便溢出，防止发生造口周围粪水性皮炎。

（3）因最初排便时粪便稀薄、次数多，患者行侧卧位。初期粪便稀薄，不断流出对腹壁周围皮肤刺激大，极易使皮肤糜烂并污染切口，需要及时更换造口袋。造口周围皮肤涂以造口粉、造口皮肤保护膜进行保护。患者术后容易腹泻或便秘，应注意饮食，进少渣半流食或软食。

（4）预防造口及其周围常见并发症

①造口出血：多由于肠造口黏膜与皮肤连接处的毛细血管及小静脉出血或肠系膜小动脉未结扎或结扎线脱落所致。出血少时可用棉球和纱布稍加压迫，出血较多时用1%肾上腺素溶液浸湿的纱布压迫或用云南白药外敷加压，大量出血时需要缝扎止血。

②造口缺血坏死：多由于造口血运不良，张力过大引起。术后72小时内应严密观察造口肠段的血运并解除一切可能对造口产生压迫的因素。正常造口应呈粉色，若色泽变暗、发黑，及时报告医师。

③皮肤黏膜分离：造成皮肤黏膜分离常见的原因为造口局部坏死、缝线脱落或缝合处感染。对于较浅的分离，可给予溃疡粉后再用防漏膏阻隔后贴上造口袋；对于较深的分离，因渗液较

多,多选用吸收性敷料如藻酸盐类敷料填塞后再贴上造口袋。

④结肠造口狭窄:术后由于瘢痕挛缩,可引起造口狭窄。可在造口处拆线愈合后,将示指、中指缓慢插入造口肠管,以扩张造口,每日1次。同时观察患者是否出现腹痛、腹胀、恶心、呕吐、停止排气排便等肠梗阻症状。

⑤造口回缩:正常造口应突出体表,如肠管内陷,可能是造口肠段系膜牵拉回缩及造口感染等因素所致,需要行手术重建造口。

⑥造口脱垂:大多由于乙状结肠保留过长、肠段固定欠牢固、腹壁肌层开口过大,术后腹内压升高等因素引起。轻度脱垂无须特殊处理;中度脱垂可手法复位并腹带稍加压包扎;重症者需要行手术处理。

⑦粪水性皮炎:多由于造口位置差、难贴造口袋、自我护理时底板开口裁剪过大等导致粪便长时间刺激皮肤所致。针对患者情况,指导患者使用合适的造口用品及正确护理造口。

⑧造口旁疝:主要原因为造口位于腹直肌外或腹部肌肉力量薄弱及持续腹压增高等,指导患者避免增加腹压,如避免提举重物、治疗慢性咳嗽、停止结肠灌洗,并佩戴特制的疝气带,旁疝严重者需要行手术修补。

7. 术后并发症的观察和护理

(1) 切口感染:有肠造口者,术后2~3天内取造口侧卧位,腹壁切口与造瘘口间用塑料薄膜隔开,及时更换渗湿的敷料,避免造口肠管的排泄物污染腹壁切口,并密切观察切口有无充血、水肿、剧烈疼痛及生命体征的变化;对会阴部切口,可于术后4~7天以1:5000高锰酸钾温水坐浴,每天2次;预防性应用抗生素。合理安排换药顺序,先腹部伤口后会阴部伤口;若发生感染,则开放伤口,彻底引流,应用抗生素。

(2) 吻合口瘘:术中误伤、吻合口缝合过紧影响血供、术前肠道准备不充分、患者营养状况不良、术后护理不当等都可导致吻合口瘘。为避免刺激手术伤口，影响愈合，术后 7~10 天内切忌灌肠。术后严密观察患者有无吻合口瘘的表现，如突起腹痛或腹痛加重，部分患者可有明显腹膜炎体征，甚至能触及腹部包块，若留置有吻合口引流管者可观察到引流出稍浑浊液体。一旦发生，应禁食、胃肠减压，行盆腔持续滴注、负压吸引，同时予肠外营养支持。必要时做好急诊手术的准备。

四、健康指导

1. 积极预防和治疗直肠癌前期病变：对有直肠癌或有家族史及癌前病变者，应行筛选性及诊断性检查，如大便隐血试验、钡剂灌肠 X 线检查、肿瘤标志物或内镜检查等，定期检查，做到早诊断，早治疗。

2. 加强与患者及家属的沟通，让患者有足够的信心应对手术。

3. 指导患者做好结肠造口的护理及造口袋的使用：向患者介绍结肠造口护理方法和护理用品。出院后可每 1~2 周扩造口一次，持续 2~3 个月。若发现造口变窄，排便困难应及时到医院检查、处理。

4. 合理安排饮食，改变不良的饮食结构和饮食习惯，提倡高蛋白、高维生素、高热量饮食，忌辛辣、刺激性食物。

5. 术后 1~3 个月勿参加重体力劳动。

6. 促进患者与社会交往，鼓励患者参与活动，如造口联谊会、造口爱心之家的活动，提高患者生活质量，促使患者保持良好的心态。

7. 指导患者术后自我护理方法。老年患者，指导家属及长期照顾者学会更换造口袋的方法。训练定时排便，定期经造口灌肠以建立定便的习惯。

8. 定期随访：一般 3~6 个月复查一次。化疗的患者，要定期检查血常规，尤其白细胞计数和血小板计数。

五、护理评价

1. 患者是否焦虑减轻，如情绪是否稳定，食欲、睡眠状况。

2. 患者是否掌握与疾病有关的知识，能否主动配合护理工作。

3. 患者及家属对结肠造口的态度，能否正视造口，有无不良情绪反应。患者自理能力是否得到提高，能否正确护理结肠造口。

4. 患者营养状况有无改善。

5. 患者术后并发症是否得到预防、及时发现和护理，如切口愈合状况、有无吻合口瘘发生等。

第六节 腹膜后血肿护理指引

腹膜后血肿为腰腹部损伤常见的并发症，可因直接或间接暴力造成。最常见的原因是骨盆及脊柱骨折，其次是腹膜后脏器（肾、膀胱、十二指肠和胰腺等）破裂和大血管及软组织损伤。因其常合并严重复合伤、出血性休克等，死亡率可达 35%~42%。

一、护理评估

1. 健康史　一般情况如年龄、性别、职业、饮食、生活习惯、性格特征、药物使用情况和相关的既往史等。

2. 受伤史　详细了解受伤至就诊之间的病情变化及就诊前的急救措施；腹部是否发生腹痛及腹痛的特点。

3. 身体状况　腹膜后血肿缺乏特征性临床表现，且随出血程度、血肿范围不同而有较大差异。腹痛为最常见症状。部分患者有腹胀和腰背痛、合并出血性休克。血肿巨大或伴有渗入腹膜腔者可有腹肌紧张和反跳痛、肠鸣音减弱或消失。因腹部大血管损伤引起的腹膜后血肿,绝大部分由穿透伤所致,进行性腹胀和休克提示本诊断,应在积极抗休克的同时立即剖腹控制出血。

二、护理问题

1. 组织灌注量不足　与血容量减少有关。
2. 疼痛　与创伤有关。
3. 感染　与放置导管、身体创伤、机体抵抗力下降有关。
4. 恐惧、焦虑　与环境陌生、担心疾病预后有关。
5. 潜在并发症　肿瘤破裂、腹腔或膈下脓肿。

三、护理措施

(一) 术前护理措施

1. 密切观察生命体征,心电图、SPO_2、CVP 变化。尽量减少患者的搬动,以减少出血。损伤部位尽量减少搬动,保持有效固定,翻身时动作轻柔。嘱患者卧床休息,防止由于剧烈运动挤压造成血肿破裂。

2. 建立静脉通路,遵医嘱快速补液。严格遵医嘱用药,准确记录出入量,监测每小时尿量。

3. 维持体液平衡和预防感染:遵医嘱合理使用抗生素,维持有效循环血量。

4. 镇静、镇痛:诊断明确时可根据病情遵医嘱给予镇痛药。禁食、禁水、禁灌肠,给予胃肠减压等。

5. 给予患者心理支持。

(二) 术后护理措施

1. 病情观察　严密观察生命体征变化,危重患者加强呼吸、循环和肾功能的监测,注意腹部体征的变化,及早发现并发症。

2. 体位　全身麻醉术后暂时给予平卧位,头偏向一侧,血压平稳后给予半卧位,以利于腹腔引流,减轻腹部切口张力,减轻疼痛,也有利于呼吸和循环。

3. 活动　术后早期鼓励患者在床上多翻身、活动四肢,术后1天协助患者早期下床活动,促进肠蠕动恢复,减轻腹胀,避免肠粘连的发生。

4. 饮食护理　术后禁食,给予静脉补液。肠蠕动恢复、肛门排气后可进流质饮食,无不良反应逐渐过渡至半流食。食物宜温、软、易消化,少量多餐,逐步恢复正常饮食。

5. 管道护理　保持引流管通畅,避免受压、扭曲、堵塞,防止渗血、渗液潴留于残腔,观察记录引流液的颜色、性状、量。

6. 并发症的观察和护理　需要严密观察病情及各项辅助检查的动态变化,并加强预防和护理。

(1) 腹腔内出血

①体位:多取平卧位,禁止随便搬动患者,以免诱发或加重腹腔内出血。

②病情观察:定期观察和记录脉搏、呼吸、血压、体温、神志、面色和末梢循环情况,疼痛的性质与持续时间及辅助检查结果的变化。若患者腹痛缓解后又突然加剧,同时出现烦躁、面色苍白、肢端温度下降、呼吸及脉搏增快、血压不稳或下降等表现,腹腔引流管间断或持续引流出鲜红血液,血常规检查示红细胞计数、血红蛋白和血细胞比容等降低,常提示腹腔内有活动性出血,应立即通知医生并协助处理。

③迅速扩充血容量及抗休克,在输血、输液的同时做好急症手术准备。

(2) 腹腔脓肿

①体位：患者术后取平卧位；待麻醉清醒、生命体征平稳后取半卧位，以尽量让腹腔残留液体流入盆腔，避免膈下脓肿形成。若膈下脓肿已形成但较小时，患者取半卧位。

②病情观察：剖腹探查术后数日，若患者体温持续不退或下降后又升高，白细胞计数和中性粒细胞比例明显升高，同时有腹痛、腹胀、呃逆、直肠或膀胱刺激症状时多提示腹腔脓肿形成。

③引流观察：检查胃肠减压管和腹腔引流管是否通畅并妥善固定，观察和记录引流液的量、颜色、性状，及时更换引流袋。若腹腔引流管引流出较多浑浊液体或有异味等，提示腹腔内已发生感染，应及时报告医生并协助处理。胃肠减压管一般在胃蠕动恢复、肛门排气后拔除。

④防治感染：a. 应用抗菌药物；b. 脓肿穿刺抽脓或切开引流，较大脓肿时多采用经皮穿刺置管引流或手术切开引流；c. 支持治疗；d. 给予患者高蛋白、高热量、高维生素饮食或肠内外营养治疗；e 盆腔脓肿较小或未形成时应用40～43℃温水保留灌肠或物理透热等疗法。

四、健康指导

1. 指导患者及家属阅读手术须知。

2. 对教育效果进行评价：患者能否正确复述术前准备相关配合要点，能否正确进行功能训练；护士应注意观察患者情绪变化，评估患者有无焦虑状态，焦虑是否减轻或消除。

3. 住院观察的患者，在出院后注意休息，避免剧烈运动，注意保护腹部，避免外力撞击。

4. 患者若出现口渴、头晕、腹痛时立即就诊。

5. 患者避免增加腹压，保持大便通畅，避免剧烈咳嗽。

五、护理评价

1. 患者体液平衡得到维持,未发生失血性休克。
2. 患者疼痛症状能得到有效控制。
3. 患者伤口干燥无渗血渗液,无感染发生,体温及实验室检查结果正常。
4. 患者焦虑或恐惧减轻或消失。
5. 无并发症发生;若发生,得到及时的发现和处理。

第七节　肠瘘护理指引

肠瘘是指肠管与其他脏器、体腔或体表之间存在病理性通道,肠内容物经此进入其他脏器、体腔或至体外,引起严重感染、体液失衡、营养不良等改变。肠瘘是腹部外科中常见重症疾病之一,可引起一系列病理生理紊乱及严重并发症,甚至危及患者生命。

一、护理评估

(一)术前护理评估

1. **健康史**　评估有无腹部外伤史及手术史、全身营养状况;观察患者全身营养状况,有无消瘦、乏力、贫血或水肿表现。
2. **既往史**　肠瘘发生的时间,有无腹痛、腹胀,外漏肠液的性状及排出量;有无外瘘及瘘口周围皮肤受损程度,观察瘘口周围皮肤与组织情况。
3. **心理和社会支持状况**　加强对患者及其家属的心理支持及健康教育。评估患者及家属对疾病的认知程度,有无过度焦虑、恐惧等影响康复的心理反应;了解患者及其家属能否接受制订的治疗护理方案;对生理功能改变是否表现出恐慌、焦虑,有无足够的心理承受能力。

（二）术后护理评估

1. 了解麻醉和手术方式、术中情况、生命体征。
2. 观察生命体征、营养状况，引流液性状、颜色、量及切口和引流情况等。有无并发症的发生。
3. 心理和社会支持状况：生活能否自理，生存质量有无下降。

二、护理问题

1. 体液不足　与禁食、肠液大量外漏及胃肠减压有关。
2. 体温升高　与腹腔感染有关。
3. 营养失调：低于机体需要量　与禁食、肠液大量丢失、炎症和创伤引起的机体高消耗有关。
4. 皮肤完整性受损　与瘘口周围皮肤被消化液腐蚀有关。
5. 潜在并发症　堵片移位或松脱、肝肾功能障碍、胃肠道或瘘口出血、腹腔感染、粘连性肠梗阻等。

三、护理措施

（一）术前护理措施

1. 维持体液平衡　补充液体和电解质，纠正水、电解质及酸碱平衡失调，并根据患者生命体征、皮肤弹性、黏膜湿润情况、出入液量、血电解质及血气分析监测结果，及时调整液体与电解质的种类和量。

2. 控制感染

（1）体位：取低半坐卧位，以利漏出液积聚于盆腔和局限化、减少毒素吸收及引流。

（2）加强负压引流及灌洗护理

①调节负压大小：一般情况下负压以 10～20kPa（75～

150mmHg)为宜,具体应根据肠液黏稠度及日排出量调整。

②保持引流管通畅:妥善固定引流管,保持各处连接紧密,避免扭曲、脱落。

③调解灌洗液的量及速度:通过腹腔灌洗可稀释浓稠的肠液,减少其对周围组织的刺激,同时有利于保持负压吸引的通畅,灌洗液的量及速度取决于引流液的量及性状。

④观察和记录:灌洗过程中应观察患者有无畏寒、心慌、气急、面色苍白等不良反应,一旦发现应立即停止灌洗,对症处理观察并记录引流液的量及性状,并减去灌洗量,以计算每日肠液排出量。多发瘘者常有多根引流管同时冲洗和引流,应分别标记冲液瓶和吸引瓶,并分别观察、记录。

(3)应用抗菌药:观察患者腹部疼痛、腹胀及腹膜刺激征有无缓解,并遵医嘱应用有效抗菌药物控制感染。

3. 营养支持 由于大量营养物质从瘘流失,加之禁食、感染及消耗,若不注重营养补充,机体将迅速发生衰竭,因此,必须重视营养支持并根据医嘱提供肠外或肠内营养支持的相应护理。

4. 瘘口周围皮肤的护理 瘘管渗出的肠液有较强的腐蚀性,常造成周围皮肤的糜烂,甚至溃疡、出血,因此,保持充分有效的腹腔引流、减少肠液的漏出是预防皮肤损伤的关键。

5. 加强观察,保持引流通畅 应定期观察负压吸引是否通畅,及时处理引流管堵塞。

6. 瘘口护理 及时发现并吸净漏出的肠液,保持皮肤清洁、干燥;局部清洁后涂抹复方氧化锌软膏保护。

(二)术后护理措施

1. 饮食护理 为避免再次发生肠瘘,可适当延长禁食时间至4~6天,禁食期间继续全胃肠外营养支持,并做好相应护理。

2. 引流管护理 肠瘘术后留置的引流管较多,包括腹腔负压引流管、胃肠减压管、导尿管等，应妥善固定并标志各种管道，避免扭曲、滑脱；观察并记录各引流液的颜色、性状和量。

3. 并发症的观察与护理

（1）术后出血：应严密监测生命体征，观察切口渗血、渗液情况，以及各引流液的性状、颜色和量。若发现出血，及时通知医生，并协助处理。

（2）腹腔感染：注意观察有无切口局部或腹部疼痛、腹胀、恶心呕吐等不适，切口有无红肿、发热；腹部有无压痛、反跳痛、肌紧张等腹膜刺激征表现以及生命体征的变化，及早发现感染征象。

（3）粘连性肠梗阻：指导患者在术后早期进行床上活动如多翻身、肢体伸屈运动；在病情允许可的情况下，鼓励应尽早下床活动，以促进肠蠕动，避免术后发生肠粘连。

四、健康指导

1. 保持心情舒畅，避免情绪紧张。
2. 合理饮食，早期以适量蛋白质、高碳水化合物、低渣、低脂的食物为主，随着肠道功能的恢复，可逐步增加蛋白质及脂肪的量。
3. 适当进行体育锻炼，增强体质。
4. 指导患者处理肠瘘周围皮肤，保持皮肤清洁、干燥。

五、护理评价

1. 患者的体液是否平衡。
2. 患者的体温是否维持在正常范围。
3. 患者的全身营养状况是否得以改善和维持。
4. 瘘口周围的皮肤是否得以保护。
5. 患者并发症是否得以预防和发现。

第五章 肝、胆、胰疾病护理指引

第一节 胆石症护理指引

胆石症是指胆道系统任何部位发生的结石，包括发生在胆囊和胆管内的结石，是胆道系统最常见的疾病。其发病率随年龄增长而增高。在我国，胆石症的患病率为0.9%~10.1%，平均5.6%；男女比为1:2.57。近二十余年来，随着影像学（B超、CT及MRI等）检查的普及，在自然人群中，胆石症的发病率达10%左右；国内尸检结果报告，胆石症的发生率为7%。随着人们生活水平的提高及饮食习惯的改变，胆石症的发生率有逐年增高的趋势，我国的胆结石从以胆管的胆色素结石为主逐渐转变为以胆囊的胆固醇结石为主。

一、护理评估

（一）术前护理评估

1. 健康史

（1）一般资料：姓名、性别、年龄、生活习惯等。

（2）现病史：注意患者有无反酸、嗳气、饭后饱胀、厌油腻食物或因进食油腻食物而引起腹痛发作史；疼痛发作的诱因、性质和部位；患者的饮食习惯、营养状况等。有无黄染，有无腹膜炎体征及放射痛。

（3）既往史：有无胆总管结石、肝内胆管结石、胆道蛔虫，有无手术史，既往有无类似发作史及治疗情况。

2. 身体状况

（1）局部：有无右上腹疼痛伴右肩部放射痛及恶心、呕吐、腹胀等消化系统症状，包括右上腹有不同程度的腹膜刺激征，是否可扪及肿大触痛的胆囊。

（2）全身：有无乏力、发热、恶心、呕吐和黄疸等症状。

3. 心理和社会支持状况　了解患者及家属对胆囊结石的认知、对手术的认知度及心理承受能力。

（二）术后护理评估

1. 评估麻醉和手术方式及术中情况，原发病变。
2. 评估手术切口及引流管情况；是否发生并发症。

二、护理问题

（一）术前护理问题

1. 知识缺乏　缺乏胆囊结石病和腹腔镜手术的相关知识。
2. 疼痛　与胆囊结石突然嵌顿、胆汁排空受阻致胆囊强烈收缩有关。

（二）术后护理问题

1. 疼痛　与手术创伤有关。
2. 潜在并发症　术后胆瘘。

三、护理措施

（一）术前护理措施

1. 提供胆囊结石病和腹腔镜手术的相关知识的健康教育。
2. 评估疼痛的程度，观察疼痛的部位、性质、发作时间、诱因及缓解的相关因素，对诊断明确并且有剧烈疼痛者，遵医嘱给予消炎利胆、解痉镇痛药物，以缓解疼痛。

3. 合理饮食：低脂饮食，以防诱发胆囊炎。

4. 腹腔镜术前的特殊准备

（1）皮肤准备：注意脐部周围的清洁。

（2）呼吸道准备：腹腔镜气腹所注入的二氧化碳气体弥散入血可致高碳酸血症及呼吸抑制，应指导患者进行呼吸功能锻炼，同时避免感冒，术前戒烟，利于术后早日康复。

（二）术后护理措施

1. 病情观察

（1）生命体征：心电监护下密切观察生命体征波动情况。

（2）观察切口敷料情况，注意有无腹痛、腹胀等情况发生；保持切口敷料清洁、干燥，妥善固定引流管，防止扭曲、受压，保持通畅。

2. 体位　全身麻醉术后清醒或硬膜外麻醉平卧6小时后改为半卧位。协助患者安置舒适体位，可减轻腹部张力，缓解疼痛。

3. 活动和饮食　鼓励患者早期下床活动，促进肠蠕动恢复，减少肠粘连发生。肛门排气后可进低脂流质。

4. 腹腔镜术后的护理

（1）饮食指导：术后禁食6小时。术后24小时内以无脂流质、半流质为主，逐渐过渡到低脂饮食。

（2）高碳酸血症的护理：给予低流量吸氧，鼓励患者深呼吸，有效咳嗽，促进二氧化碳排出。

（3）肩背部酸痛的护理：腹腔中二氧化碳可聚集在膈下产生碳酸，刺激膈肌及胆囊床创面引起腰肩背部酸痛，无须特殊处理，可自行缓解。

5. T管引流及护理

（1）妥善固定：术后除用缝线将T管固定于腹壁外，还应运用胶布使用高举平台法固定于腹壁皮肤，以防因翻身、活动时牵拉而脱出。对躁动不安的患者，应有专人守护并适当加以约束，避免将T管拔出。

（2）保持有效引流：平卧时引流管的高度不能高于腋中线，站立或活动时应低于腹部切口，以防胆汁逆流引起感染。若引流袋的位置太低，可使胆汁流出过量，影响脂肪的消化和吸收。T管不可受压、扭曲、折叠，经常挤捏引流管，保持引流通畅。T管引流袋不能高于引流管出口平面，防止胆汁反流逆行感染。

（3）预防感染：每天更换T管口周围敷料及引流袋，保持无菌操作，观察引流管周围皮肤有无红肿，若发现红肿可涂氧化锌软膏。行T管造影后，应立即接好引流袋，充分引流，防止继发感染。

（4）拔管前在饭前、饭后各夹管1小时，若无饱胀、发热、黄疸出现，1~2天后全天夹管。术后10~14天，如体温正常、黄疸消失、胆汁减少至200~300ml，胆道镜或胆道造影证实无结石残留，胆管无狭窄，胆道通畅，夹管试验无不适时，可考虑拔管。拔管前先行T管逆行胆道造影，接引流袋充分引流2~3天，使造影剂完全排出，拔管后局部伤口用凡士林纱布填塞。

（5）观察并记录引流液的颜色、量和性状：正常成年人每日的胆汁分泌量为800~1200ml，呈黄色或黄绿色，清亮无沉渣。术后24小时内引流量为300~500ml，恢复饮食后，可增至每日600~700ml，以后逐渐减少为每日200ml左右。若胆汁突然减少甚至无胆汁流出，可能是引流管扭曲、折叠、阻塞或脱出，应立即检查，并通知医师及时处理。若引流量多，提示胆道下端梗阻可能。如胆汁浑浊，应考虑结石残留或胆管炎症未被控制。

6. 胆瘘的观察及护理　观察生命体征、腹部体征及引流液情况，若术后出现发热、腹胀、腹痛等腹膜炎表现或腹腔引流管引出胆汁样液体等情况，提示发生胆瘘。护理措施包括以下几方面。①引流胆汁：将漏出的胆汁充分引流至体外是治疗胆瘘最重要的原则；②维持水、电解质平衡：长期大量胆瘘者应补液并维持水、电解质平衡；③防止胆汁刺激损伤皮肤：及时更换引流管周围被胆汁浸湿的敷料，给予氧化锌软膏涂敷局部皮肤。

四、健康指导

1. 告知患者及家属相关的知识，以及术前准备情况。

2. 指导患者选择低脂、高维生素、富含膳食纤维、易消化的食物，忌油腻食物及饱餐。

3. 有些患者出现右侧肩痛，还合并两侧季肋部痛。一般发生在术后第1天，严重者可持续数日，表现为吸气时加重，是由于腹腔镜手术中持续气腹及术后二氧化碳气体残留刺激膈神经的终末细支所致。一般疼痛较轻微，无须特殊治疗，3~5天能自行消失。

4. 注意休息1~3周，适当运动，劳逸结合；保持大便通畅；出院后如果持续存在腹胀、黄疸、白陶土样大便等应及时到医院就诊。

5. 告知带管出院患者T管的重要性及注意事项，尽量穿宽松的衣服，以防止引流管受压；沐浴时用防水敷贴贴覆引流管处，禁止盆浴，以防感染；日常生活中避免提举重物或过度活动，防止T管脱出；引流管口每日换药1次，周围皮肤涂氧化锌软膏加以保护；如有腹痛、腹胀、发热等症状，应及时就诊。

五、护理评价

1. 患者对疼痛的缓解是否满意，有无疼痛的症状和体征。
2. 切口和引流管口有无感染。
3. 并发症是否得到预防、及时发现和处理。

第二节　急性梗阻性化脓性胆管炎护理指引

急性梗阻性化脓性胆管炎是由于肝内外胆管结石、蛔虫、肿瘤或狭窄等原因造成的急性胆道梗阻和细菌感染的严重病变。一般起病急，突发右上腹或剑突下持续性疼痛，可阵发性加重，并向右肩胛及腰背部放射。

一、护理评估

（一）术前护理评估

1. 健康史

（1）一般资料：姓名、性别、年龄、职业、饮食、生活习惯等。

（2）既往史：患者既往有无胆道蛔虫、胆道手术史、胆道结石、胆道狭小和其他腹部手术史。

（3）现病史：患者是否有腹痛、恶心、呕吐、寒战、高热、黄疸等。

2. 身体状况　有无畏寒、高热、恶心、呕吐、黄疸；有无感染中毒性休克症状；有无神志改变的表现，如神志淡漠，谵妄或嗜睡，神志不清甚至昏迷。

3. 心理和社会支持状况　了解患者及家属对疾病的认知、对手术的认知及心理承受能力。

（二）术后护理评估

1. 了解术后麻醉和手术方式及补液情况。

2. 术后病情：患者术后生命体征的变化，各引流管放置位置有无变化，观察引流管是否通畅，引流液的颜色、性状和量，切口愈合、肠蠕动恢复情况。

3. 心理认知状况：患者及家属对手术的认知及术后康复的

期望程度。

二、护理问题

1. 疼痛　与胆管梗阻、胆汁引流不畅、胆道感染有关。
2. 体液不足　与呕吐、禁食、胃肠减压和感染性休克有关。
3. 体温过高　与胆道梗阻并继发胆道感染有关。
4. 低效性呼吸型态　与感染中毒有关。
5. 营养失调，低于机体需要量　与胆道疾病致长时间发热，肝功能损害及禁食有关。
6. 潜在并发症　胆道出血、胆瘘、多器官功能障碍或衰竭。

三、护理措施

（一）术前护理措施

1. 疼痛护理　对于诊断明确者，遵医嘱给予消炎、利胆或镇痛药。
2. 维持体液平衡
（1）加强观察：严密监护患者的生命体征和循环功能，如心率、血压、CVP、尿量，及时准确记录出入水量，为补液提供可靠依据。
（2）补液扩容：对休克患者应迅速建立静脉输液通路，补液扩容，尽快恢复血容量；遵医嘱及时给予肾上腺皮质激素，必要时应用血管活性药物，以改善和保证组织器官的血流灌注及供氧。
（3）纠正水、电解质及酸碱平衡紊乱：根据病情、CVP、胃肠减压及每小时尿量等情况，确定补液的种类和输液量，合理安排输液的顺序和速度，维持水、电解质及酸碱平衡。
3. 降低体温
（1）物理降温：根据患者体温升高的程度，采用温水擦浴、冰敷等物理方法,防止体温持续升高。

（2）药物降温：在物理降温的基础上,可根据病情遵医嘱通过口服、注射或其他途径给予药物降温。

（3）控制感染：遵医嘱联合应用足量有效的广谱抗菌药,以有效控制感染,使体温恢复正常。

4. 维持有效呼吸

（1）加强观察：密切观察患者呼吸的频率、节律和深浅度；动态监测血氧饱和度的变化,定期进行动脉血气分析检查,以了解患者的呼吸功能状况。若患者呼吸急促、血氧饱和度下降、氧分压降低,提示患者呼吸功能受损。

（2）采取合适体位：协助患者卧床休息,以减少耗氧量。非休克患者取半卧位,使腹肌放松,膈肌下降,有助于改善呼吸和减轻疼痛；还可使腹腔内炎症局限于下腹部,减轻中毒症状。休克患者应取头低足高位。

（3）禁食和胃肠减压：禁食可减少消化液的分泌,减轻腹部胀痛,通过胃肠减压可吸出胃内容物,减少胃内积气积液,从而达到减轻腹胀和改善呼吸功能的效果。

（4）吸入氧气：根据患者呼吸的频率、节律、深浅度及血气分析情况选择给氧流量或浓度,如可通过鼻导管、面罩、呼吸机辅助等方法给氧,以维持氧饱和度及动脉血氧分压,改善缺氧症状,保证组织器官的氧气供给。

5. 营养支持　不能进食或禁食及胃肠减压的患者,可从静脉补充能量、水及电解质,以维持和改善营养状况；对凝血机制障碍的患者,遵医嘱给予维生素 K_1 肌内注射。

（二）术后护理措施

1. 解痉镇痛　遵医嘱用药。

2. 维持体液平衡　加强观察,补液扩容,纠正水、电解质平衡失调。

3. 降低体温　物理降温，药物降温，控制感染治疗。

4. 维持有效呼吸　观察患者呼吸频率、节律、深浅度、血氧饱和度，吸氧。

5. 营养支持　术后在患者恢复进食前或进食量不足时，仍需要从胃肠外途径补充营养。恢复进食后，应鼓励患者从清淡流质饮食逐步转为进食高蛋白、高碳水化合物、高维生素饮食。

6. 并发症的预防和护理

（1）加强观察：包括神志、生命体征、每小时尿量、腹部体征及引流液的量、质，同时应注意血常规、电解质、血气分析和心电图等检测结果的变化。若T管引流液呈血性，伴腹痛、发热等症状，应考虑胆道出血；若腹腔引流液呈黄绿色胆汁样，应警惕胆瘘的可能；若患者出现神志淡漠、黄疸加深、每小时尿量减少或无尿、肝肾功能异常、血氧分压降低或代谢性酸中毒及凝血酶原时间延长等，提示多器官功能障碍，应及时告知医生，并协助处理。

（2）加强腹壁切口、腹腔引流管和T管的护理。

（3）加强支持治疗：患者发生胆瘘时，在观察并准确记录引流液的量、颜色的基础上，遵医嘱补充水、电解质及维生素，以维持水、电解质平衡；鼓励患者进食高蛋白、高维生素、低脂易消化饮食，防止因胆汁丢失影响消化吸收而造成营养障碍。

（4）维护器官功能：一旦出现多器官功能障碍或衰竭的征象，应立即与医生联系，并配合医生采取相应的急救措施。

四、健康指导

1. 心理指导：医护人员应鼓励患者保持愉快的心态，树立战胜疾病的信心，充分发挥机体的潜在能力，使患者能够积极配合治疗，提高效果。

2. 嘱患者进低脂、高蛋白、高维生素易消化的饮食，定时进餐可减少胆汁在胆囊中贮存的时间并促进胆汁酸循环,预防结石的形成。

3. 避免举重物或过度活动,注意休息,避免疲劳。

4. 沐浴时应采取淋浴的方式,并用塑料薄膜覆盖引流伤口处。

5. 每日换药 1 次,敷料被渗湿时应及时更换,以防感染。伤口周围皮肤涂氧化锌软膏保护并记录引流液的量、颜色及性状,若引流管脱出、引流液异常或身体不适应及时就诊。

6. 定期复查,当再次发生腹痛、发热、黄疸等情况应及时就医。

7. 对将 T 管带回家的患者,应告知患者留置 T 管引流的目的,指导其进行自我护理。①妥善固定引流管和放置引流袋,防止扭曲或受压;②避免举重物或过度活动,以防管道脱出或胆汁逆流。

五、护理评价

1. 患者的疼痛是否得到缓解,对疼痛处理满意。
2. 患者是否及时得到补液,体液代谢是否维持平衡。
3. 患者感染是否得到有效控制,体温是否恢复正常。
4. 患者能否维持有效呼吸,是否发生低氧血症或发生后得到及时发现和纠正。
5. 患者的营养状况是否得到改善或维持。
6. 患者是否发生胆道出血、胆瘘及多器官功能障碍或衰竭等并发症,或发生后得到及时发现和处理。

第三节 胆囊癌护理指引

胆囊癌是指发生在胆囊的癌性病变,以胆囊体部和底部多见。胆囊癌是胆道系统恶性肿瘤中较常见的一种,早期无特异性症状,常到晚期才能明确诊断。

一、护理评估

(一) 术前护理评估

1. 健康史

(1) 一般资料:姓名、性别、年龄、职业、饮食、生活习惯等。

(2) 既往史:患者既往有无胆囊息肉、慢性胆囊炎、胆囊结石疾病史。

(3) 现病史:患者是否有腹痛、恶心、呕吐、腹水、体重下降、黄疸等。

2. 身体状况　早期无明显阳性特征,晚期右上腹查体有包块,右上腹疼痛加重或持续存在,黄疸,体重下降,食欲减退,幽门梗阻,贫血或恶病质等表现。

3. 心理和社会支持状况　了解患者及家属对疾病的认知、对手术的认知、家庭经济状况、心理承受能力及对治疗的期望等。

(二) 术后护理评估

1. 了解术后麻醉和手术方式及补液情况。

2. 患者术后生命体征的变化,腹腔引流管是否通畅,引流液的颜色、性状和量,切口愈合、肠蠕动恢复情况。

3. 潜在并发症:胆道出血、胆瘘、多器官功能障碍。

二、护理问题

1. 焦虑　与担心肿瘤预后及病后家庭、社会地位改变有关。

2. 疼痛　与肿瘤浸润、局部压迫及手术创伤有关。

3. 营养失调:低于机体需要量　与肿瘤所致的高代谢状态、

摄入减少及吸收障碍有关。

4. 潜在并发症　胆瘘、胆道出血。

三、护理措施

（一）术前护理措施

1. 心理护理：情绪因素对疾病的发展和治疗效果及预后很重要。鼓励患者保持愉快的心态，树立战胜疾病的信心，充分发挥机体的潜在能力，使患者能够积极配合治疗，提高效果。鼓励患者做些力所能及的事，以转移不良情绪，自我调理心态，如散步、听科普知识，做到动静结合。

2. 饮食护理：胆囊癌患者因胆汁排泄不畅影响食物的消化和吸收，特别是对脂肪性食物更难消化，患者常表现纳呆、食少、腹胀、大便不调。选择易消化吸收并富有营养的食物，如新鲜水果和蔬菜，少吃或不吃高脂肪食物，禁烟酒，多饮开水。若患者不能进食或者进食量过少，可给予静脉营养支持。

3. 术前疼痛护理：首先应评估疼痛的性质和程度，然后遵医嘱给予镇痛药，并观察药物的疗效和不良反应。静卧休息时应保持舒适的卧位，一般以左侧卧位、仰卧位为佳，以防胆囊部位受压，减轻疼痛。

4. 密切观察体温、脉搏、呼吸、血压的变化，防止合并症的发生。

（二）术后护理措施

1. 心理护理：护理人员应耐心、主动地向患者和家属介绍胆囊癌治疗的方法及过程，消除患者恐惧、紧张、焦虑的心理，坚定战胜疾病的信心，从而使患者积极配合治疗。

2. 饮食护理：术后24小时内给予静脉营养支持，待胃肠功能恢复排气拔除胃管后可逐渐过渡到流食、半流食、普食，饮食以清淡、易消化为主。

3. 疼痛护理：针对术后疼痛，应指导患者正确使用镇痛泵或遵医嘱给予镇痛药。

4. 定时监测血压、心律、脉搏及呼吸的变化，观察有无血压下降、体温升高及尿量减少等症状。

5. 遵医嘱及时补充液体，保持出入量平衡，肠蠕动恢复后进流质饮食。

6. T管引流及腹腔引流管的护理。

7. 并发症的护理

（1）吻合口瘘：常出现于术后 4~6 天，表现为右上腹突然剧痛及腹膜刺激征，应注意观察患者腹痛及体温的变化，一旦出现异常，应及时通知医生。

（2）出血：术后密切观察患者的生命体征，若患者出现血压下降、腹痛、引流管流出血性液体，考虑出血，应立即通知医生进行抢救。

8. 化疗的护理：密切观察患者化疗后的反应，对于严重呕吐、腹泻者应遵医嘱予以水、电解质补充，定期复查血常规等。应及时向医生报告病情变化情况。

四、健康指导

1. 养成良好的饮食习惯，少食多餐。进食清淡、易消化的食物，少食油腻的食物。

2. 适当进行体育锻炼，避免劳累和受凉。

3. 遵医嘱定期复诊，如出现腹痛、恶心、呕吐，以及伤口红、肿、热、痛等症状时，应及时就诊。在医生指导下，服用消炎利胆的药物，并根据不同情况，补充维生素 B、C、K 等，对保护肝脏、防止出血有重要意义。

五、护理评价

1. 患者的疼痛是否得以缓解。
2. 患者的体液维持平衡，水、电解质及营养能否及时得以补充。
3. 患者皮肤瘙痒抓破问题是否得到控制及缓解。
4. 有无出血、吻合口瘘，如有发生能否及时发现并处理。

第四节 胆管癌护理指引

胆管癌包括肝内胆管细胞癌、肝门胆管癌和胆总管癌3种。其中肝内胆管细胞癌是指发生在肝内胆管的恶性肿瘤；肝门胆管癌是指指发生在左右肝管及肝总管的恶性肿瘤；胆总管癌是发生在胆总管的恶性肿瘤。肝门胆管癌及胆总管癌属肝外胆管癌，男女发病率无差异，50岁以上多见。

一、护理评估

（一）术前护理评估

1. 健康史

（1）一般资料：姓名、性别、年龄、职业、饮食、生活习惯等。

（2）既往史：患者既往有无血吸虫病、胆道蛔虫、胆管囊性扩张症、胆管结石及原发性肝硬化胆管炎等疾病史。

（3）现病史：患者是否有腹痛、恶心、厌食、消瘦、乏力、进行性无痛性黄疸。

2. 身体状况 是否有腹痛、腹胀、皮肤巩膜黄染及全身皮肤瘙痒，尿色深黄，大便呈灰白色或白陶土样。

3. 心理和社会支持状况 了解患者及家属对疾病的认知、

对手术的认知、心理承受能力及对治疗的期望等。

（二）术后护理评估

1. 了解术后麻醉和手术方式及补液情况。

2. 患者术后生命体征的变化，腹腔引流管是否通畅，引流液的颜色、性状和量，切口愈合、肠蠕动恢复情况。

3. 是否有胆瘘、出血、感染。

二、护理问题

1. 焦虑　与担心肿瘤预后及病后家庭、社会地位改变有关。

2. 疼痛　与肿瘤浸润、局部压迫及手术创伤有关。

3. 营养失调：低于机体需要量　与肿瘤所致的高代谢状态、摄入减少及吸收障碍有关。

4. 潜在并发症　胆瘘、胆道出血、胆汁性腹膜炎、急性肝功能衰竭、肺部感染等。

三、护理措施

（一）术前护理措施

1. 减轻焦虑　根据患者的心理特点及心理承受能力情况提供相应的护理措施和心理支持。

（1）主动关心患者，鼓励患者表达内心的感受，使患者产生信赖感。

（2）说明手术的意义、重要性及手术方案，使患者积极配合检查、手术及护理。

（3）及时为患者提供有利于治疗及康复的信息，增强其战胜疾病的信心。

2. 缓解疼痛　根据疼痛的程度，采取非药物或药物方法镇痛。

（1）卧床休息，指导其采取舒适体位、深呼吸、分散注意力等。

（2）遵医嘱应用镇痛药物。

3. 营养支持

（1）营造良好的进餐环境，提供清淡爽口的饮食。

（2）对于因疼痛、恶心呕吐而影响食欲的患者，餐前可适当用药控制症状，鼓励患者尽可能经口摄入营养素。

（3）不能经口进食或经口摄入不足者，根据其营养状况，给予肠内、肠外营养支持，以改善患者营养状况，提高手术耐受性，促进康复。

4. 皮肤护理　黄疸较深时，因胆汁刺激可引起皮肤瘙痒，应叮嘱患者避免抓挠，协助患者修剪指甲。可用温水清洗或用炉甘石洗剂擦拭局部止痒，或应用抗组胺药，提高患者的舒适度。

（二）术后护理措施

1. 心理护理　胆管癌患者病情重，一旦被告知需要手术治疗，会担心手术预后而出现恐惧、焦虑的紧张情绪，导致心率加快、血压升高，严重者会影响手术的顺利进行。因此，护理人员应耐心解答患者提出的各类问题，列举既往成功案例，消除其紧张和恐惧感，使其保持良好的心理状态，积极配合治疗。

2. 营养支持护理　术后 24 小时内给予静脉营养支持。对术中放置空肠造口管者，术后可实施肠内营养支持。待胃肠功能恢复排气拔除胃管后，可逐渐过渡到流食、半流食、普食，饮食以清淡、易消化为主。

3. 体位护理　血压平稳后取半卧位，床头抬高 30°~40°。

4. 引流管的护理　患者术后常放置有多个引流管（如氧气管、胃管、导尿管、腹腔引流管等），回病房后应将各种引流装置连接好并妥善固定，保持引流管的通畅，防止引流管扭曲受压及翻身时牵拉脱落。引流袋的位置应低于引流管口，防止逆流，造成腹腔感染。做好标记并记录各种引流物的量、性状、颜色，发现引流管脱出应及时报告医生,并协助处理。

5. 并发症的观察和护理

(1) 出血:观察患者引流管或T管有无鲜血流出或出现血性胆汁,出血量少时仅表现为柏油便或大便潜血实验阳性,发现异常立即通知医生。

(2) 胆瘘:如出现胆汁引流量变少、患者诉腹痛,提示可能发生胆汁性腹膜炎。

(3) 若患者持续高热、咳嗽加剧,提示有肺部感染,遵医嘱给予雾化吸入。鼓励患者病情允许情况下及早下床活动,防止发生坠积性肺炎,卧床患者协助其翻身、拍背。

(4) 急性肝衰竭:若出现黄疸加深、谵妄、昏迷、血清转氨酶持续上升等表现可能为急性肝功能衰竭,应立即通知医生及时处理。

6. 化疗的护理 密切观察患者化疗后的反应,对于严重呕吐、腹泻者应遵医嘱予以水、电解质补充,定期复查血常规等。

四、健康指导

1. 进食易消化、高热量、高蛋白、高维生素、低脂肪饮食。
2. 保持大便通畅和生活规律。
3. 嘱患者定期复查。
4. 患者应术后1个月进行化疗。化疗前查白细胞计数,低于$4\times10^9/L$应停止应用化疗药物。

五、护理评价

1. 患者对疼痛的缓解是否满意,有无疼痛的症状。
2. 患者有无焦虑状态,焦虑是否减轻或缓解。
3. 患者的体液是否平衡,营养状况有无改善。
4. 并发症是否得到预防、及时发现和处理。

第五节　肝癌护理指引

肝脏恶性肿瘤可分为原发性和继发性两大类。原发性肝脏恶性肿瘤起源于肝脏的上皮或间叶组织，前者称为原发性肝癌，是我国高发的、危害极大的恶性肿瘤；后者称为肉瘤，与原发性肝癌相比较为少见。继发性或称为转移性肝癌是指全身多个器官起源的恶性肿瘤侵犯至肝脏，一般多见于胃、胆道、胰腺、结直肠、卵巢、子宫、肺、乳腺等器官恶性肿瘤的肝转移。

一、护理评估

（一）术前护理评估

1. 健康史

（1）一般资料：年龄、性别、饮食习惯等。

（2）疾病和相关因素：有无肝炎、肝硬化史，有无进食含黄曲霉素素的食品史，有无亚硝酸胺类致癌物的接触史、长期酗酒史，家族中有无肝癌或其他肿瘤患者。

（3）既往史：有无其他部位肿瘤病史或手术史，有无其他系统伴随疾病。有无用（服）药史、过敏史等。

2. 身体状况

（1）局部：肝是否大，有无肝区压痛、上腹部肿块等。肿块的大小、部位，质地是否较硬，表面是否光滑，有无肝浊音界上移。

（2）全身：是否有黄疸、腹水等体征。有无消瘦及恶病质表现。有无肝性脑病、上消化道出血，以及因长期卧床，抵抗力下降而并发的各种感染，如肺炎、败血症和压力性损伤等。

3. 心理和社会支持状况　大多数肝癌患者因长期乙型肝炎和肝硬化负担已较重，再加上癌症诊断，对患者和家庭都是致命的打击。鼓励患者说出内心感受和最关心的问题，疏导、尽量解释各种治疗、护理知识。在患者悲痛时，应尊重、同情理解患者，并让家属了解发泄的重要性。与家属共同讨论制订措施，鼓励家属与患者多沟通交流。通过各种心理护理措施减轻患者的焦虑和恐惧，树立战胜疾病的信心，以最佳心态接受手术和护理。

（二）术后护理评估

1. 评估麻醉和手术方式及术中情况，术中有无输血及其量。

2. 健康状况：观察生命体征、营养状况，引流液性状、颜色、量，切口愈合及并发症情况。

3. 心理和社会支持状况：及时与患者及家属沟通，提高患者及家属的配合度，促进患者康复。

二、护理问题

（一）术前护理问题

1. 预感性悲哀　与担心疾病预后和生存期限有关。

2. 疼痛　与肿瘤迅速生长导致肝包膜张力增加有关。

（二）术后护理问题

1. 疼痛　与手术、放疗、化疗后的不适有关。

2. 营养失调：低于机体需要量　与厌食、化疗的胃肠道不良反应及癌肿消耗有关。

3. 潜在并发症　出血、肝性脑病、膈下积液或脓肿。

三、护理措施

（一）术前护理措施

1. 心理护理　指导患者及家属了解疾病的发生、发展及治疗和护理方面的新进展，树立战胜疾病的勇气和信心。

2. 营养支持治疗　缩短术前禁食、禁水时间。补充高蛋白、高热量、富含维生素、易消化的营养丰富的少渣饮食。必要时少量多次输血，以纠正贫血和低蛋白血症。遵医嘱纠正水、电解质及酸碱平衡紊乱，提高手术的耐受性。

3. 加强腹部观察　若患者突发腹痛，伴腹膜刺激征，应高度怀疑肝癌破裂出血，及时通知医生进行处理。

（二）术后护理措施

1. 病情观察　密切观察生命体征情况，出血是肝切除术后常见的并发症之一，术后应注意预防和控制出血。

2. 体位与活动　病情平稳者，可改半卧位，以利腹腔引流。术后1~2天应卧床休息，不鼓励患者早期活动，避免剧烈咳嗽和打喷嚏导致术后肝断面出血。

3. 饮食　宜进高蛋白、高热量、富含维生素、易消化饮食；少量多餐。合并肝硬化有肝功能损害者，应适当限制蛋白质摄入，必要时可给予肠内外营养支持，输血浆或白蛋白等，补充维生素K和凝血因子等，以改善贫血、纠正低蛋白血症和凝血功能障碍。

4. 疼痛护理　①评估疼痛发生的时间、部位、性质、诱因和程度，疼痛是否位于肝区，是否呈间歇性或持续性钝痛或刺痛，与体位有无关系，是否夜间或劳累时加重；有无牵涉痛，是否伴有嗳气、腹胀等消化道症状。②遵医嘱按照三级镇痛原则给予镇痛药物，并观察药物效果及不良反应。③指导患者控制疼痛和分散注意力的方法。

5. 护肝治疗　嘱患者保证充分睡眠和休息，禁酒，避免使用红霉素、巴比妥类、盐酸氯丙嗪等有损肝脏的药物。

6. 引流管的护理　引流液的观察：保持引流通畅，严密观察引流液的颜色、性状和量。一般情况下，手术后当日可从肝周引流管引出鲜血性液体100~300ml，若血性液体增多应警惕腹腔内出血。

7. 介入术后的护理

（1）预防出血：术后嘱患者取平卧位，卧床休息24~48小时防止局部出血，穿刺处沙袋加压1小时，穿刺侧肢体制动6小时；严密观察穿刺侧肢体皮肤的颜色、温度及足背动脉搏动情况，注意观察穿刺点有无出血。

（2）导管护理：妥善固定和维护导管。严格遵守无菌操作原则，每次注药前消毒导管，注药后用无菌纱布包扎，防止逆行感染。注药后用肝素稀释液冲洗导管，以防导管堵塞。

（3）栓塞后综合征的护理：肝动脉栓塞化疗后多数患者可出现发热、肝区疼痛、恶心、呕吐、心悸、白细胞计数下降等临床表现，称为栓塞后综合征，其护理措施如下。

①控制发热：一般为低热，若体温高于38.5℃可给予物理及药物降温。

②镇痛：肝区疼痛多因栓塞部位缺血坏死、肝体积增大、包膜紧张所致，必要时可适当给予镇痛药。

③恶心、呕吐：为化疗药物的反应，可给予甲氧氯普胺、氯丙嗪等。

④白细胞计数低于$4 \times 10^9 / L$时，应暂停化疗并应用升白细胞药物。

⑤介入治疗后嘱患者大量饮水，以减轻化疗药物对肾的不良反应，观察排尿情况。

（4）并发症的观察和护理：若因胃、胆、胰、脾动脉栓塞而出现上消化道出血及胆囊坏死等并发症时，及时通知医生并协助处理。肝动脉栓塞化疗可造成肝细胞坏死，加重肝功能损害，应注意观察患者的神志，有无黄疸，注意补充高糖、高能量营养素，积极给予保肝治疗，防止肝功能衰竭。

8. 并发症的观察和护理

（1）术后出血：腹腔内出血多发生在术后24小时内，可能与术中止血不彻底、血管结扎线脱落、肝断面部分无血供的肝组织坏死、凝血功能不全等有关。术后 24 小时应密切观察患者生命体征变化,保持引流管通畅,注意腹腔引流液颜色、量及性状变化,如果术后引流液颜色鲜红,可更换为精密引流袋。严密观察出血量,如引流量大于 100ml/h,同时患者伴有血压下降、脉搏细速、面色苍白等症状时,应及时通知医生,警惕腹腔内出血。

(2) 肝功能衰竭:是肝叶切除术后的主要并发症和死亡原因。术后定期监测肝功能,保持大便通畅,便秘者可口服乳果糖。观察患者的意识状态,注意有无肝性脑病的表现,如发现患者出现胡言乱语、意识不清、扑翼样震颤、昏迷等神经精神症状时,需要通知医生并遵医嘱使用支链氨基酸、精氨酸等拮抗治疗。

(3) 胸腔积液:是腹腔镜肝叶切除术后常见并发症,与术后膈肌下积液且引流不当,或创面刺激膈肌以上胸膜出现炎症反应有关,同时肝功能不良导致的低蛋白血症使胸腔内漏出液增多也易致胸腔积液。护理时要及时询问患者有无胸闷、胸痛、呼吸困难等表现,并注意监测体温变化,如有异常可行胸片或 B 超检查明确诊断,积极配合医生行胸腔穿刺引流胸腔积液,给予抗感染治疗。

(4) 人工气腹相关并发症:腹腔镜下肝癌切除术需要建立人工气腹,在手术结束时应撑开切口同时轻轻按压腹部,使腹内气体排出,减少术后二氧化碳的继续吸收。术后残存的二氧化碳气体在腹内,应避免食用易产气的食物,以减少术后腹胀引起的不适。术后如发现患者的呼吸变得浅而慢,血气分析时出现 pH 值下降、二氧化碳分压增高等情况,应高度怀疑高碳酸血症可能。应鼓励患者深呼吸及有效咳嗽,促进体内二氧化碳排出。此外,二氧化碳积聚在膈下可致反射性肩背部疼痛,短期可自行缓解。护士应向患者做好相关宣教知识，减轻患者焦虑。

（5）膈下积液及脓肿：是肝切除术后的一种严重并发症，多发生在术后1周左右。若患者术后体温下降后再度升高，或术后发热持续不退，同时伴右上腹部胀痛、呃逆、脉速、白细胞计数升高、中性粒细胞达90%以上等，应怀疑有膈下积液或膈下脓肿。其护理措施如下。

①保持引流通畅，妥善固定引流管，保持引流通畅；每日更换引流袋，观察引流液颜色、性状、量。若引流量逐日减少，一般在手术后3~5天拔除。引流手术放置胸腔引流管的患者，应按胸腔闭式引流的要求进行护理。

②若已形成膈下脓肿，必要时协助医生行B超定位引导下穿刺抽脓或置管引流，后者应加强冲洗和吸引护理。鼓励患者取半坐位，以利于呼吸和引流。

③严密观察体温变化，高热者给予物理降温，必要时药物降温，鼓励患者多饮水。

④加强营养支持治疗和抗菌药物的应用护理。

（6）肝动脉栓塞：化疗可造成肝细胞坏死，加重肝功能损害，注意观察患者的神志，有无黄疸，注意补充高糖、高能量营养素，积极给予保肝治疗，防止肝功能衰竭。

（7）胆汁漏：是因肝断面小胆管渗漏或胆管结扎线脱落、胆管损伤所致。注意观察术后有无腹痛、发热和腹膜刺激症状，有无胆汁渗出，腹腔引流液有无含胆汁。如有上述情况，应高度怀疑胆汁漏，及时通知医生调整引流管，保持引流通畅，并注意观察引流液的量与性状变化，如发生局部积液，应尽早行B超引导下穿刺置管引流；如发生胆汁性腹膜炎，应尽早手术。

（8）肝性脑病：术前检查患者血氨浓度，血氨较高者应限制蛋白的摄入，给予弱酸性溶液洗肠；术前做好肠道准备工作，于术前晚及术晨行清洁灌肠，以减少氨的来源和消除术后引发肝性脑病的因素。术后观察患者有无肝性脑病的早期症状（如欣快感、表情淡漠等性格行为变化、扑翼样震颤）；术后注意保护肝功能；因肝脏对氧敏感，故术后需要间歇吸氧 3~4 天。

四、健康指导

1. 服药　审慎服用药物。肝脏是代谢大多数药物的器官，而药物代谢过程中常会产生一些有毒物质，容易伤害肝脏导致药物性肝炎，更容易加重肝脏病情，所以服用任何药物都要经过医生的允许。

2. 饮食　以新鲜天然、均衡饮食为最重要，避免摄取不新鲜、发霉、油炸、腌熏、腌渍、罐头等加工食物。除此之外，还要拒绝酒精的诱惑，因为肝脏是酒精的主要代谢场所，而酒精和其代谢物会伤害肝细胞，形成酒精性肝病，甚者进展成肝硬化，增加肝癌的发病率。所以肝炎患者应尽量减少酒精摄取，最好远离酒精，拒绝饮酒。

3. 穿衣　肝炎或肝硬化患者容易出现皮肤瘙痒，所以建议选择棉质衣物，可以减少衣物与皮肤摩擦所产生的瘙痒感。肝硬化合并严重腹水的患者，建议准备比平时尺寸大 1~2 号的衣服较为舒适。

4. 休息　充分的休息与睡眠是肝炎患者基本的保健之道，只要平常觉得精神饱满，或是活动后不觉得累，就达到了充分休息的状态。如果始终有睡不够的感觉或入睡困难等情形，则应该与医生讨论，并做适当处理。

5. 排泄　平时应注意观察小便的颜色，若呈浓茶状，表示可能有肝功能异常或合并有胆道的问题，应向医生求教。而肝硬化患者若大便在体内囤积过久，会产生较多的"氨"，容易引起肝性脑病症状。此外，应随时观察大便颜色，若大便颜色呈黑色或柏油状，应怀疑有出血迹象，此时要尽快就医。

6. 养成良好的卫生习惯　乙型或丙型肝炎，日常生活中饮食、餐具及衣物等接触并不会造成感染，不需要分开处理。但应该避免与他人共享刮胡刀、牙刷；文眉或针灸时，宜使用丢弃式器具；受伤或出血时，若需要由他人协助，须提醒戴手套，避免直接接触到血液。乙型肝炎患者的配偶只要具有乙型肝炎表面抗体，可以享受正常的性生活；如果配偶体内没有乙肝病毒表面抗原，也没有表面抗体，应接受完整的乙型肝炎疫苗注射。

7. 运动　肝炎患者可采取适度、缓和的有氧运动，如走路、骑脚踏车、游泳、打球等，每天运动时间以不引起过度疲劳为宜，可以增加免疫力及身体的耐受力，保持轻松的心情。

五、护理评价

1. 患者能否正确面对疾病、手术和预后。
2. 患者疼痛是否减轻。
3. 患者营养状况是否改善。
4. 患者术后并发症是否得到预防、及时发现和护理。

第六节　肝脓肿护理指引

肝脓肿是肝受感染后形成的脓肿，属于继发感染性疾病。根据引起感染的病原体不同可分为细菌性肝脓肿和阿米巴性肝脓肿，临床上前者较后者多见。

一、护理评估

（一）术前护理评估

1. 健康史

（1）一般资料：年龄、性别、饮食习惯等。

（2）疾病和相关因素：是否有胆道病史及胆道感染病史，

体内部位有无化脓性病变，是否有肝外伤史，是否有凝血功能障碍。

（3）既往史：有无胆道及肝脏手术病史，有无其他系统伴随疾病。有无用（服）药史、过敏史，有无乙型肝炎等传染病史等。

2. 身体状况

（1）寒战和高热：是最常见的症状。往往寒热交替，反复发作，多呈一日数次的弛张热，体温38~41℃，伴有大量出汗，脉率增快。

（2）腹痛：为右上腹肝区持续性胀痛，如位于肝右叶膈顶部的脓肿则可引起右肩部放射痛。

（3）肝大：肝大而有压痛，如脓肿在肝脏面的下缘，则在右肋缘下可扪到肿大的肝或波动性肿块，有明显触痛及腹肌紧张；如脓肿浅表，则可见右上腹隆起；如脓肿在膈面，则横膈抬高，肝浊音界上升。

（4）乏力、食欲缺乏、恶心和呕吐，少数患者还可出现腹泻、腹胀及难以忍受的呃逆等症状。

（5）黄疸：可有轻度黄疸；若继发于胆道结石胆管炎，可有中度或重度黄疸。

（二）术后护理评估

1. 注意伤口渗血、渗液的情况。
2. 注意观察患者生命体征及腹痛情况。
3. 观察引流液的颜色、性状及量。

二、护理问题

1. 疼痛　与腹腔内感染、手术切口、引流管摩擦牵拉有关。
2. 体温过高　与感染、手术损伤有关。
3. 焦虑　与环境改变及不清楚疾病的预后、病情危重有关。

4. 口腔黏膜改变　与高热、进食进水量少有关。

5. 体液不足　与高热后大汗、液体摄入不足、引流液过多有关。

6. 潜在并发症　腹腔感染。

三、护理措施

（一）术前护理措施

1. 高热护理　密切监测体温变化，遵医嘱给予物理降温或药物降温，必要时做血培养；及时更换汗湿的衣裤和床单，保持舒适。

注意：降温过程中观察出汗情况，注意保暖等。鼓励患者多饮水，每天至少摄入2000ml液体，口服不足者应加强静脉补液、补钠，纠正体液失衡，防止患者因大量出汗引起虚脱。

2. 用药护理

（1）遵医嘱早期使用大剂量抗菌药物以控制炎症，促使脓肿吸收自愈。注意把握用药间隔时间与药物配伍禁忌。

（2）阿米巴性肝脓肿使用抗阿米巴药物，如甲硝唑、氯喹等。甲硝唑为首选药物，一般用药2天后见效，6~9天体温可降至正常。如"临床治愈"后脓腔仍存在者，可继续服用1个疗程甲硝唑。氯喹多用于对甲硝唑无效的病例，但对心血管有不良反应如心肌受损等，应特别注意。

（3）长期使用抗菌药物者，应警惕假膜性肠炎和继发双重感染。糖尿病患者免疫功能低下，长期应用抗菌药物可能发生口腔、泌尿系、皮肤黏膜、肠道的各种感染。

3. 营养支持　肝脓肿是一种消耗性疾病，应鼓励患者多食高蛋白、高热量、富含维生素及膳食纤维的食物；进食困难、食欲缺乏、贫血、低蛋白血症、营养不良者应适当给予白蛋白、血浆、氨基酸等营养支持。

4. 病情观察 加强对生命体征和胸腹部症状、体征的观察。观察患者体温变化；观察腹部和胸部症状与体征的变化，及早发现有无脓肿破溃引起的腹膜炎、膈下脓肿、胸腔感染等并发症。肝脓肿患者如继发脓毒血症、急性化脓性胆管炎或出现中毒性休克征象时，应立即通知医生并协助抢救。

（二）经皮肝穿刺抽脓或脓肿置管引流的护理

1. 术前准备

（1）解释：向患者和家属解释经皮肝穿刺抽脓或脓肿置管引流的方法、效果及配合要求；嘱患者术中配合做好双手上举、平卧位或侧卧位，以利于穿刺操作。

（2）协助做好穿刺药物和物品准备。

2. 术后护理

（1）穿刺后的护理：每小时测量血压、脉搏、呼吸，平稳后可停止，如有异常及时报告医生进行处理。观察穿刺点局部有无渗血、脓液渗出、血肿等。

（2）引流管的护理：如脓液较稠、抽吸后脓腔不能消失、脓液难以抽净者，留置管道引流。

要点：①妥善固定，防止滑脱。②取半卧位，以利引流和呼吸。③保持引流管通畅，勿压迫、折叠管道。必要时协助医生每天用生理盐水或含抗菌药物盐水持续冲洗脓腔，冲洗时严格无菌原则，注意出入量，观察和记录脓腔引流液的颜色、性状及量。④预防感染：适时换药，直至脓腔愈合。⑤拔管：B超复查脓腔基本消失或脓腔引流量少于1ml/d，可拔除引流管，适时换药，直至脓腔闭合。

（3）病情观察：观察患者有无发热、肝区疼痛等，观察肝脓肿症状和改善情况，适时复查B超，了解脓肿好转情况。位置较高的肝脓肿，穿刺后应注意呼吸、胸痛及胸部体征，及时发现气胸、脓胸等并发症。

(三) 手术治疗的护理

手术方式有切开引流和肝叶切除两种。

1. 术前准备　协助做好术前检查，术前常规准备等。

2. 术后护理

(1) 疼痛护理：评估疼痛的诱发因素、伴随症状，观察并记录疼痛程度、部位、性质及持续时间等；遵医嘱给予镇痛药，并观察药物疗效和不良反应；指导患者采取放松和分散注意力的方法应对疼痛。

(2) 病情观察：行脓肿切开引流者观察患者生命体征、腹部体征，注意有无脓液流入患者腹腔而并发腹腔感染。观察肝脓肿症状和改善情况，适时复查B超，了解脓肿好转情况。

(3) 肝叶切除的护理：术后24小时内应卧床休息，避免剧烈咳嗽，以防出血。给予氧气吸入，保证血氧浓度，促进肝创面愈合。

3. 并发症的观察和护理：腹腔感染

(1) 严密监测患者体温、外周血白细胞计数、腹部体征，遵医嘱进行脓液细菌培养，以指导用药。

(2) 指导患者妥善固定引流管的方法，活动时勿拉扯引流管，保持适当的松度，防止管内脓液流入腹腔引起逆行感染。

(3) 引流管的护理：嘱患者半卧位，有利于吸引和引流。保持引流通畅，观察引流液的性状、脓液的黏稠度，有无坏死组织，用生理盐水抽吸或冲洗腹腔。记录每日引流脓液量，少于10ml或容量少于15ml可考虑拔管，改换凡士林纱布条引流，观察引流液的量、性状，并做好记录。

(4) 注意保护引流管周围皮肤，及时更换潮湿的敷料，保持干燥，必要时涂以氧化锌软膏。

(5) 在换药及更换引流袋时，严格执行无菌操作，避免逆行感染。

（6）告诉患者腹部感染时的腹痛变化情况，并应及时报告医生。

四、健康指导

1. 合理休息，注意劳逸结合，保持心情舒畅，增加患者适应性反应，减少心理应激，从而促进疾病康复。

2. 合理用药，有效使用抗生素，并给予全身性支持治疗，改善机体状态。

3. 保持引流有效性，注意观察引流的量、颜色、性状，防止引流管脱落，当出现高热、腹痛等症状时给予及时有效的处理，控制疾病进展。

4. 向患者讲解疾病相关知识，了解疾病病因、症状及注意事项，指导患者做好口腔护理，多饮水，预防并发症发生。

五、护理评价

1. 患者疼痛减轻或缓解。
2. 患者体温降低。
3. 患者焦虑减轻。
4. 患者口腔黏膜无改变。
5. 患者组织灌注良好。
6. 患者不发生并发症或并发症能被及时发现和处理。

第七节　急性胰腺炎护理指引

急性胰腺炎是多种病因导致胰酶在胰腺内被激活后引起胰腺组织自身消化、水肿、出血甚至坏死的炎症反应。其按病程及严重程度分为轻型急性胰腺炎和重症急性胰腺炎。

一、护理评估

(一) 术前护理评估

1. 健康史

(1) 一般情况：评估饮食习惯，是否长期进食高蛋白、高脂肪饮食；有无吸烟史或长期大量饮酒；有无暴饮暴食习惯。

(2) 既往史及家族史：有无糖尿病、慢性胰腺炎等。

2. 身体状况

(1) 腹痛：多为突发性上腹或左上腹持续性剧痛或刀割样疼痛，上腹腰部束带感。

(2) 恶心、呕吐：发作频繁，早期为反射性，晚期是由于麻痹性肠梗阻引起。

(3) 腹胀：在重型患者中由于腹腔内渗出液的刺激和腹膜后出血引起，麻痹性肠梗阻肠积气积液引起腹胀。

(4) 发热：早期中度发热。

(5) 黄疸：病后 1～2 天出现不同程度的黄疸。

(6) 休克和脏器功能障碍。

3. 心理和社会支持状况 评估患者有无焦虑、恐惧等心理反应；患者家庭经济承受能力，家属对患者的关心和支持程度。

(二) 术后护理评估

1. 手术情况 了解麻醉方式和手术类型、范围，术中出血量、补液量及引流管安置情况。

2. 身体状况 评估患者生命体征及引流管情况；手术切口愈合情况；有无并发症发生，如出血、胰瘘等；术后疼痛程度及睡眠情况。

3. 心理和社会支持状况 评估患者对疾病和术后有无各种不适心理反应，患者及家属对术后康复过程及出院健康教育知识的掌握程度。

二、护理问题

1. 急性疼痛　与胰腺及周围组织炎症有关。
2. 有体液不足的危险　与炎性渗出、出血、呕吐、禁食等有关。
3. 营养失调：低于机体需要量　与呕吐、禁食、胃肠减压和大量消耗有关。
4. 体温过高　与胰腺坏死、继发感染有关。
5. 潜在并发症　出血、肠瘘、休克等。

三、护理措施

（一）术前护理措施

1. 疼痛护理　禁食、持续胃肠减压以减少胰液对胰腺及周围组织的刺激；遵医嘱使用抑制胰液分泌及抗胰酶药物，疼痛剧烈者，给予解痉、镇痛药物。协助患者膝盖弯曲，靠近胸部以缓解疼痛；按摩背部，增加舒适感。

2. 维持水、电解质及酸碱平衡　严密监测生命体征、电解质、酸碱平衡；准确记录24小时出入液量，必要时监测中心静脉压及每小时尿量。发生休克迅速建立静脉输液通路，补液扩容，尽快恢复有效循环血量。

3. 维持营养供给　禁食期间给予肠外营养支持。

4. 心理护理　由于发病突然、发展迅速、病情凶险，患者常会产生恐惧心理。此外，由于病程长、病情反复及费用等问题，患者易产生悲观消极情绪。因此，应为患者提供安全舒适的环境，了解其感受，予以安慰鼓励并讲解治疗和康复知识，使患者以良好心态接受治疗。

（二）术后护理措施

1. 引流管的护理　包括胃管、腹腔双套管、胰周引流管、空肠造瘘管、胃造瘘管及尿管等。在引流管上标注管道名称及安置时间，分清引流管安置部位及作用；将引流管与引流装置连接紧密并妥善固定，定期更换引流装置。

（1）腹腔双套灌洗引流：目的是冲洗脱落坏死组织、黏稠的脓液或血块。护理：①持续腹腔灌洗：常用生理盐水加抗生素，现配现用，冲洗速度为 20～30 滴/分钟。②保持引流通畅：持续低负压吸引；负压不宜过大，以免损伤内脏组织和血管。③观察引流液的颜色、性状和量：若引流液呈血性，伴脉速和血压下降，应考虑大血管受腐蚀破裂引起继发出血，及时通知医生并做急诊手术准备。④维持出入量平衡：准确记录冲洗量和引流液量，保持平衡，发现异常及时通知医生。⑤拔管指征：患者体温维持正常 10 日左右，白细胞计数正常，腹腔引流液少于 5ml/h，引流液的淀粉酶测定值正常，可考虑拔管。

（2）空肠造瘘管：术后可通过空肠造瘘管行肠内营养支持治疗。护理：①妥善固定：将管道固定于腹壁，指导患者翻身、活动、更换衣服时避免牵拉，防止管道脱出。②保持管道通畅：营养液滴注前后使用生理盐水或温开水冲洗管道；冲洗输注营养液时每 4 小时冲洗管道 1 次，避免管道堵塞。

2. 并发症的观察和护理

（1）多器官功能障碍：常见有急性呼吸窘迫综合征和急性肾衰竭。①急性呼吸窘迫综合征：观察患者呼吸型态，根据病情，监测血气分析；若出现严重呼吸困难及缺氧症状，给予气管插管或气管切开，应用呼吸机辅助呼吸并做好护理。②急性肾衰竭：详细记录每小时尿量、尿比重及 24 小时出入水量。遵医嘱静脉滴注碳酸氢钠，应用利尿药或做血液透析。

（2）出血：观察有无血性液体从胃管、腹腔引流管或手术切口流出，患者有无呕血、黑粪或血便；遵医嘱监测凝血功能，及时纠正凝血功能紊乱；遵医嘱使用止血和抑酸药物等。

（3）胰瘘：患者出现腹痛、持续腹胀、发热、腹腔引流管或伤口流出无色清亮液体时，警惕发生胰瘘。①取半卧位，保持引流通畅；②根据胰瘘程度，采取禁食、胃肠减压、静脉泵入生长抑素等措施；③严密观察引流液的颜色、量和性状，准确记录；④必要时做腹腔灌洗引流，防止胰液积聚侵蚀内脏、继发感染或腐蚀大血管；⑤保护腹壁瘘口周围皮肤，用凡士林纱布覆盖或氧化锌软膏涂擦。

（4）肠瘘：出现明显腹膜刺激征，引流出粪便样液体或输入的肠内营养液时，应考虑肠瘘。①持续灌洗，低负压吸引，保持引流通畅；②纠正水、电解质紊乱，加强营养支持；③指导患者正确使用造口袋，保护瘘口周围皮肤。

（5）休克：重型者常早期即出现休克，主要由于大量体液外渗，可使循环量丧失40%，故出现低血容量休克，是早期死亡原因。故依据中心静脉压、血压、尿量、红细胞压积和电解质的监测，补给平衡盐液、血浆、新鲜全血、人体白蛋白、电解质溶液，以恢复有效循环和电解质平衡，同时应维持酸碱平衡。

四、健康教育

1. 减少诱因　治疗胆道疾病，戒酒，预防感染，正确服药以预防复发。

2. 休息与活动　劳逸结合，保持良好心情，避免疲劳和情绪激动。

3. 合理饮食　少量多餐，进食低脂饮食，忌食刺激、辛辣及油腻食物。

4. 控制血糖及血脂　监测血糖及血脂，必要时使用药物控制。

5. 定期复查　出现胰腺假性囊肿、胰腺脓肿、胰瘘等并发症时，及时就诊。

五、护理评价

1. 疼痛减轻,情绪稳定。
2. 水、电解质和酸碱平衡紊乱得到控制。
3. 肠内营养液能保证机体需要量。
4. 体温正常,无感染发生。
5. 并发症得到预防或被及时发现和处理。

第八节 胰腺癌护理指引

胰腺癌是恶性程度较高的一种消化道肿瘤,发病率有明显增加趋势。本病多发生于 40~70 岁中老年人,男女发病比例为 1.5:1。多发于胰头部,约占 75%,其次为胰体尾部,全胰癌少见。

一、护理评估

(一)术前护理评估

1. 健康史

(1) 一般情况:评估患者饮食习惯,是否长期进高蛋白、高脂肪饮食;是否长期接触污染环境和有毒物质;有无吸烟史或长期大量饮酒史。

(2) 既往史及家族史:有无糖尿病、慢性胰腺炎等;有无胰腺肿瘤或其他肿瘤家族史。

2. 身体状况

(1) 局部:腹痛部位及特点,影响疼痛的因素及药物镇痛效果;有无恶心、呕吐或腹胀;腹部是否触及肿大的肝和胆囊;有无移动性浊音。

(2) 全身:有无消化道症状,有无黄疸及黄疸出现的时间、程度，是否伴有皮肤瘙痒。

3. 心理和社会支持状况　评估患者有无焦虑、恐惧、悲观等心理反应；患者家庭经济承受能力，家属对患者的关心和支持程度。

（二）术后护理评估

1. 手术情况　了解麻醉方式和手术类型、范围，术中出血量、补液量及引流管安置情况。

2. 身体状况　评估患者生命体征及引流管情况；手术切口愈合情况；有无并发症发生，如出血、胰瘘等；术后疼痛程度及睡眠情况。

3. 心理和社会支持状况　评估患者对疾病和手术后有无不适心理反应，患者及家属对术后康复过程及出院健康教育知识的掌握程度。

二、护理问题

1. 焦虑　与诊断为癌症、对手术治疗缺乏信心及担心预后有关。

2. 疼痛　与癌肿侵犯腹膜后神经丛及手术创伤有关。

3. 营养失调：低于机体需要量　与食欲缺乏、呕吐及癌肿消耗有关。

4. 潜在并发症　感染、胰瘘、胆瘘、血糖异常等。

三、护理措施

（一）术前护理措施

1. 心理护理　多数患者就诊时已处于中晚期，易出现否认、悲哀、畏惧和愤怒等不良情绪，对手术治疗产生焦虑情绪。有针对性地进行健康指导，使患者能配合治疗与护理，促进疾病的康复。

2. 疼痛护理 疼痛剧烈者，及时使用镇痛药，评估镇痛药的效果，保证患者的良好睡眠及休息。

3. 改善营养状态 监测相关营养指标，如血清清蛋白水平、皮肤弹性、体重等。指导患者进高热量、高蛋白、富含维生素、低脂饮食。营养不良者，可经肠内和肠外营养途径改善患者营养状况。

4. 改善肝功能 遵医嘱给予保肝药、复合维生素 B 等；静脉输注高渗葡萄糖加胰岛素和钾盐，增加肝糖原储备。

5. 其他 血糖异常者，通过调整饮食和注射胰岛素控制血糖。

（二）术后护理措施

1. 病情观察 密切观察生命体征、腹部体征、伤口及引流管情况，准确记录 24 小时出入液量。

2. 营养支持 术后早期禁食，禁食期间给予肠外营养支持，维持水、电解质平衡。拔除胃管后予以流质、半流质饮食，逐渐过渡至正常饮食。

3. 引流管的护理 保持引流管通畅，观察记录引流液的颜色、性状、量。若发现引流液突然减少，患者伴有腹胀、发热，应及时检查管道有无堵塞或引流管是否滑脱。

4. 并发症的观察和护理

（1）感染：以腹腔内局部细菌感染最常见，若患者免疫力低下，还可合并全身感染，术后严密观察患者有无高热、腹痛和腹胀、白细胞计数升高等。合理应用抗生素，加强全身支持治疗。

（2）血糖异常的观察及护理：①动态监测血糖水平，对合并高血糖者，调节饮食并遵医嘱注射胰岛素，控制血糖在适当水平；②出现低血糖者，适当补充葡萄糖。

四、健康教育

1. 自我监测　年龄40岁以上者，短期内出现持续性上腹部疼痛、腹胀、黄疸、食欲减退、消瘦等症状时，须行胰腺疾病筛查。

2. 合理饮食　戒烟酒，少量多餐，均衡饮食。

3. 按计划化疗　化疗期间定期复查血常规，白细胞计数低于 $4 \times 10^9/L$ 者暂停化疗。

4. 定期复查　术后每3～6个月复查一次；若出现贫血、发热、黄疸等症状，及时就诊。

五、护理评价

1. 焦虑减轻，情绪稳定。
2. 疼痛缓解或得到控制。
3. 营养状况改善，体重得以维持或增加。
4. 并发症得到预防或被及时发现和处理。

第六章 腹外疝护理指引

第一节 腹股沟疝护理指引

腹股沟疝是指腹腔内脏器通过腹股沟的缺损向体表突出所形成的疝，俗称"疝气"。腹股沟疝又分为斜疝和直疝。斜疝多发生于儿童及青壮年男性，直疝多发生于老年男性。发病率以腹股沟斜疝占绝大多数。

一、护理评估

（一）术前护理评估

1. 健康史

（1）一般情况：年龄、性别、职业、女性患者生育史等。

（2）腹股沟疝发生情况：发生的状况、进展情况、对日常生活的影响。

（3）相关因素：了解有无慢性咳嗽、便秘、排尿困难、腹水及妊娠等腹内压增高等诱发因素，有无腹部手术、外伤、切口感染等病史。

2. 身体状况　疝的部位、大小、质地，有无压痛、能否回纳；有无肠梗阻症状；有无腹膜刺激征；有无感染及水、电解质平衡紊乱的征象。

3. 心理和社会支持状况　患者有无因疝块反复突出影响工

作和生活而感到焦虑不安。注意了解患者及家属对疾病、对手术治疗有无顾虑。患者及家属对预防腹内压升高的相关知识的掌握程度。

(二) 术后护理评估

1. 评估麻醉和手术方式及术中情况。

2. 观察局部切口愈合情况、有无切口感染情况、有无阴囊水肿、有无腹内压增高因素存在。

二、护理问题

(一) 术前护理问题

1. 知识缺乏　缺乏腹外疝成因、预防腹内压升高的有关知识。

2. 急性疼痛　与疝块嵌顿或绞窄有关。

(二) 术后护理问题

1. 知识缺乏　缺乏促进术后康复的有关知识。

2. 疼痛　与术后切口张力大或手术创伤有关。

3. 潜在并发症　术后阴囊水肿、切口感染。

三、护理措施

(一) 术前护理措施

1. 消除引起腹内压升高的因素　治疗原发病，控制症状，保持大便通畅。

2. 休息　疝块较大者减少活动，离床活动时使用疝带压住伤口，避免腹腔内物脱出而造成疝嵌顿。

3. 观察腹部情况　患者若出现明显腹痛，伴疝块突然增大、紧张发硬且触痛明显，不能回纳腹腔，应高度警惕嵌顿疝发生的可能，需要立即报告医生，并配合紧急处理。

4. 嵌顿性和绞窄性疝的术前护理　此类患者多须行紧急手

术。除一般护理外，应予禁食、输液、胃肠减压，纠正水、电解质及酸碱平衡失调，必要时遵医嘱备血，及遵医嘱给予抗生素抗感染。

5. 防止切口感染　术前皮肤准备，应做好阴囊及会阴部皮肤准备，避免损伤皮肤。

6. 戒烟　吸烟者，术前2周开始戒烟。

（二）术后护理措施

1. 体位　取平卧位，膝下垫一软枕，使髋关节微屈，以松弛腹股沟切口的张力和减少腹腔内压力，利于切口愈合和减轻伤口疼痛。

2. 活动　采用无张力疝修补术的患者术后次日即可下床活动。年老体弱、复发性疝、绞窄性疝和巨大疝患者可适当延迟下床活动时间。

3. 饮食护理　一般患者于术后6~12小时若无恶心、呕吐可进流食，次日可进半流食或普食。行肠切除吻合术者术后应禁食，待肠道功能恢复后方可进流食，再逐渐过渡为半流食、普食。

4. 防止腹内压升高　术后需要注意保暖，防止受凉而引起咳嗽。指导患者在咳嗽时用手掌按压，保护切口，以避免缝线撕脱造成伤口裂开。保持排便通畅，给予便秘者通便药物，嘱患者避免用力排便。因麻醉或手术刺激引起的尿潴留，经诱导无效，给予留置导尿。

5. 阴囊水肿的观察和护理　因阴囊比较松弛，位置较低，渗血、渗液易积聚于阴囊。为避免阴囊内积血、积液和促进淋巴回流，术后可用丁字带将阴囊托起，并密切观察阴囊肿胀情况。

6. 切口感染的观察和护理　切口感染是引起疝复发的主要原因之一，一旦发现切口感染，应尽早处理。

（1）病情观察：观察体温和脉搏的变化及切口有无红肿疼

痛，阴囊部有无出血、血肿。

（2）切口护理：保持敷料清洁、干燥，避免大小便污染，若发现敷料污染或脱落应及时更换。

（3）抗生素的使用：绞窄性疝行肠切除、肠吻合术后，易发生切口感染，术后须应用抗生素。

四、健康指导

（一）术前健康指导

1. 相关疾病知识介绍：向患者解释造成腹外疝的原因和诱发因素、手术治疗的必要性及术后注意事项。

2. 吸烟者应在术前2周戒烟。注意保暖，预防受凉感冒。鼓励患者多饮水、多吃蔬菜等粗纤维食物，以保持大便通畅。

3. 嵌顿疝的患者做好术前准备。

（二）术后健康指导

1. 无张力疝修补不增加周围组织的张力，无明显疼痛、牵扯感，术后6小时可以下床活动。

2. 患者出院后逐渐增加活动量，2周后可参加体力劳动，如骑车、打球等，但时间应限制在30分钟内。半年内避免重体力劳动，如提重物、抬重物及持久站立等。

3. 注意避免腹内压升高的因素，如剧烈咳嗽、用力排便等。多饮水、多吃蔬菜等粗纤维食物，以保持大便通畅。

4. 若疝复发，应及早治疗。

五、护理评价

1. 患者能否正确描述预防腹内压升高的相关知识。

2. 患者疼痛是否得以缓解。

3. 有无发生阴囊水肿、切口感染；若发生，能否得到及时发现和处理。

第二节 其他腹外疝护理指引

股疝为疝囊通过股环、经股管向股部卵圆窝突出形成的疝。多见于40岁以上妇女。妊娠是腹内压增高引起股疝的主要原因。故股疝最易嵌顿，在腹外疝中股疝嵌顿者最多。

脐疝是疝囊通过脐环突出形成的疝。其有小儿脐疝和成人脐疝之分，以小儿脐疝多见。小儿脐疝的发病原因是脐环闭锁不全或脐部组织不够坚强，在经常啼哭和便秘等腹内压增大的情况下发生。

切口疝是发生于腹壁手术切口处的疝。腹壁切口疝多见于腹部纵行切口者，与解剖因素、手术因素、腹内压升高、切口感染、切口内血肿形成、肥胖、老龄、营养不良所致的切口愈合不良等因素有关。

一、护理评估

（一）术前护理评估

1. 健康史　询问患者有无吸烟嗜好及便秘、慢性咳嗽、排尿困难、腹水等病史；有无手术、切口感染史。

2. 身体状况

（1）疝块的位置、大小、质地，有无压痛、能否回纳。

（2）有无肠梗阻或肠绞窄征象。

3. 心理状况

（1）患者有无因疝块反复突出影响工作与生活而担心和焦虑不安。

（2）患者对预防腹内压升高的有关知识的掌握程度。

（二）术后护理评估

1. 手术情况　评估麻醉方式、手术类型和术中情况。

2. 康复情况　局部切口的愈合情况，有无并发症的发生等。

二、护理问题

（一）术前护理问题

1. 知识缺乏　缺乏腹外疝成因、预防腹内压升高的有关知识。

2. 急性疼痛　与疝块嵌顿或绞窄有关。

（二）术后护理问题

1. 知识缺乏　缺乏促进术后康复的有关知识。

2. 疼痛　与术后切口张力大或手术创伤有关。

3. 潜在并发症　术后阴囊水肿、切口感染。

三、护理措施

（一）术前护理措施

1. 减轻患者对手术的恐惧心理，消除致腹内压升高的因素。

2. 离床活动时使用疝带压住疝环口，避免腹腔内容物脱出而造成疝嵌顿，观察有无嵌顿疝的发生。

3. 术前晚灌肠，清除肠内积粪，防止术后腹胀及排便困难。

4. 常规术前护理，送患者进手术室前嘱其排空小便并置尿管，以防术中误伤膀胱。

（二）术后护理措施

1. 病情观察　密切监测患者生命体征的变化。观察伤口渗血情况，及时更换浸湿的敷料，估计并记录出血量。

2. 体位　取平卧位，膝下垫一软枕，使髋关节微屈，以松弛腹股沟切口的张力和减少腹腔内压力，利于切口愈合和减轻切口疼痛。

3. 饮食与活动　患者一般于术后 6～12 小时若无恶心、呕吐可进水及流食，次日可进半流食、软食或普食。传统的疝修补术后早期避免下床活动,采用无张力疝修补术的患者可以早期离床活动。

4. 阴囊水肿的观察和护理　由于阴囊比较松弛、位置较低,渗血、渗液易积聚于阴囊。为避免阴囊内积血、积液和促进淋巴回流,术后可用丁字带将阴囊托起,并密切观察阴囊肿胀情况。

5. 切口感染的观察和护理　预防切口感染,切口感染是疝复发的主要原因之一。

四、健康教育

1. 活动　出院后逐渐增加活动量。3个月内应避免从事重体力劳动或提举重物。

2. 避免腹内压升高的因素　需要注意保暖,防止受凉引起咳嗽;指导患者在咳嗽时用手掌按压切口部位以免缝线撕脱。保持排便通畅,便秘者给予通便药物,嘱患者避免用力排便。

3. 复诊和随诊　定期门诊复查。若疝复发,应及早诊治。

五、护理评价

1. 患者能否正确描述预防腹内压升高的相关知识和术后康复的有关知识。

2. 患者疼痛是否得以缓解。

3. 有无发生阴囊水肿、切口感染;若发生,能否得到及时发现和处理。

第七章 胃食管反流病护理指引

第一节 胃食管反流病护理指引

胃食管反流病是指胃十二指肠内容物反流入食管引起烧心等症状，可引起反流性食管炎，以及咽喉、气管等食管邻近的组织损伤。反流是指胃内容物在无恶心和不用力的情况下涌入咽部或口腔的感觉，含酸味或仅为酸水时称为反酸；烧心是指胸骨后或剑突下烧灼感，常由胸骨下段向上延伸。反流和烧心常在进餐后1~2小时发生，卧位、弯腰或腹压增高时可加重，部分患者反流和烧心症状可在夜间入睡时发生，并因此影响睡眠质量。

一、护理评估

（一）术前护理评估

1. 健康史　询问患者是否服用某些激素（如胆囊收缩素、胰升血糖素、血管活性肠肽等）、食物（如高脂肪食物、巧克力）、药物（如钙通道阻滞剂、地西泮、吗啡等），是否吸烟、饮酒，或存在致腹内压增高因素（如妊娠、腹水、呕吐、负重劳动、便秘、紧束腰带等）。

2. 身体状况　是否有反流和烧心等典型症状，常发生在餐后1小时，卧位、弯腰或腹压增高时加重。是否有咽喉炎、慢性咳嗽、哮喘、吸入性肺炎等症状。

3. 心理和社会支持状况　胃食管反流病患者可因病程长、反复发作或出现并发症而易产生焦虑、急躁情绪或紧张、恐惧心理。

二、护理问题

1. 胸痛　与反流物刺激有关。
2. 知识缺乏　缺乏有关疾病的病因及防治知识。
3. 焦虑　与病情反复有关。
4. 潜在并发症　上消化道出血。

三、护理措施

（一）术前护理措施

1. 病情观察　观察患者疼痛部位、性质、程度、持续时间及伴随症状，及时发现和处理异常情况。

2. 去除和避免诱发因素

（1）避免应用引起胃排空延迟的药物。

（2）避免饭后剧烈运动；避免睡前 2 小时进食；白天进餐后不宜立即卧床；睡眠时将床头抬高 15～20cm，以改善平卧位食管的排空功能。

（3）易消化饮食为主，少食多餐，戒烟禁酒。

（4）注意减少一切引起腹压增高的因素，如肥胖、便秘、紧束腰带等。

3. 指导并协助患者减轻疼痛

（1）保持环境安静，减少对患者的不良刺激和心理压力。

（2）疼痛时深呼吸，以腹式呼吸为主。减少胸部压力刺激。

（3）舒适体位。

（4）保持情绪稳定。

（5）指导患者放松和转移注意力的技巧。

(6）用药护理：遵医嘱使用促动力药、抑酸药。

（二）术后护理措施

1. 观察各种引流管（如胃管、尿管等）是否通畅，防止扭曲、折叠、受压、管腔阻塞等导致的引流不畅。

2. 拔管后协助患者进行适量床边活动，促进胃肠功能恢复、预防肺部并发症及深静脉血栓形成。

3. 观察患者术后是否有不适，如胸痛、咽痛、腹胀等，观察手术创口处敷料是否干燥。

4. 术后2周内尽量为患者准备清淡软食，2周后可恢复正常。因患者手术中接受全身麻醉，故术后至少需要禁食、禁水8小时，以防发生反流误吸等情况。术后置胃管持续胃肠减压，一般1~3天后胃肠蠕动可恢复，临床观察到肛门恢复排气后可拔除胃管，此时方可开始进少量流食，逐日增加至正常食量。患者及家属无须担忧术后无法进食所造成的饥饿和消耗，因医护人员会予静脉补充每日所需水、电解质、蛋白质、碳水化合物和脂肪等。

5. 并发症的观察和护理

（1）消化性狭窄：表现为远端食管的固定性管腔变窄。狭窄源于糜烂性食管炎愈合所产生的胶原沉积和纤维化。消化性狭窄通常位于胃食管交界处或食管区域最接近反流的地方。对于食管中段或近侧的孤立狭窄，必须考虑消化性损伤以外的瘢痕病的病因。消化性狭窄的特征性症状包括吞咽困难（主要表现为固体）和食管食物嵌塞。消化性狭窄的诊断可以通过钡餐或上消化道内镜来确诊。

（2）上消化道出血：胃食管反流病患者，因食管黏膜炎症、糜烂及溃疡可导致上消化道出血，临床表现可见呕血和（或）黑粪及不同程度的缺铁性贫血。

（3）Barrett食管炎：与幽门螺杆菌感染或其后遗症如慢性萎缩性胃炎和胃肠化生有关。其他因素包括吸烟、饮酒、肥胖等。

四、健康指导

1. 疾病知识指导：介绍有关病因，避免诱发因素，保持良好心理状态，劳逸结合，积极配合治疗。

2. 改善生活方式指导：建议患者禁烟、禁酒、合理饮食，对超重和肥胖者建议适当减轻体重。

3. 用药指导：根据病因、具体情况进行指导。

4. 避免睡前进食，抬高床头以改善症状，避免餐后即刻平卧。

五、护理评价

1. 患者胸痛消失。
2. 改变患者不良生活习惯，使其保持健康的生活方式。
3. 减轻患者焦虑程度。改变其治疗依从性。
4. 有无发生并发症；若发生，能否得到及时发现和处理。

第二节 食管裂孔疝护理指引

食管裂孔疝是指腹腔内脏器（主要是胃）通过膈食管裂孔进入胸腔所致的疾病。食管裂孔疝在膈疝中最常见，达90%以上，属于消化内科疾病。食管裂孔疝患者可以无症状或症状轻微，其症状轻重与疝囊大小、食管炎症的严重程度有关。

一、护理评估

1. 健康史

（1）先天性者由于发育不全，膈食管裂孔比正常的宽大松弛所致。后天性的是随着年龄增长，膈食管膜弹力组织萎缩，食管周围韧带易于松弛致裂孔增宽而诱发。腹腔内压力增大，如妊娠、肥胖、大量腹水、巨大腹内肿瘤、慢性便秘及慢性咳嗽等均可使腹腔压力增高而诱发裂孔疝。

（2）既往史：是否有严重胸腹部损伤和手术所致的食管、胃与膈食管裂孔正常位置的改变造成的食管裂孔疝，手术牵引造成的食管膜和膈食管裂孔的松弛也可以造成食管裂孔疝。

2. 身体状况　表现为胸骨后或剑突下烧灼感、胃内容物上反感、上腹饱胀、嗳气、疼痛等。疼痛性质多为烧灼感或针刺样痛，可放射至背部、肩部、颈部等处。平卧、进食甜食和酸性食物，均可能诱发并加重症状。

二、护理问题

1. 营养失调：低于机体需要量　与长期进食困难、营养摄入不足、呕吐等有关。

2. 恐惧焦虑　与担心手术是否成功有关。

3. 知识缺乏　缺乏有关病因和预防复发的知识。

4. 疼痛　与手术创伤有关。

三、护理措施

（一）术前护理措施

1. 心理护理：心理疏导，消除焦虑恐惧心理，积极主动配合手术，术前保证充足的睡眠。

2. 术前准备：给予高热量、高蛋白、富含维生素的流质或半流质饮食，静脉补充水、电解质或肠内、肠外营养。指导患者术前2天进流质饮食，忌食易产气的食物，术前12小时禁食禁水。常规皮肤准备。手术日晨留置胃肠减压管和尿管，以排空胃、膀胱内容物。

3. 向患者介绍该疾病的相关知识、注意事项及手术的方式，以增加患者及家属对疾病的了解。

4. 向患者说明疼痛的必然性，咳嗽时协助患者按压伤口，或遵医嘱予镇痛药，嘱患者家属多与其进行交流，转移其注意力，以减轻疼痛感。

（二）术后护理措施

1. 常规护理　密切观察患者生命体征变化，注意切口敷料情况，并做好记录，发现异常及时报告医生并配合处理。手术采用全身麻醉，清醒前予去枕平卧，头偏向一侧，防止患者呕吐后误吸，生命体征平稳后可采取半卧位。给予持续低流量吸氧及心电监护，待病情平稳后可停止。

2. 引流管的护理

（1）妥善固定胃管，保持胃肠减压管引流通畅，观察引流液的颜色、量和性状，及时记录。当胃管内无任何液体引流出，怀疑不畅时，不要随意调整，因操作不当可能会刺破胃黏膜，引起出血，甚至发生胃穿孔，应报告医生，根据情况处置。术后4~5天，肠蠕动恢复，肛门排气后可拔除胃管。

（2）留置胃管期间，加强口腔护理，保持口腔清洁湿润，预防口腔感染。

（3）尿管的护理：安全放置，避免扭曲、受压，注意引流液的性状、颜色及量，并做好记录。留置尿管期间每天会阴擦洗2次，严格执行无菌操作原则，防止逆行感染。

3. 功能锻炼　术后维持患者正确体位，循序渐进增加锻炼的幅度、强度和整体协调性。加强四肢功能锻炼，配合做深呼吸锻炼，痰液黏稠不易咳出者给予雾化吸入，活动上肢可降低肺部感染的发生，促进胃肠功能的恢复；活动下肢可减少下肢静脉血栓的发生。

4. 术后并发症的观察和护理

（1）出血：术后24~48小时易发生出血，表现为腹痛、腹胀、腹部压痛、反跳痛、面色苍白、速脉、血压下降等。观察腹部及切口创面敷料有无渗血，注意倾听患者主诉。

（2）吞咽困难：是术后最常见并发症。术后 2 周进流食，2~3 周肿胀消退后可进面包及肉类食物，6 周后可进普食。

四、健康指导

1. 保持伤口清洁干净，定期检查。

2. 保持情绪稳定，生活有规律。

3. 多食蛋白质，少食脂肪，少量多餐，不宜过饱，不吃坚硬、过冷过热等刺激性食物。恢复期以进细腻、低渣、温和、易消化饮食为原则。

4. 戒烟酒，预防呼吸道感染。

5. 定期复查，如有胸痛、呼吸困难、咳嗽、咯血等症状，应立即就诊。

五、护理评价

1. 患者营养状况得以改善。
2. 患者及家属的恐惧焦虑得以缓解。
3. 患者及家属基本了解疾病的相关知识。
4. 患者的疼痛得以缓解。

第八章 腹部损伤疾病护理指引

第一节 脾破裂护理指引

脾脏是一个血供丰富而质脆的实质性器官,是腹部脏器中最容易受损伤的器官。根据病理解剖,脾破裂可分为3种,即中央型破裂(破裂处位于脾实质深部)、被膜下破裂(破裂处在脾实质周边部)和真性破裂(破损累及被膜)。

一、护理评估

(一)术前护理评估

1. 健康史

(1)一般情况:姓名、性别、年龄、职业、饮食、生活习惯等。

(2)外伤史:详细了解受伤至就诊之间的病情变化及就诊前的急救措施;腹部是否发生腹痛及腹痛的特点。

(3)既往史:有无药物过敏史、手术史。

2. 身体状况

(1)局部:评估患者腹壁有无伤口及其部位、大小等。

(2)全身:评估患者生命体征的变化等。

3. 心理和社会支持状况 评估患者及家属对突发的腹部损伤的心理承受能力;评估经济承受能力等。

(二) 术后护理评估

1. 有无腹腔脓肿和出血等并发症。
2. 观察生命体征的变化，评估红细胞计数、白细胞计数等数值的变化。

二、护理问题

(一) 术前护理问题

1. 恐惧　与意外损伤的打击和担心预后等有关。
2. 体液不足　与损伤致腹腔内出血、失血有关。

(二) 术后护理问题

1. 疼痛　与脾破裂腹腔内积血有关；与手术有关。
2. 潜在并发症　损伤器官再出血。

三、护理措施

(一) 急救护理措施

腹部损伤可合并多发性损伤，在急救时应分清轻重缓急。首先处理危及生命的情况。根据患者的具体情况，可行以下措施：①心肺复苏，注意保持呼吸道通畅；②合并有张力性气胸，配合医生行胸腔穿刺排气；③止血，经静脉采血行血型及交叉配血试验；④迅速建立2条以上有效的静脉输液通路，根据医嘱及时输液，必要时输血；⑤密切观察病情变化；⑥对有开放性腹部损伤者，妥善处理伤口，如伴腹内脏器或组织自腹壁伤口突出，可用消毒碗覆盖保护，切勿在毫无准备的情况下强行回纳。

(二) 术前护理措施

1. 病情观察　密切观察生命体征的变化和腹膜刺激征的程度与变化；观察并准确记录24小时出入量。
2. 体位与休息　绝对卧床休息，不得随意搬动患者。
3. 补充血容量　建立2条及以上的静脉通路，快速输注平衡盐及血浆或代血浆，扩充血容量，维持水、电解质平衡，改善休克状态。

4. 禁食、禁灌肠　因腹部损伤患者可能有胃肠道穿孔或肠麻痹，诊断不明确之前应绝对禁食、禁饮和禁灌肠，防止肠内容物漏出造成腹腔感染，从而加重病情。

5. 维持体液平衡和预防感染　遵医嘱合理使用抗生素，维持有效的循环血量。

6. 镇静、镇痛　全身损伤情况未明时，禁用镇痛药；诊断明确时，可根据病情遵医嘱给予镇痛药。

7. 心理护理　告知相关的各项检查、治疗和护理的目的、注意事项及手术治疗的必要性，使患者能积极配合各项检查治疗和护理。避免在患者面前谈论病情的严重程度，鼓励其说出内心的感受，并加以疏导。

8. 完善术前准备　一旦决定手术，应争取时间尽快地进行必要的术前准备，如备皮、备血、胃肠减压，必要时导尿等。

（三）术后护理措施

1. 严密观察生命体征的变化，危重患者加强呼吸、循环和肾功能的监测，注意腹部体征的变化，及早发现并发症。

2. 体位：全身麻醉术后暂时给予平卧位，头偏向一侧，血压平稳后给予半卧位，以利于腹腔引流，减轻腹部切口张力，减轻疼痛，也有利于呼吸和循环。

3. 活动：术后早期鼓励患者在床上多翻身、活动四肢；术后1天协助患者早期下床活动，促进肠蠕动恢复，减轻腹胀，避免肠粘连发生。

4. 术后饮食护理：术后禁食，给予静脉补液。肠蠕动恢复、肛门排气后可进流食，无不良反应逐渐过渡至半流食。食物宜温、软、易消化，少量多餐，逐步恢复正常饮食。

5. 禁食，胃肠减压期间静脉输液，维持体液平衡，必要时给予肠外营养支持。

6. 腹腔引流护理：保持引流管通畅，避免受压、扭曲、堵塞，防止渗血、渗液潴留于残腔。观察记录引流液的颜色、性状、量。若发现引流液突然减少，患者伴有腹胀、发热，应及时检查管道有无堵塞或引流管是否滑脱。

7. 受损器官再出血的观察和护理

（1）多取平卧位，禁止随意搬动患者，以免诱发或加重出血。

（2）密切观察和记录生命体征及面色、神志、末梢循环，观察腹痛的性质、持续时间和辅助检查结果的变化。若患者腹痛缓解后又突然加剧，同时出现烦躁、面色苍白、肢端温度下降、呼吸及脉搏增快、血压不稳或下降等表现，腹腔引流管间断或持续引出鲜红血液，血红蛋白和血细胞比容降低，常提示腹腔内有活动性出血。一旦出现以上情况，通知医生并协助处理。

（3）建立静脉通路，快速补液、输血等，以迅速扩充血容量，积极抗休克，同时做好急诊手术的准备。

8. 腹腔脓肿的观察和护理

（1）术后数日，患者体温持续不退或下降后又升高，伴有腹胀、腹痛、呃逆、直肠或膀胱刺激症状，腹腔引流管引流出浑浊液体或有异味，辅助检查血白细胞计数和中性粒细胞比例明显升高，多提示腹腔脓肿形成。伴有腹腔感染者可见腹腔引流管引流出较多浑浊液体或有异味。

（2）主要护理措施：合理使用抗生素；较大脓肿多采用经皮穿刺置管引流或手术切开引流；盆腔脓肿较小或未形成时应用 40~43℃ 温水保留灌肠或采用物理透热等疗法；给予患者高蛋白、高热量、高维生素饮食或肠内外营养。

四、健康指导

1. 指导患者及家属做好术前准备、皮试、备血等。

2. 患者能正确复述术前准备相关配合要点，正确进行功能训练；护士应注意观察患者情绪变化，评估患者有无焦虑状态，焦虑是否减轻或消除。

3. 患者避免增加腹压，保持大便通畅，避免剧烈咳嗽。

4. 脾切除术后，患者免疫力低下，注意保暖，预防感冒。适当锻炼身体，提高机体免疫力。

5. 出院后注意休息，避免剧烈运动，注意保护腹部，避免外力撞击。

五、护理评价

1. 患者体液平衡得到维持，不发生失血性休克。
2. 患者腹痛缓解。
3. 患者焦虑或恐惧减轻或消失。
4. 有无并发症发生；若发生，能否得到及时发现和处理。

第二节　肝破裂护理指引

肝是人体内最大的实质性器官，富有血管，质软而脆，易受直接暴力或间接暴力打击而破裂引起致命性大出血。肝损伤分为3种。①肝破裂：肝被膜和实质均裂伤；②被膜下血肿：实质破裂但被膜完整；③中央型肝破裂：肝深部实质裂伤，伴或不伴有被膜裂伤。肝被膜下破裂也有转为真性破裂的可能。

一、护理评估

（一）术前护理评估

1. 健康史

（1）一般情况：年龄、性别、职业、饮食、生活习惯等。

（2）外伤史：详细了解受伤至就诊之间的病情变化及就诊

前的急救措施；腹部是否发生腹痛及腹痛的特点。

（3）既往史：有无药物过敏史、乙型肝炎等。

2. 身体状况

（1）局部：评估患者腹壁有无伤口及其部位、大小等。

（2）全身：评估患者生命体征的变化等。

3. 心理和社会支持状况　评估患者及家属对突发的腹部损伤的心理承受能力；评估经济承受能力等。

（二）术后护理评估

1. 有无腹腔脓肿和出血等并发症。

2. 观察生命体征的变化，评估红细胞计数、白细胞计数等数值的变化。

二、护理问题

（一）术前护理问题

1. 恐惧　与意外损伤的打击和担心预后等有关。

2. 体液不足　与损伤致腹腔内出血、失血有关。

（二）术后护理问题

1. 疼痛　与肝破裂、手术创伤有关。

2. 潜在并发症　出血、腹腔感染、肝功能衰竭。

三、护理措施

参考脾破裂的护理措施。

四、健康指导

1. 指导患者及家属完善术前准备。

2. 患者能正确复述术前准备相关配合要点，正确进行功能训练；护士应注意观察患者情绪变化，评估患者有无焦虑状态，焦虑是否减轻或消除。

3. 注意劳逸结合，避免过度劳累，避免激烈运动，避免意外损伤的发生。

4. 进食高热量、高蛋白、富含维生素、易消化食物，如有发热、厌油、厌食、腹痛、黄疸等症状，应立即就医。

5. 出院后注意休息，避免剧烈运动，注意保护腹部，避免外力撞击。

五、护理评价

1. 患者焦虑或恐惧减轻或消失。
2. 患者体液平衡，不发生失血性休克。
3. 患者疼痛缓解。
4. 有无并发症发生；若发生，能否得到及时发现和处理。

第三节 胰腺损伤护理指引

胰腺损伤占腹部损伤的 1%～2%，多因上腹部外力冲击，强力挤压暴力直接作用于脊柱所致，损伤多发生在胰的颈、体部。胰腺损伤后常并发胰液漏或胰瘘，因胰液腐蚀性强，又影响消化功能，故胰腺损伤的病情较重，死亡率高达 20% 左右。

一、护理评估

（一）术前护理评估

1. **外伤史** 询问家属外伤发生的原因、时间和部位。

2. **身体状况**

（1）局部：腹痛部位及特点；有无恶心、呕吐和腹胀。

（2）全身：有无消化道症状，如食欲减退、上腹饱胀等；大便次数、颜色和性状；了解血淀粉酶、超声。检查结果，CT 或 MRI 可显示胰腺轮廓是否整齐及周围有无积血、积液。

3. 心理和社会支持状况　评估患者有无焦虑、恐惧等心理反应，患者家庭经济承受能力，家属对患者的关心和支持程度。

（二）术后护理评估

1. 手术情况　了解麻醉方式和手术类型、范围，术中出血量、补液量及引流管安置情况。

2. 身体状况　评估患者生命体征及引流管情况；手术切口愈合情况；有无并发症发生，如出血、胰瘘等；术后疼痛程度及睡眠情况。

3. 心理和社会支持状况　评估患者对疾病和术后有无各种不适心理反应，患者及家属对术后康复过程及出院健康教育知识的掌握程度。

二、护理问题

1. 疼痛　与术后伤口有关。
2. 有体液不足的危险　与出血、禁食等有关。
3. 营养失调：低于机体需要量　与禁食、胃肠减压和大量消耗有关。
4. 潜在并发症　继发出血、感染和胰瘘等。

三、护理措施

（一）急救护理措施

胰腺损伤可合并多脏器损伤，抢救时要分清轻重缓急。首先处理危及生命的情况，如开放性伤口、大出血等，要妥善处理伤口、及时止血和包扎固定。若有肠管脱出，清洗后应及时送回腹腔，腹壁伤口可用灭菌敷料加压包扎，以免肠管受压、缺血而坏死。绝对卧床休息，不要随意搬动伤者，以免加重病情。对已发生休克者应迅速建立静脉双通道，及时补液，必要时输血。同时氧气吸入，保证重要脏器氧供给。

（二）术前护理措施

1. 病情观察　严密观察腹膜炎或内出血征象。胰腺破损或断裂后，外渗的胰液进入腹膜腔后可很快出现弥漫性腹膜炎，如压痛、反跳痛、肌紧张等腹膜刺激征和体温升高等。胰腺损伤可合并邻近大血管的损伤。故应每30分钟测量1次血压、脉搏、呼吸，观察有无血压下降、脉搏加快、面色苍白等内出血征象，及时发现异常情况并报告医生处理。

2. 心理护理　关心、安慰患者，消除紧张恐惧心理，向患者解释胰腺损伤后给予的治疗和护理及有可能出现的并发症，使患者积极配合治疗。

3. 做好术前准备　患者要禁食、水，留置胃管、尿管，备血等。

（三）术后护理措施

1. 体位：患者回病房后，要了解手术方式、麻醉方式及术中情况，注意呕吐情况，保持呼吸道通畅。

2. 观察病情变化：持续心电监护，严密观察血压、呼吸、心率、体温、伤口及疼痛情况，观察有无休克的征兆，伤口疼痛剧烈时可肌内注射哌替啶。

3. 保持补液通畅：术后继续使用抑制胰腺外分泌的药物，合理补充水、电解质及维生素，必要时输新鲜血、血浆，维持水、电解质和酸碱平衡。还可考虑行静脉高营养，它可提供足够的热量、氨基酸和各种必需的营养物质，防止和减少体内蛋白质的消耗，还能减少胰腺分泌。记录24小时出入量。

4. 继续禁食、水，并保持胃肠减压管的通畅，及时抽出胃肠道的积气、积液，以减轻腹胀和减少胃酸对胰腺的刺激。

5. 腹腔引流管的护理：保持引流管的通畅，防止扭曲、受压或滑脱。每日定时挤压引流管，以利充分引流。详细记录引流管内引流液的量、颜色和性状，每日更换引流袋。

6. 饮食护理：肛门排气、拔除胃管后，可先进少量清淡的流食和半流食，限制蛋白质，勿进脂肪性食物，以后逐渐过渡至正常饮食。

7. 活动：鼓励并协助患者早日下床活动，防止术后肠粘连的发生。

8. 心理护理：向患者介绍有关病情、损伤程度、手术方式、治疗及术后可能出现的并发症和预防措施，鼓励患者，增强其治疗的信心。

9. 并发症的护理

（1）胰瘘：充分引流，禁食，并给予胃肠外静脉高营养治疗。

（2）急性胰腺炎：密切观察腹部体征及血、尿淀粉酶。

（3）胰腺周围脓肿：表现为腹胀、腹痛、腹部包块、发热。处理：使用有效抗生素及抑制胰腺外分泌药物，支持疗法，6周后囊肿未消除行脓肿空肠引流手术。

三、健康教育

1. 减少诱因，预防感染、出血、胰瘘的发生。

2. 建议术后适当活动，保持良好心情，避免疲劳和情绪激动。

3. 合理饮食，少量多餐，进低脂饮食，忌食刺激、辛辣及油腻食物。

4. 定期复查。出现胰腺假性囊肿、胰腺脓肿、胰瘘等并发症时，及时就诊。

四、护理评价

1. 疼痛减轻，情绪稳定。

2. 水、电解质和酸碱平衡紊乱得到控制。

3. 肠外营养液能保证机体需要量。
4. 体温正常，无感染发生。
5. 并发症得到预防或被及时发现和处理。

第四节　胃十二指肠和小肠损伤护理指引

腹部损伤时很少累及胃，偶尔发生在胃膨胀时。上腹部或下胸部的穿透伤则可能导致胃损伤，常伴有肝、脾、横膈及胰等损伤。胃镜检查或吞入锐利异物也可引起穿孔，但很少见。十二指肠位置较深，大部分位于腹膜后，损伤的发生率低。

一、护理评估

（一）术前护理评估

1. 健康史

（1）一般情况：年龄、性别、职业、饮食、生活习惯、性格特征等。

（2）外伤史：详细了解有无腹部或其邻近部位遭受外伤病史，伤后腹部疼痛部位及腹痛的特点，有无其他不适症状。有无腹腔脓肿和出血等并发症。

（3）既往史：有无肠镜检查史、手术史、药物过敏史等。

2. 身体状况

（1）局部：评估患者腹壁有无伤口及其部位、大小等。

（2）全身：评估患者生命体征的变化，有无腹部压痛、反跳痛等腹膜刺激症状，有无恶心、呕吐等胃肠症状，有无脉搏快速、血压下降等休克症状。

3. 心理和社会支持状况　评估患者及家属对突发的腹部损伤的心理承受能力以及经济承受能力等。

二、护理问题

(一) 术前护理问题

1. 恐惧　与意外损伤的打击和担心预后等有关。
2. 体液不足　与损伤致腹腔内出血、失血有关。

(二) 术后护理问题

1. 疼痛　与手术创伤有关。
2. 潜在并发症　出血、腹腔感染、肠瘘。

三、护理措施

(一) 术前护理措施

1. 纠正水、电解质及酸碱平衡失调。

2. 禁食和胃肠减压可减少消化液分泌，吸出胃肠道的气体和液体，从而减少肠内容物的继续外溢或感染扩散，减少细菌和毒素进入血液循环，有利于病情的改善。

3. 抗生素的应用：早期可选用广谱抗生素，以后再根据细菌培养和药敏试验的结果加以调整。

4. 感染性休克的治疗：小肠破裂并发感染性休克，需要及时有效地进行抢救。其措施包括：①迅速补充血容量；②纠正中毒；③皮质类固醇的应用，常用药物为地塞米松；④心血管药物的应用，常用药物有多巴胺、间羟胺（阿拉明）等；⑤大剂量联用广谱抗生素。

5. 心理护理：应给予患者更多关怀、安慰和鼓励，与家属讲解肠瘘的一般知识，增强患者及家属战胜疾病的信心。

(二) 术后护理措施

1. 病情观察　严密观察生命体征的变化，危重患者加强呼吸、循环和肾功能的监测，注意腹部体征的变化，及早发现并发症。

2. 体位　麻醉清醒后取半卧位，有利于腹腔残留液体流入盆腔，预防膈下血肿及膈下气肿的形成。

3. 活动　术后早期鼓励患者在床上多翻身、活动四肢；术后1天协助患者早期下床活动，促进肠蠕动恢复，减轻腹胀，避免肠粘连发生。

4. 饮食护理　营养支持也是提高救治成功率的重要环节。患者均采用完全胃肠外营养（TPN），待肠道功能恢复后逐渐过渡到胃肠内营养（EN）。进入恢复期后，护理人员做好饮食指导和健康指导相当重要，饮食应以富含维生素、高蛋白、低脂、易消化食物为主，少量多餐，避免过饱而造成腹部不适。

5. 引流管的护理　每天大量的消化液通过十二指肠，尤其胰液是引起肠瘘的主要因素。有效的十二指肠腔内减压（包括十二指肠造瘘、T管等引流）可降低肠液对创口的刺激，促进创口愈合。有效的引流对控制感染较抗菌药物的应用更为重要，应及时检查引流管是否通畅，防止扭曲、折叠、堵塞，并定时挤压引流管，以确保引流通畅，准确记录引流液的颜色、性状、量，并向家属说明引流的重要性，防止引流管脱出。

6. 肠瘘的预防及护理　十二指肠损伤术后肠瘘发生率较高，是造成患者死亡的重要因素。肠瘘患者常合并有较严重的腹腔感染与水、电解质和酸碱平衡失调，甚至出现低血容量性或中毒性休克，此时要严密观察患者意识、生命体征、腹部体征，合理使用有效抗生素及行抗休克治疗，维持水、电解质平衡。

7. 局部皮肤的护理　长期肠瘘患者，消化液从引流管周围渗出后腐蚀皮肤，引起周围皮肤红肿甚至糜烂。首先要检查引流是否通畅，清除管内堵塞物并调整引流位置；如引流量大，可在引流管旁附加负压吸引以及时吸净消化液，尽可能避免消化液与皮肤的接触。定时用消毒棉球清洁引流管周围皮肤，擦干后涂上氧化锌软膏，必要时可使用造口袋进行渗液的收集。使用皮肤保护水胶体敷料进行皮肤保护。

四、健康指导

1. 给患者及家属讲解疾病的相关知识，鼓励患者家属与患者沟通，减轻患者的恐惧心理。
2. 注意劳逸结合，避免过度劳累，半年内避免从事重体力劳动。
3. 进食高热量、高蛋白、富含维生素、易消化食物。
4. 如有发热、腹痛等不适及时就诊。

五、护理评价

1. 患者体液平衡，不发生失血性休克。
2. 患者疼痛缓解。
3. 患者焦虑或恐惧减轻或消失。
4. 有无并发症发生；若发生，能否得到及时发现和处理。

第五节　结肠、直肠损伤护理指引

结肠、直肠损伤是指暴力引起的结肠与直肠的挫伤和裂伤，以及其周围组织的损伤。单纯的结肠或直肠损伤少见，常伴有其他脏器的损伤，并多为开放性损伤。钝性暴力，如撞击、碾压、高处坠落等引起的结肠与直肠的破裂，常伴有骨盆骨折。结肠损伤的发生率较小肠低。直肠上段在盆底腹膜反折之上，下段在反折之下，上、下段损伤后的表现是不相同的。

一、护理评估

(一) 术前护理评估

1. 健康史

(1) 一般情况：年龄、性别、职业、饮食、生活习惯等。

（2）外伤史：详细了解有无腹部或其邻近部位遭受外伤病史或有肠镜检查史，伤后腹部疼痛部位及腹痛的特点，有无其他不适症状。

3. 身体状况

（1）局部：评估患者腹壁有无伤口及其部位、大小等。

（2）全身：评估患者生命体征的变化等。

4. 心理和社会支持状况　评估患者及家属对突发的腹部损伤的心理承受能力。

（二）术前护理评估

1. 有无腹腔脓肿和出血等并发症。

2. 观察生命体征的变化，评估红细胞计数、白细胞计数等数值的变化。

二、护理问题

（一）术前护理问题

1. 恐惧　与意外损伤的打击和担心预后等有关。

2. 体液不足　与损伤致腹腔内出血、失血有关。

（二）术后护理问题

1. 疼痛　与手术创伤有关。

2. 潜在并发症　出血、腹腔感染、肠瘘。

三、护理措施

（一）术前护理措施

1. 病情观察　密切观察生命体征的变化与腹膜刺激征的程度和变化；观察尿量的变化。保持呼吸道通畅，及时给予吸氧，防治并发症及多器官功能衰竭，做好术前准备。

2. 体位与休息　绝对卧床休息，不随意搬动患者。

3. 维持体液平衡和预防感染　遵医嘱合理使用抗生素，维持有效的循环血量。

4. 镇静、镇痛　诊断明确时可根据病情遵医嘱给予镇痛药。

5. 心理护理　评估患者和家属的焦虑或恐惧程度，以建立相互信任关系；做好各种治疗、操作、检查的解释工作，以增加其对医疗护理工作的信任，降低其焦虑程度。

（二）术后护理措施

1. 病情观察　严密监测生命体征，评估患者的体液和血容量，以及心血管功能状况。准确记录出入量，为治疗提供依据。

2. 营养支持　按医嘱给予静脉补液，维持水、电解质平衡，尤其是长时间禁食患者，肠蠕动恢复、肛门排气后可进流食，无不良反应逐渐过渡至半流食。食物宜温、软、易消化，少量多餐，逐步恢复正常饮食。

3. 疼痛护理　指导患者咳嗽和深呼吸时按压伤口法。使用腹带等进行伤口保护，缓解咳嗽时张力，指导缓解疼痛的方法，遵医嘱给予镇痛药，并评估镇痛药的效果。

4. 会阴（骶尾）引流管的护理　术后几小时内会阴部伤口引流量可能很多，应及时更换敷料。观察并记录引流液的量、颜色和性状，评估伤口有无红肿、疼痛的表现，观察肛门周围有无渗出，保持干燥、清洁。

5. 心理护理　鼓励患者及家属表达其内心感受及担忧。对需要做结肠造口的患者让其了解腹部结肠造口只是暂时的，待3~4个月后病情好转后可行关闭造口术。降低其焦虑程度，增加患者及家属的信任度。

6. 结肠造口的护理　严重的会阴损伤、直肠及肛门括约肌几乎全部破坏者，可经腹会阴联合切除广泛损伤的直肠后，做乙状结肠永久性造口，可参照大肠癌造口的护理。

四、健康指导

1. 给患者及家属讲解疾病的相关知识，鼓励患者家属与患者沟通，减轻患者的恐惧心理。
2. 注意劳逸结合，避免过度劳累，半年内避免从事重体力劳动。
3. 进食高热量、高蛋白、富含维生素、易消化食物。
4. 如有发热、腹痛等不适及时就医。
5. 术后有临时肠造口的患者，耐心讲解并教会患者或家属更换造口袋的操作方法及肠造口的护理方法。

五、护理评价

1. 患者焦虑或恐惧减轻或消失。
2. 患者体液平衡，不发生失血性休克。
3. 患者疼痛缓解。
4. 有无并发症发生；若发生，能否得到及时发现和处理。
5. 出院时患者及家属能够基本掌握造口护理的相关知识。

第九章

腹部外科常用仪器设备的维护与保养

第一节 腹部外科设备的使用与保养制度

一、设备使用管理制度

医疗设备在使用过程中如何采用科学的方法管理是搞好设备管理的关键。尽可能地提高医疗设备的使用率，使卫生资源得到充分利用是医疗设备管理的重要内涵。

1. 使用科室必须建立完善的使用管理制度，实行专管专用、使用责任制。

2. 建立设备使用登记制度，严格执行操作规程。

3. 统计设备使用情况报表，并按期交到设备科进行统计分析。

4. 对专管共用设备实现资源共享，尽量提高设备的使用率。

5. 使用科室须爱护设备，做好日常保养工作，发现设备故障等异常情况及时报设备科处理。

二、设备保养管理制度

加强医疗设备保养，降低设备使用过程中的故障，提高经济效益。

1. 由各医疗科室对本科室的各种医疗设备做好一级保养，

即每月定期对设备进行除尘和存放保养,保证设备清洁程度达80%以上。

2. 设备科维修人员定期与各科室设备操作人员一起对设备进行通电试机,校对和调整设备的各种合格标准参数,保证完好使用率。

3. 当医疗科室发现设备在使用中出现异常情况时,应及时断电关机停止使用,控制设备的损坏程度。

4. 设备发生故障后各医疗科室应及时通知设备科派专业维修人员前往检修或送到设备科检修。

5. 维修人员接到医疗科室通知后应尽快对设备进行事故分析检查和修复。

6. 各医疗科室固定设备操作人员严格按操作规程操作,经常与设备科加强联系,和维修员紧密配合,做好设备的保养工作。

第二节　输液泵的维护与保养

输液泵通常是机械或电子的控制装置,它通过用于输液导管达到控制输液速度的目的,常用于需要严格控制输液量和药量的情况。

一、注意事项

1. 每连续使用 8~10 小时,更换一下泵内输液器位置,以保持较高输液精度。

2. 泵使用过程中不要随意打开泵门,除非更换输液器或输液器位置。

3. 使用前要确保指示的输液器与将使用的输液器是同一型号。若型号不符,按住"输液器选择"按键选择与其相同的型号。

4. 应选择弹性较好的优质普通输液器用于输液泵，因弹性差的输液器会造成输液精度下降。

5. 要保持输液泵的洁净，尤其气泡探头附着污物后，会使灵敏度下降或造成气泡误报警。

6. 由于药液黏度不同和输液器"滴数/ml"参数的偏差等因素的影响，实际输液中"滴数/分钟（滴/分）"有偏差是正常的。

7. 发生报警时，应先按"停止/消警"键，排除故障源后再次按"启动"键。

二、维护与保养

1. 保持输液泵干燥、清洁。如果药液流出泵体，应立即拔出交流电源插头，关断电源。待输液泵中的液体完全自然流出、干燥后，再清洁输液泵表面。

2. 如果输液泵表面需要清洗，必须先拔出交流电源插头，关断电源，再用干布擦输液泵表面。如个别斑点需要用酒精擦洗，可用医用棉花沾少许95%医用酒精清洗。如清洗后还不能正常工作，应与生产厂家联系更换。

3. 滴数检测夹中的红外发射、接收口缝隙应保持干净，不能有灰尘及其他东西（如药液干燥后的结晶物）堵塞。必要时，断电后可以用医用棉花沾少许95%医用酒精清洗。

4. 每年至少检查、维护一次，可将输液泵寄回生产厂家或联系生产厂家检查、维护。

5. 本产品的电子记忆保存时间大于20年。

6. 可充电电池的保养：在不使用时，应关断电源开关，以防止由于过度放电而损坏内置电池。

7. 输液泵内部电池充放电次数约500次，当发现电池容量变小，应及时与厂家联系进行更换，不可擅自更换。更换后的电池置于高温环境下可能引起爆炸或其他危险,也可能污染环境,应按照有关废弃电池的环保要求归类回收处理。配套使用过的一次性输液器,应按照医疗垃圾的处理规范处理。

第三节 注射泵的维护与保养

注射泵是一种新型泵力仪器,将少量流体精确、微量、均匀、持续地输出。其由控制器、执行机构和注射器构成。

一、注意事项

1. 启动前必须确保泵上显示的注射器规格和实际使用的注射器规格一致,以免因注射器规格不符而影响注射速度。

2. 注射器圈边必须插入注射泵的圈边固定槽中,否则会无药液输出,或因虹吸造成大剂量输出,给患者带来伤害。

3. 拉钩断裂后必须更换,避免产生虹吸。

4. 泵长期使用后,操作面贴按键处如下凹,应停止使用,并及时通知厂家更换,避免引起误触发。

5. 当注射器推杆尾部的推片未插入推头槽时,推头上的安全销应处于锁定状态(摇板处于手捏紧状态),以确保"推杆安装不正确报警功能"。

6. 泵内充电电池应每月进行一次充放电的时间检查。

7. 电池电量耗尽连续声、光报警时,应尽可能接通交流电,确保正常输液和电池充电。

二、维护与保养

1. 环境温度在 -5~40℃,湿度不大于 80%,注意远离火源及热源。

2. 保持清洁、干燥,使用完毕后用清水擦拭,如有血液等污染时用 500mg/L 含氯消毒液擦拭。

3. 报警提示

（1）当注射器中药水仅剩 15ml 左右时泵上残留提示灯亮，并同时发出间断报警声，报警声可通过按消音键消除。

（2）注射完毕报警：当注射器中药水注射完毕，注射完毕报警指示灯（EMPTY）亮并发出连续报警声，此时泵进入 KVO 速度 0.5ml/h，报警声可通过按消音键消除。1 分钟后如还没有处理报警又起。

（3）阻塞报警：当针头或输液管路堵塞泵发出间断声光报警，此时系统释放压力，压力释放完后转为连续声光报警，间断报警时按消音键可消去警声，连续报警时按消音键同时消去声、光报警并恢复报警前工作状态。

（4）限制量提示：当泵输出量达到所设定的限制量时，泵会发出间断提示声，此时泵停止输出，LED 显示器同步交替显示速率数值和限制量数值，在显示限制量时伴有提示声提示可按消音键消除，2 分钟后如没有进行处理提示声又响。

（5）电源线脱落报警：电源开关打开如没有接上电源或使用中途电源线脱落，泵会发出间断报警声，报警声可通过按消音键消除。

（6）电池欠压报警：当电池电压不足，泵会发出间断声光报警。当低电压报警时，应及时将泵接通交流电源进行充电或关机，否则电池中电耗尽就无法再重复充电。内置电池在使用完后充电，否则电池会因记忆效应而降低使用寿命。充电时应将泵后面的电源开关置于"OFF"，接上交流电源泵内置电池即自动充电。注意充电时不要间断，应为连续 16 小时。

（7）改变固定夹在泵上的安装位置，可将泵夹在垂直式水平放置的支杆或床挡上。

第四节 心电监护仪的维护与保养

心电监护仪是医院实用的精密医学仪器，能同时动态监护患者的多项指标。它可以表示的生理参数有心电图形、呼吸、体温、血压（分无创和有创）、血氧饱和度、脉率等。心电监护仪是结合心电监测技术与移动计算技术对心电异常变化进行实时动态监测预警的辅助性诊断设备。该设备具有心电信息的采集、存储、智能分析、预警等功能，并具备精准监测、触屏操控、简单便捷等特点。

一、注意事项

1. 注意用电安全。
2. 正确安放电极位置。
3. 安放电极时要使皮肤脱脂，减低皮肤电阻。
4. 电极应与皮肤密切接触，出汗时随时更换。定期更换电极片的位置，防止皮肤过敏或破溃。
5. 报警系统始终打开，出现报警及时处理。
6. 对频繁测血压患者，定时松开袖带片刻，以减少频繁充气对血液循环造成的不适感。必要时更换测量部位，血氧饱和度传感器定时更换手指。
7. 造成心电干扰的原因：①交流电干扰；②皮肤清洁脱脂不彻底；③电极固定不良或脱落；④导线断裂；⑤导电糊干涸；⑥严重的机电干扰。

二、维护与保养

（一）设备的清洁（清洁剂可用稀释的肥皂液）

1. 清洁的步骤

（1）关闭监护仪，断开与交流电的连接。

(2)清洁主机和外部。

(3)清洁显示屏。

(4)清洁电缆和传感器。

(5)将清洁的部分用干爽的布揩干或风干。

2. 主机外部的清洁方法

(1)用预先浸有软性洗涤液的布擦拭主机。

(2)用洁净的干布揩干。

3. 显示屏的清洁方法

(1)用10%的漂白液或肥皂水擦拭显示屏。

(2)用洁净的干布揩干。

4. 电缆的清洁方法

(1)用75%酒精擦拭电缆外表面,注意不要使液体流入电缆插接处。每次使用后用75%酒精清洁血氧探头表面,不能将探头全部浸入液体中。

(2)用洁净的干布擦干。

(3)如果导线上有胶布等的残留物,使用胶带去污剂擦拭效果较好,用后将导线妥善放置。

(4)过长的导线可弯成较大的圆圈扎起,放置塑料袋或布袋内以保持清洁、整齐,便于使用。一次性使用的零件必须丢弃,不能洗净后准备再用。

5. 袖带的清洁方法

(1)拿掉橡胶袋。

(2)用肥皂水清洗并漂洗干净,在空气中晾干。

(3)用75%酒精浸泡30分钟或者用含氯消毒液浸泡15~20分钟后,再用清水漂洗干净,在空气中晾干备用(特殊情况处理时)。

(4)重新插入橡胶袋。

（二）设备的保养

1. 保持监护仪在日常使用中的清洁，若遇污染应按仪器使用说明书建议使用的消毒剂与消毒方法进行消毒。

2. 设专人管理，保证监护仪的正常使用。

3. 监护仪应放置在固定位置，便于清点与使用，并妥善保管好仪器使用说明书。

4. 定期对监护仪的各项检测指标进行稳定性测试，并保存好合格记录。

5. 监护仪出现故障时应及时与维修人员联系，进行检修并保存好维修记录。

第五节　电磁波治疗仪的维护与保养

电磁波治疗仪俗称"神灯"，其核心部件——TDP 治疗板是经特别选定的 30 多种元素作为涂层制成的，在温度的作用下，能产生出带有几十种元素信息、能量的电磁波，对生物体具有广泛综合的生物学效应。

一、注意事项

1. 为确保使用安全、延长寿命，用后立即拔掉电源插头，防止强烈震动、受潮，保护辐射板表面，照射面对患者应戴有色眼罩。

2. 设备意外被淋湿后立即切断电源，停止使用，由专业维修人员检查后才能使用。

3. 设备不正常工作时，首先检查熔断器是否损坏，若损坏则用备件。

4. 使用时严禁将照射灯头直接照射操作面板。

5. 儿童和神志不清者在使用时需要有监护人。

第九章 腹部外科常用仪器设备的维护与保养

6. 严禁将仪器置于被窝等易燃物中使用；使用时请勿用物品覆盖发热头罩，严防火灾；使用时不得用手握持防护罩及防护网。

7. 仪器只允许工作在水平和垂直两种状态。

8. 严禁用手指或其他异物接触治疗板或电路，防止烫伤或电击。

9. 仪器着火时不得用水扑灭。

10. 勿与高磁场高频设备一同使用，避免干扰。

二、维护与保养

1. 应选用高品质插座，电源接线板应备有品字插孔，并确保有效接地。

2. 仪器出现故障时，使用者勿自行修理该仪器，应交由专业维修人员维修。

3. 清洁仪器时必须切断电源，再用干净布擦拭，不可用挥发性溶液接触仪器表面。

4. 不使用时应拔下电源插头，切断电源。

5. 移动仪器时先拔下电源插头，手持把手或其他牢固部位。

6. 若仪器受潮进水，须及时切断电源，经专业人员处理后方可继续使用。

7. 仪器存放时注意避免积尘和受潮。

8. 仪器存放时，必须将电源插头从供电插座拔下。治疗板工作时温度较高，调整仪器照射位置时注意防止烫伤。

9. 在潮湿环境（湿度 >85%）或长期放置后再启用时，应先用弱档预热3分钟后，断电等待3~4分钟，重复2遍后方可工作使用。

10. 该设备在正常使用情况下，使用期限5年（不含辐射板和加热器），照射板使用寿命为1000~1500小时。

第六节 血糖仪的维护与保养

血糖仪又称为血糖计,是一种测量血糖水平的电子仪器。

一、注意事项

1. 血糖仪试纸条是否过期。
2. 血糖仪是否存在环境污染。
3. 试纸条保存是否妥当。有些误差是由试纸条的变质引起的,试纸条用后应将试纸条储存在原装盒内密闭保存,避免其受到测试环境的温度、湿度、化学物质等的影响。
4. 检测时患者一定要先详细阅读使用说明,正确掌握血糖仪的操作方法。
5. 测试时若采血量不足,会导致检测失败或测得的结果偏低。
6. 出现以下情况要及时对血糖仪校准:
（1）第一次使用新血糖仪。
（2）更换新一瓶试纸条时。
（3）怀疑血糖仪或试纸条出现问题时。

二、维护与保养

1. 血糖仪要放置在干燥、清洁处,正常室温下存放即可,避免摔打、沾水等。
2. 血糖仪允许工作的温度为10~40℃,湿度为20%~80%,太冷、太热、过湿均会影响其准确性。
3. 测试血糖时,不可避免会受到环境中灰尘、纤维、杂物等的污染,特别是检测时不小心涂抹在其上的血液都将会影响测试结果,因此要定期清洁和保养机器,清除血渍、布屑、灰尘。

4. 清洁时应用软布蘸清水擦拭，不要用清洁剂清洗或将水渗入血糖仪内，更不要将血糖仪浸入水中或用水冲洗，以免损坏。对测试区的清洁一定要注意擦拭时不要使用酒精等有机溶剂，以免损伤其光学部分。

5. 注意将试纸条保存在干燥阴凉的地方，每次使用时不要触碰试纸条的测试区，并注意其有效期为开封后3个月。

6. 血糖仪每月质控一次。

第七节　电动吸引器的维护与保养

电动吸引器使用电能作为动力源，制造其吸引头的负压状态，这样大气压就会将吸引头外的物质向吸引头挤压，从而完成吸引的效果。其具有功率大、吸力强、应用范围广、移动性好等特点，在中小医院中应用较多。

一、注意事项

1. 吸引器所用电压与电源电压要相符，否则易损坏电动机和影响吸力。

2. 吸痰动作要轻、稳。一次吸痰时间不应超过15秒，吸引器连续使用时间不超过3分钟。

3. 治疗罐、治疗巾每日更换消毒一次，吸痰管每次更换使用。

4. 储液瓶内的吸出液应及时倾倒，不应超过瓶的2/3，以免痰液吸入马达而损坏机器。储液瓶洗净后，应盛少量的水，以防痰液粘于瓶底，妨碍清洗。

二、维护与保养

1. 应经常检查橡胶连接管，储气、储液瓶塞的气密性，发现老化、破损及时更换。

2. 如开机负压达不到要求，排除其他原因后，应考虑更换气泵膜片。

3. 如无特殊需要，不要将"负压调节"手钮旋紧。这样，一来可避免使机器负载启动；二来可避免吸力过大造成事故。

4. 非电工人员，在机器没有切断电源时不要触动箱内各部件。

5. 当机器停止使用时，应拔下电源插头，即切断电源。

6. 专人保管，定期检修与保养，保持其良好性能。

第八节　简易呼吸器的维护与保养

简易呼吸器又称为复苏球、气囊、皮球等，适用于心肺复苏及需要人工呼吸急救的场合，尤其适用于窒息、呼吸困难或需要提高供氧量的情况。其具有使用方便、痛苦轻、并发症少、便于携带、有无氧源均可立即通气的特点。

一、注意事项

1. 选择适宜通气量　挤压球囊时应注意潮气量适中，通气量以见到胸廓起伏即可，为 400~600ml。

2. 选择适当呼吸频率　美国心脏协会 2010 年建议，如果存在脉搏，每 56 秒给予 1 次呼吸（10~12 次/分）；如果没有脉搏，使用 30:2 的比例进行按压通气。如果有高级呼吸道，每分钟给予 8~10 次呼吸。如果患者尚有微弱呼吸，应注意挤压球囊的频次和患者呼吸的协调，尽量在患者吸气时挤压气囊，防止在患者呼气时挤压气囊。

3. 监测病情变化　使用简易呼吸器过程中，应密切观察患者通气效果、胸腹起伏、皮肤颜色、听诊呼吸音、生命体征和血氧饱和度等参数。

二、维护与保养

1. 保持简易呼吸器清洁、干燥，固定放置在急救柜最下层抽屉内。

2. 固定专人检查简易呼吸器各部件及功能，确保处于备用状态。

3. 使用前，应按操作流程要求再次检查简易呼吸器是否处于备用状态。

4. 一般患者使用后，面罩及球体用 1:500 含氯消毒剂浸泡消毒后备用。

5. 如遇传染病患者或污染严重时，将面罩、简易呼吸器各部件依次打开，送供应室消毒。

6. 如遇单向阀被呕吐物、分泌物污染，应按照以下顺序处理。

（1）快速用力压缩球体数次，将污物吹出。

（2）用清水冲洗干净，然后送供应室消毒。

7. 消毒后各部件应完全干燥，并检查有无损坏，将各部件依次组装测试完好后备用。

第九节　医用臭氧消毒机的维护与保养

医用臭氧消毒机是一台操作方便，具有抽真空功能，能使臭氧渗透至被褥内部，消毒彻底，无死角，对人、对环境安全无害的消毒机。

一、注意事项

1. 本机内部工作时带有高电压，维修安装时必须切断电源。

2. 当消毒完毕，拔下气管时，收好主机及附件。

3. 消毒器的电源线在附件袋中，取出电源线，插在插座上，接通电源。

4. 不得在机器工作时带电拔出或插入电源插头。

5. 消毒床罩为消耗用品，不得多次使用，以免过多臭氧泄漏而影响消毒效果。使用前必须仔细观察是否有孔洞。使用中若嗅到过浓的臭氧味时，须停机，检漏。

6. 臭氧发生器为高频高电压、特殊密封器件，不得自行拆卸，不得随意打开，以免发生危险。

7. 易燃易爆场所禁止使用。

8. 检查电源的连接是否牢靠，检查各连接口连接是否紧密。

9. 消毒机使用中，被消毒部位不得有被本机消毒剂易腐蚀的材料。

10. 消毒机的主要杀菌因子为臭氧，机器工作时应保持室内空气流通。

11. 机器工作时勿覆盖电源插座。

12. 臭氧对人体有害，设备必须置于通风良好的房间中。认真阅读安装及安全标识的解释。消毒机属于移动式的，推至消毒场所后插上电源即可使用。

二、维护与保养

1. 每次机器使用前首先检查机器是否工作正常，才能投入运行。

2. 不让尖锐锋利的物品碰划机壳。

3. 不要用本机撞击周围设施。

4. 消毒气管、消毒床罩须随时检漏，及时更换。

5. 本机应避免与水直接接触或冲洗，清洁本机时应切断电源。

◀ 第九章 腹部外科常用仪器设备的维护与保养

6. 如长期停放待用时，应拔下电源插头，存放在干燥无尘避光的地方。

7. 建议定期（根据院方使用频率）检测臭氧浓度，臭氧浓度≤200mg/m³时应通知厂家维修，否则可能会导致杀菌不彻底。

8. 本机应存放在室内，温度在－40～＋50℃，相对湿度≤90%，大气压力700～1060kPa。室内应空气流通，避免阳光直射，无有毒腐蚀性气体，堆码层数不超过1台，离地离墙。

第十章 腹部外科应急预案指引

第一节 腹膜炎合并感染性休克的护理应急预案

一、预防措施及主要准备

1. 立即通知医生，测量体温、脉搏、呼吸、血压并吸氧。
2. 迅速为患者建立静脉通路，合理补液，先晶体后胶体，准确记录输入液体的种类、数量、时间及速度，详细记录24小时出入量，做好交接班。
3. 密切观察病情：患者的意识状态、生命体征（测体温每4小时1次）、皮肤、黏膜、周围静脉及毛细血管充盈情况、尿量以及腹部症状和体征的变化等。
4. 安置休克卧位：中凹卧位，快速足量及时补充血容量；应用血管活性药物（联合用，小剂量，低浓度，慢速度，防外渗，勤观察）。
5. 保持呼吸道通畅，及时清理口鼻分泌物。
6. 体温过高者，可选用物理降温或药物降温法，遵医嘱联合使用广谱抗菌药物。
7. 出现疼痛、腹痛者，禁饮食和胃肠减压，疼痛明显时遵医嘱给予镇痛药，做各项操作时动作应轻柔。
8. 采取安全防范措施，如加床旁护栏，防坠床。

9. 安慰患者及家属,给患者提供心理护理服务,使其减轻恐惧焦虑心理,取得配合。

10. 加强生活护理,保持口腔、皮肤及会阴部清洁。

11. 遵医嘱做好术前准备:备皮、备血、等待手术。

二、应急流程

见图 10-1-1。

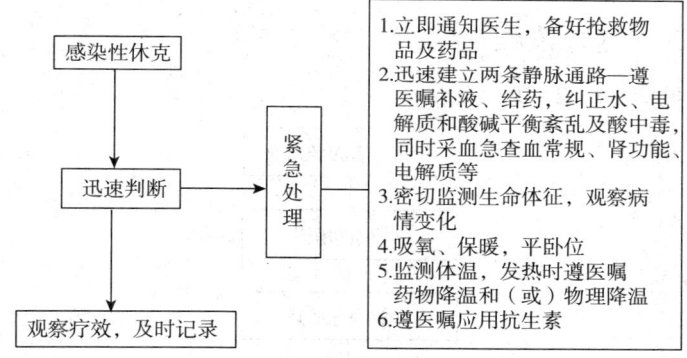

图 10-1-1 腹膜炎合并感染性休克的应急流程

第二节 腹腔内出血的护理应急预案

一、预防措施及主要准备

1. 立即通知医生的同时,应尽早为患者建立静脉通路,补充血容量,尽量使用套管针或选用 8 号头皮针,必要时建立两条静脉通路。

2. 遵医嘱静脉给予各种止血药物及输血等。

3. 严密观察生命体征变化,用心电监护仪监测血压、心率及血氧饱和度。根据生命体征情况,遵医嘱应用升压药物,必要时微量泵注入。

4. 协助医生腹腔穿刺,以明确诊断。

5. 遵医嘱行胃肠减压并保持通畅，注意观察引流液颜色及量，嘱患者禁饮食。

6. 患者应绝对卧床休息，取平卧床，以保持脑部供血，保持室内安静、清洁、空气新鲜，注意为患者保暖。

7. 遵医嘱做好术前准备、备皮、等待手术。

8. 做好患者心理护理，陪伴病情危重的患者，使其有安全感。听取并解答患者或家属的疑问，以减轻他们的恐惧和焦虑心理。

二、应急流程

见图 10-2-1。

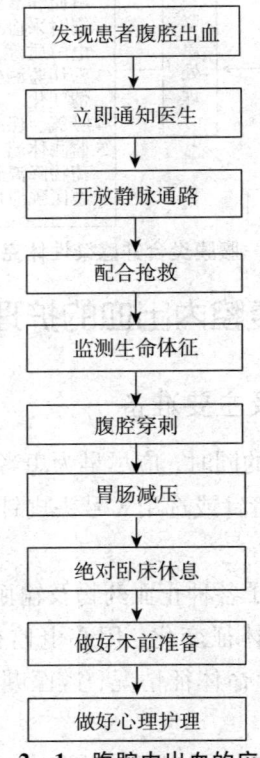

图 10-2-1 腹腔内出血的应急流程

第三节　急性梗阻性化脓性胆管炎的护理应急预案

一、预防措施及主要准备

1. 急性梗阻性化脓性胆管炎的临床表现：发病急骤，病情进展迅速，除了有腹痛、寒战高热、黄疸外，还有休克及中枢神经系统受抑制的表现。

2. 立即通知医生，测量体温、脉搏、呼吸、血压并吸氧。

3. 加强观察：严密观察患者的神志、生命体征（若患者呼吸急促，血氧饱和度下降，血气分析示氧分压降低，提示患者呼吸功能受损）、循环功能（每小时尿量）、腹部症状和体征的变化，及时准确记录出入量。

4. 抗休克治疗：迅速建立静脉通路，补液扩容，恢复有效循环血量，遵医嘱及时应用肾上腺皮质激素，必要时使用血管活性药物，合理安排输液的顺序和速度。

5. 根据患者体温升高的程度，采用物理降温或药物降温，遵医嘱联合应用足量有效的广谱抗菌药物。

6. 采取合适体位：非休克患者取半卧位（有助于改善呼吸和减轻疼痛，还可促使腹腔内炎性渗出物局限于盆腔，减轻中毒症状）；休克患者应取头低足高位。

7. 禁食和胃肠减压：可减轻腹胀、避免膈肌抬高和改善呼吸功能。

8. 解痉镇痛：遵医嘱给予消炎利胆、解痉或镇痛药。

9. 安慰患者及家属，给患者提供心理护理服务，使其减轻恐惧焦虑心情，取得配合。

10. 加强生活护理，保持口腔、皮肤及会阴部清洁。

11. 非手术治疗既是治疗手段，又是术前准备，在非手术治疗期间，若症状不能缓解或病情进一步加重，则应紧急行手术治疗。

12. 术后还需要加强观察腹壁切口、引流管和T管的引流量及颜色，以防发生胆道出血、胆瘘、多器官功能障碍或衰竭等并发症，或发生后得到及时发现和处理。

二、应急流程

见图 10-3-1。

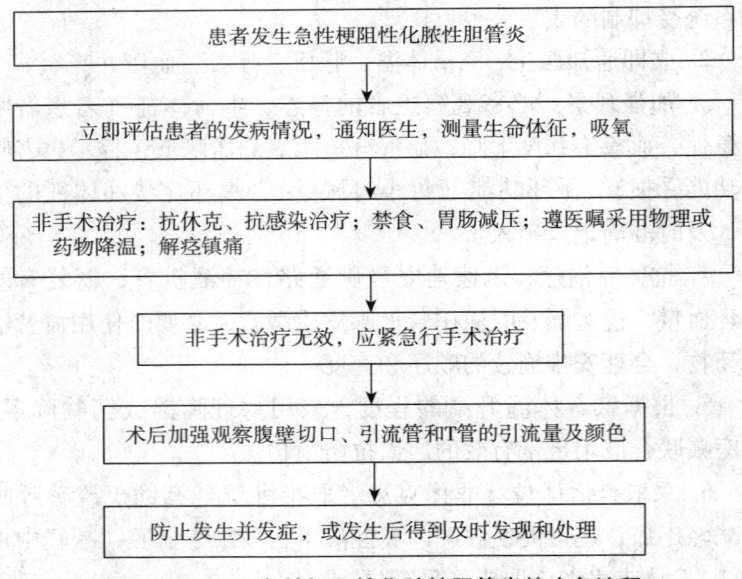

图 10-3-1 急性梗阻性化脓性胆管炎的应急流程

第四节 急性肠梗阻患者的护理应急预案

一、预防措施及主要准备

1. 立即通知医生，取半卧位，头偏向一侧，保持呼吸道通畅。

2. 迅速建立静脉通路,遵医嘱给予补液及抗生素。

3. 禁饮食,遵医嘱行胃肠减压,并保持通畅,注意观察引流液的颜色及量。

4. 严密观察生命体征变化,必要时使用心电监护,如有异常及时报告医生采取措施。

5. 病室保持安静,空气流通,避免不良刺激加重病情。

6. 安慰患者及家属,给患者提供心理护理服务,使其减轻恐惧焦虑心情,取得配合。

7. 加强生活护理,保持口腔、皮肤及会阴部清洁。

8. 遵医嘱做好术前准备:备皮、备血、等待手术。

二、应急流程

见图 10 - 4 - 1。

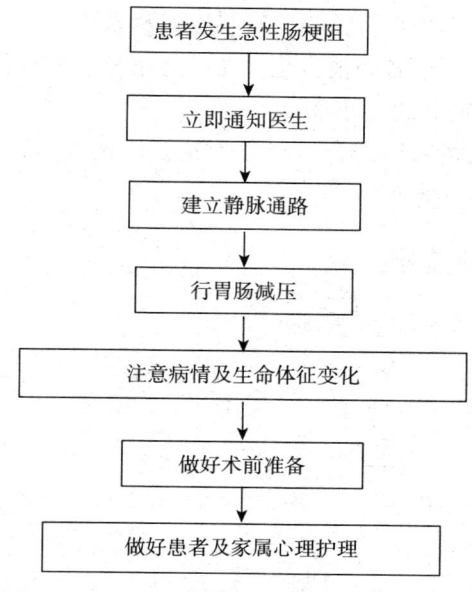

图 10 - 4 - 1　急性肠梗阻患者的应急流程

第五节 患者术后活动性出血的护理应急预案

一、预防措施及主要准备

1. 发现患者术后突发出血（伤口、引流管、胃管、尿管）时立即安置患者绝对卧床休息。
2. 立即通知医生，并配合医生做好急救处理。
3. 备好抢救药品、物品，发生心脏骤停时配合医生行心肺复苏。
4. 遵医嘱实施各项紧急处理（如建立静脉通路、输血、输液等），遵医嘱应用血管活性药物。
5. 及时清除各种血迹、污物。
6. 做好心理护理，关心、安慰患者及家属。
7. 严密监测患者病情变化，尤其是精神、外周灌注、尿量、血氧饱和度，防止再度出血。
8. 医护人员密切配合、有条不紊，严格查对，及时做好各项记录，严格交接班。

二、应急流程

见图10-5-1。

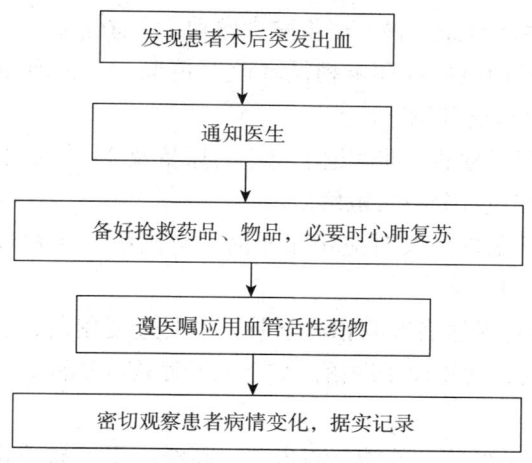

图 10-5-1 患者术后活动性出血的应急流程

第六节 急性肺栓塞的护理应急预案

一、预防措施及主要准备

1. 绝对卧床，保持安静，有效制动。
2. 立即通知医生，准备好抢救物品。
3. 高流量吸氧 4~6L/min。当合并严重呼吸衰竭时可使用面罩无创性机械通气或经气管插管机械通气。但注意应避免气管切开，以免在抗凝或溶栓过程中发生局部不易控制的大出血。
4. 迅速建立双静脉通道。遵医嘱使用抗生素、抗凝药。急性循环衰竭患者遵医嘱应用正性肌力药物和血管活性药物，如多巴胺、多巴酚丁胺和去甲肾上腺素，密切观察各种药物的治疗效果及副作用。
5. 持续心电监护，严密观察意识、心率、心律、呼吸、血压、血氧饱和度的变化。同时观察发绀、胸闷、憋气、咳嗽等情况及胸部疼痛有无改善。尽量减少搬动,注意保暖。

6. 观察四肢皮温和末梢循环改善情况。根据血压情况合理调节升压药浓度和滴速。

7. 留置导尿管,准确记录每小时尿量及24小时出入液量。

8. 监测血气分析及电解质。

9. 遵医嘱准确及时应用尿激酶、链激酶。注意观察出血等并发症的发生。

10. 肢体肿胀者嘱其抬高下肢,不要过度屈曲,忌用手按摩血管肿胀处,防止栓子脱落。如下肢肿胀疼痛剧烈,及时给予镇痛药。

11. 给予低盐、低钠、高蛋白、高纤维素、易消化饮食,少量多餐,少食速溶性易发酸食物,以免引起腹胀。保持大便通畅,防止因用力排便而致栓子脱落。

12. 床旁陪护患者,做好心理护理。

13. 做好相关护理记录。

二、应急流程

见图 10-6-1。

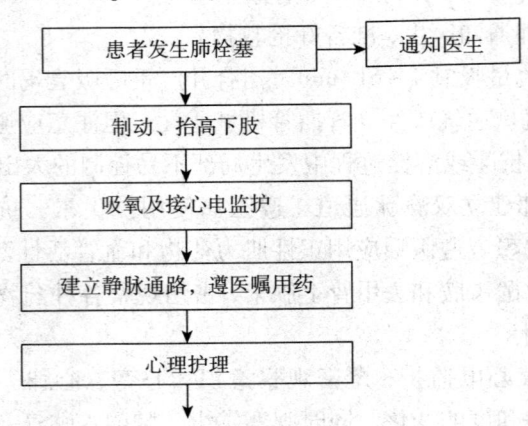

第十章 腹部外科应急预案指引

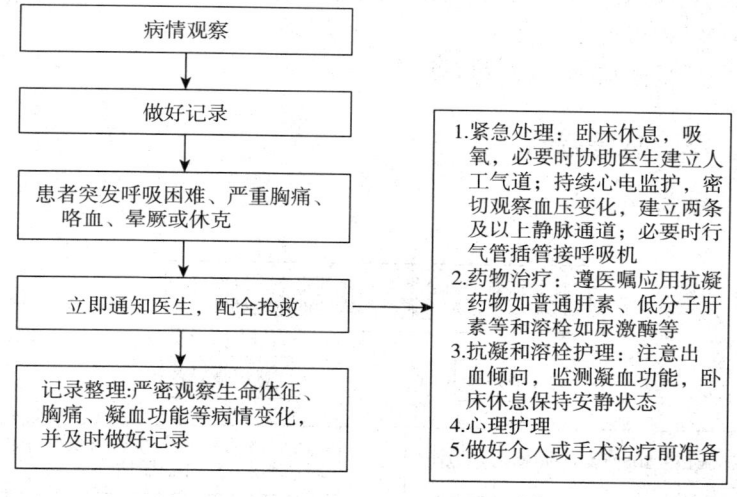

图 10-6-1 急性肺栓塞的应急流程

第七节 低血糖的护理应急预案

一、预防措施及主要准备

1. 判断意识，立即通知医生，测量体温、脉搏、呼吸、血压，保暖、吸氧。

2. 监测血糖，立即开放静脉通路，给予50%葡萄糖静脉注射，应用保护脑组织药物。

3. 安置患者取舒适卧位，头偏向一侧，防止舌后坠，保持呼吸道通畅，备吸引器。

4. 随时监测血糖及电解质变化，并及时通知医生。

5. 鼻饲饮食，保证营养。

6. 严密监测意识、体温、脉搏、呼吸、血压的变化。

7. 加强生活护理，保持口腔、皮肤及会阴部清洁。

8. 积极治疗原发病。

9. 清醒后加强健康教育。

二、应急流程

见图 10-7-1。

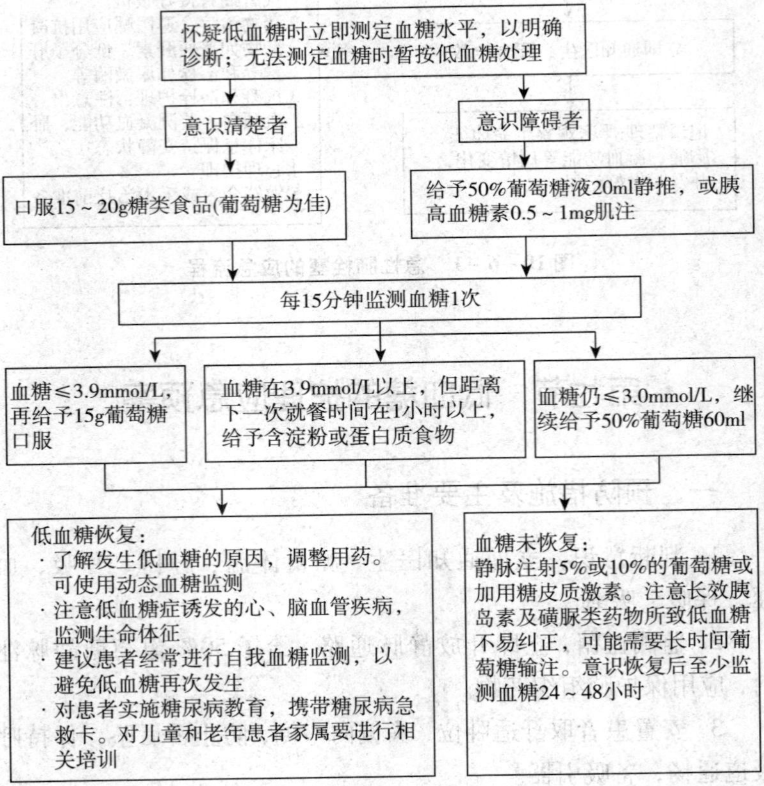

```
怀疑低血糖时立即测定血糖水平，以明确
诊断；无法测定血糖时暂按低血糖处理
              │
      ┌───────┴───────┐
   意识清楚者        意识障碍者
      │                │
口服15~20g糖类食品    给予50%葡萄糖液20ml静推，或胰
(葡萄糖为佳)          高血糖素0.5~1mg肌注
      └───────┬───────┘
         每15分钟监测血糖1次
      ┌────────┼────────┐
血糖≤3.9mmol/L,  血糖在3.9mmol/L以上，但距离  血糖仍≤3.0mmol/L，
再给予15g葡萄糖  下一次就餐时间在1小时以上，  继续给予50%葡萄糖60ml
口服            给予含淀粉或蛋白质食物

低血糖恢复：                    血糖未恢复：
·了解发生低血糖的原因，调整用药。  静脉注射5%或10%的葡萄糖或
 可使用动态血糖监测              加用糖皮质激素。注意长效胰
·注意低血糖症诱发的心、脑血管疾病， 岛素及磺脲类药物所致低血糖
 监测生命体征                   不易纠正，可能需要长时间葡
·建议患者经常进行自我血糖监测，以  萄糖输注。意识恢复后至少监
 避免低血糖再次发生              测血糖24~48小时
·对患者实施糖尿病教育，携带糖尿病急
 救卡。对儿童和老年患者家属要进行相
 关培训
```

图 10-7-1 低血糖的应急流程

第八节 酮症酸中毒的护理应急预案

一、预防措施及主要准备

1. 立即协助患者平卧，注意保暖，吸氧，监测体温、脉搏、呼吸、血压，观察意识及呼气中有无酮味。
2. 根据病史及临床表现判断病情并通知医生。
3. 急查血常规、电解质、动脉血气分析、尿酮、血糖。
4. 用生理盐水建立静脉通路，必要时开放两条静脉通路。遵医嘱用药，快速补充生理盐水纠正脱水，如无心力衰竭，开始补液速度应较快，可在2小时内输入1000~2000ml，第1个24小时输液总量为4000~5000ml，严重失水者可达6000~8000ml。遵医嘱应用胰岛素治疗。
5. 纠正电解质及酸碱平衡失调。见尿补钾，根据电解质调节补钾量的多少。若尿量<30ml/h，应暂缓补钾，待尿量增加后再补。
6. 监测血糖变化，每小时监测一次，血糖下降速度控制在每小时3.9~6.1mmol/L。当血糖降至13.9mmol/L时，及时通知医生，调节治疗方案。
7. 监测血气分析和电解质变化。
8. 遵医嘱留置尿管，观察每小时尿量。记录24小时出入液量。
9. 观察意识、生命体征、呼吸深浅度及气味、皮肤弹性、消化道状况、球结膜、尿量的变化。
10. 加强口腔、皮肤、会阴部护理。
11. 安慰患者，做好心理护理，并加强糖尿病知识教育。

二、应急流程

见图 10-8-1。

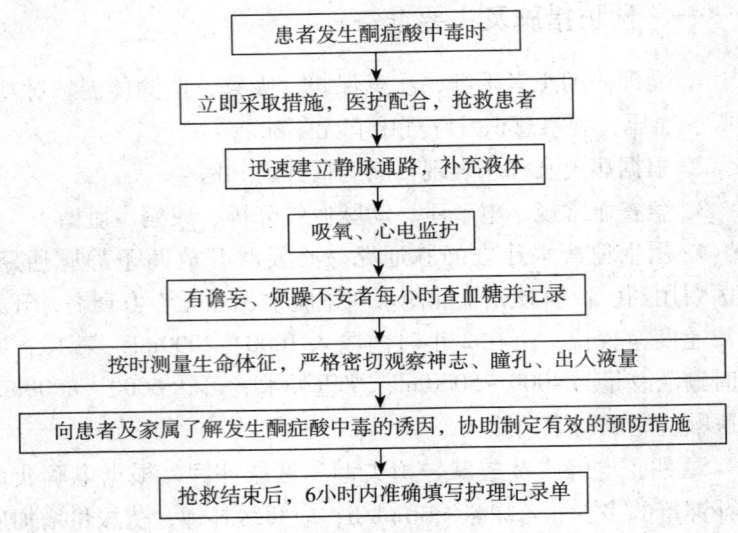

图 10-8-1 酮症酸中毒的应急流程

第九节 胃肠减压非预期性脱出的护理应急预案

一、预防措施及主要准备

1. 置胃管后,应用胶布妥善固定,并记录胃管的插入深度。
2. 移动患者时,将胃管固定于衣领上,同时移动胃管及引流袋。
3. 妥善固定好外接引流袋,及时倾倒引流袋。
4. 更换引流袋、鼻饲、注药时,避免操作用力过大或过度牵拉胃管,防止脱出。

二、应急流程

见图 10-9-1。

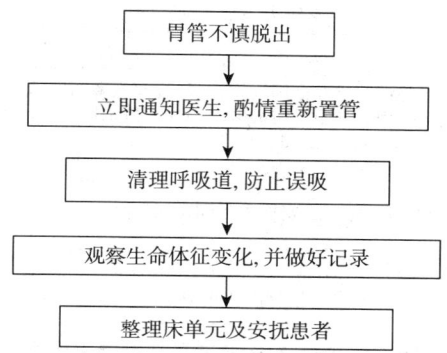

图 10-9-1 胃肠减压非预期性脱出的应急流程

第十节 腹腔引流管非预期性脱出的护理应急预案

一、预防措施及主要准备

1. 一旦发生引流管滑脱，协助患者保持平卧位，不可大幅度活动，不可自行将引流管送回。

2. 报告值班医生，安慰家属。

3. 观察生命体征、意识、瞳孔变化，协助医生采取相应的措施，即重新置入引流管或终止引流管引流，做好护理记录。

4. 妥善固定引流管，每班交接引流管情况，观察引流液的情况，并告知患者及家属注意事项。

二、应急流程

见图 10-10-1。

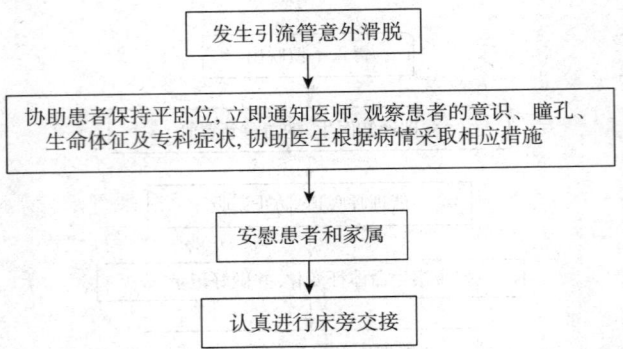

图 10-10-1 腹腔引流管非预期性脱出的应急流程

第十一节 深静脉置管非预期性脱出的护理应急预案

一、预防措施及主要准备

1. 静脉置管前，应评估置管部位，尽量避免在关节处穿刺，酌情使用夹板或约束带。

2. 妥善固定导管，使用缝线固定穿刺针蝶翼，外加透明敷料固定。

3. 无延长管的置管尽量避免用直接三通管，可使用螺口延长管后再接三通管。

4. 需要使用三通管时，务必紧锁二通管锁扣，防止脱落。

5. 指导患者正确摆放体位、翻身、过床等操作时动作应轻柔。

6. 对小儿和有精神症状、意识障碍的患者使用约束带约束双手,以防止自行脱管。

7. 注意观察穿刺部位,及时发现置管移位。

8. 有条件者,应严密监测动脉波形及数据变化,及时发现置管脱出。

二、应急处理措施

1. 一旦发生置管脱出血管外,立即拔出,同时通知医生。

2. 按压穿刺部位,防止出血;观察局部有无渗血、血肿,穿刺部位有出血时或周围皮肤发生变化时,遵医嘱予以处理。

3. 临时建立浅静脉通路。

4. 密切观察患者病情变化。

5. 做好护理记录。

三、应急流程

见图10-11-1。

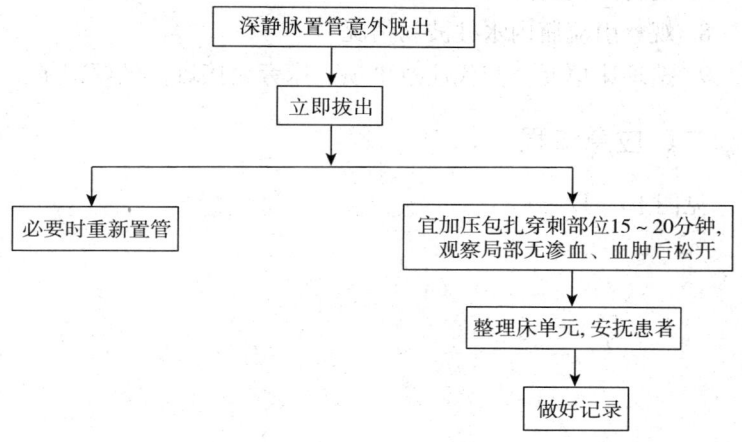

图10-11-1 深静脉置管非预期性脱出的应急流程

第十二节 胸腔闭式引流管非预期性脱出的护理应急预案

一、预防措施及主要准备

1. 立即嘱患者屏气,同时用手捏闭伤口皮肤,安慰患者。
2. 取凡士林纱布及胶布封闭伤口(术后常规床边备凡士林纱布2块)。
3. 汇报医生,配合进一步处理胸腔引流管连接处脱落或损坏。
4. 同时止血钳双重交闭式引流(术后床边备用血管钳2把)。
5. 嘱患者正常呼吸,安慰患者。
6. 按更换水封瓶操作流程更换整个引流装置,严格无菌操作。
7. 妥善固定胸导管于床边。
8. 观察引流瓶内水柱波动情况。
9. 整理床单元,交代注意事项,床旁交接班,做好记录。

二、应急流程

见图10-12-1。

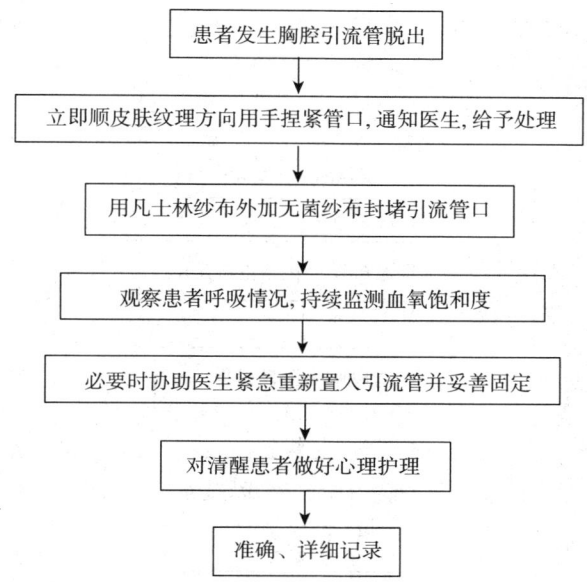

图 10-12-1 胸腔闭式引流管非预期性脱出的应急流程

第十三节 鼻肠管非预期性脱出的护理应急预案

一、预防措施及主要准备

1. 发现鼻肠管不慎脱出,协助患者取合适卧位,安慰患者,同时报告医生;评估患者睡眠、生命体征及腹部体征。
2. 遵医嘱更换鼻肠管后重新置入,妥善固定。
3. 向患者做好健康宣教。
4. 准确记录鼻肠管脱出时间及置管时间,做好护理记录。

二、应急流程

见图 10 – 13 – 1。

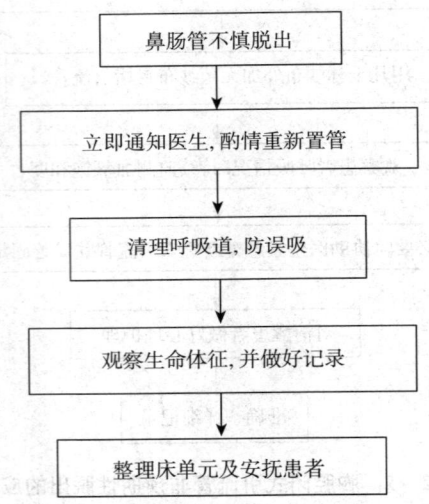

图 10 – 13 – 1　鼻肠管非预期性脱出的应急流程

第十四节　空肠管非预期性脱出的护理应急预案

一、预防措施及主要准备

1. 发现空肠管不慎脱出,协助患者取合适卧位,安慰患者,同时报告医生;评估患者睡眠、生命体征及腹部体征。

2. 向患者做好健康宣教。

3. 准确记录空肠管脱出时间及置管时间,做好护理记录。

二、应急流程

见图 10 – 14 – 1。

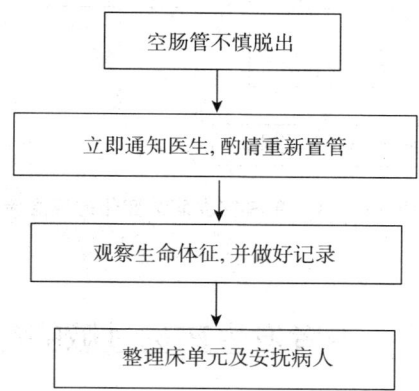

图 10 – 14 – 1　空肠管非预期性脱出的应急流程

第十五节　患者突发病情变化的应急预案

一、预防措施及主要准备

1. 护理人员遵守护理规章制度，按时巡视，仔细观察患者，及时发现病情变化。

2. 急救药品及物品保持完好，做到"五定一及时"。

二、应急流程

见图 10 – 15 – 1。

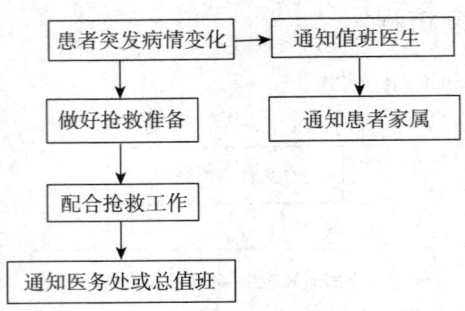

图10-15-1 患者突发病情变化的应急流程

第十六节 患者发生药物过敏的应急预案

一、预防措施和主要准备

1. 使用任何需要做过敏试验的药物或进行过敏试验前，询问患者过敏史。

2. 正确实施药物过敏试验，并及时登记结果。

3. 过敏试验结果阳性时，及时在患者的病历夹、体温单上注明过敏药物名称，并在患者床头以阳性标识进行警示。

4. 停止使用任何需要做过敏试验的药物超过24小时，如需要重新使用，必须重新做过敏试验。

5. 抗生素做到现配现用，治疗室长期备好装有肾上腺素地塞米松、砂轮、注射器和无菌纱布的抢救盒。

6. 严格执行"三查八对"制度。

7. 进行过敏试验或输注抗生素时，携带备好的抢救盒。

8. 在过敏试验及使用抗生素过程中，严密观察过敏反应的临床表现，如皮疹、胸闷、气促、面色苍白、冷汗、发绀、脉细数、血压下降等，以便及时处理。

二、应急流程

见图 10 - 16 - 1。

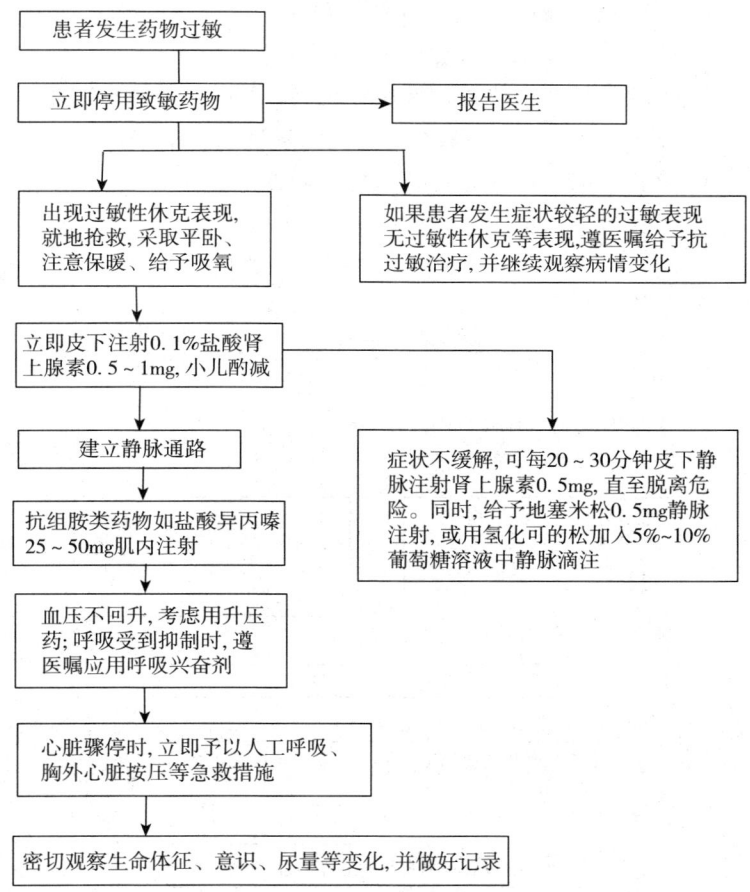

图 10 - 16 - 1　患者发生药物过敏的应急流程

第十七节 患者发生输血反应的护理应急预案

一、预防措施及主要准备

1. 严格执行输血"三查八对"制度。
2. 严格执行临床输血管理制度。
3. 护理人员严格执行护理操作规程,严格无菌技术操作。
4. 按时巡视,仔细观察患者,及时发现病情变化。
5. 急救药物、物品做到"五定一及时"。

二、应急流程

见图 10-17-1。

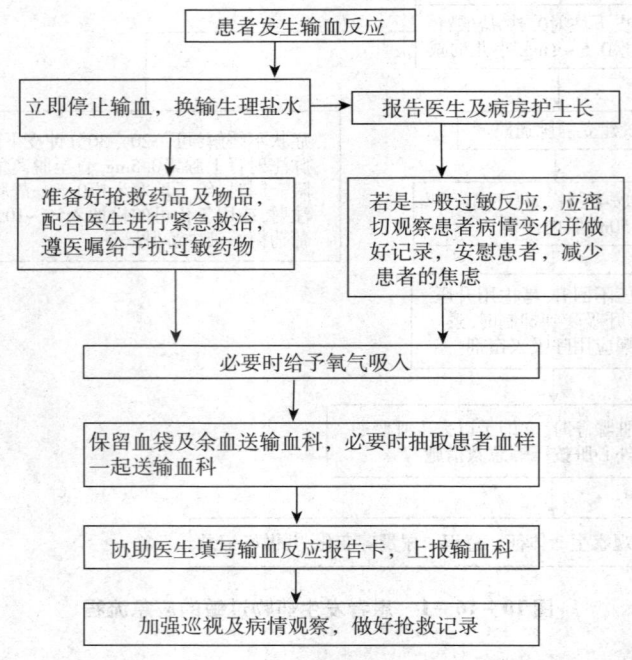

图 10-17-1 患者发生输血反应的应急流程

第十八节 患者输液过程中出现肺水肿的护理应急预案

一、预防措施及主要准备

1. 认真执行医嘱,根据病情调节输液速度,做好护理记录。
2. 及时进行健康宣教,履行告知义务,交代输液中的注意事项。
3. 护理人员严格执行护理操作规程,严格无菌技术操作,取得患者的合作。
4. 按时巡视,仔细观察患者的病情,及时发现病情变化。
5. 急救药物、物品做到"五定一及时"。

二、应急流程

见图 10 - 18 - 1。

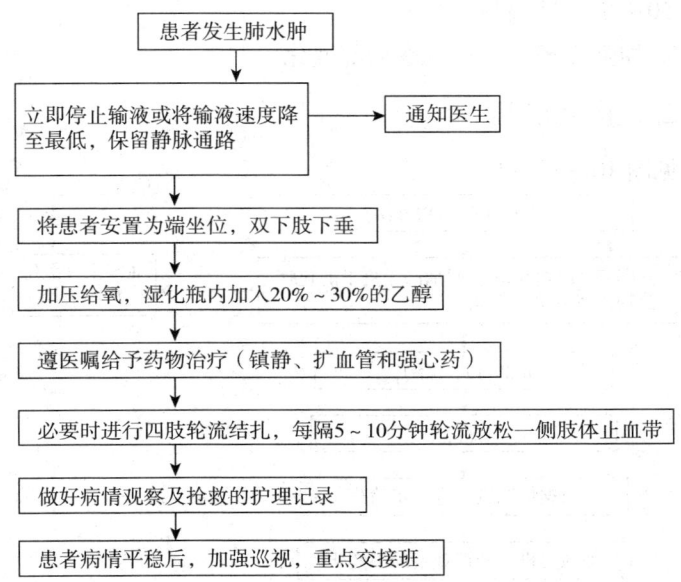

图 10 - 18 - 1 患者输液过程中出现肺水肿的应急流程

第十九节　应用化疗药物出现外渗的应急预案

一、预防措施及主要准备

1. 立即停止化疗药液的注入，可保留针头和注射器，回抽漏于皮下的药液，然后拔除针头。

2. 发生化疗药物外渗后要及时通知主管医生及病房护士长。

3. 用0.4%普鲁卡因（2%普鲁卡因1ml+生理盐水4ml配制）局部封闭，既可以稀释外漏的药液和防止药液扩散，又可以起到镇痛的作用，封闭药液的量可根据需要配置。

4. 外渗24小时内可用冰袋局部冷敷，冷敷期间应加强观察，防止冻伤。冷敷可使血管收缩，减少药液向周围组织扩散。

5. 避免患处局部受压，外涂喜疗妥，外渗局部肿胀严重的可用50%硫酸镁湿敷。

6. 加强交班，密切观察局部变化。

二、应急流程

见图10-19-1。

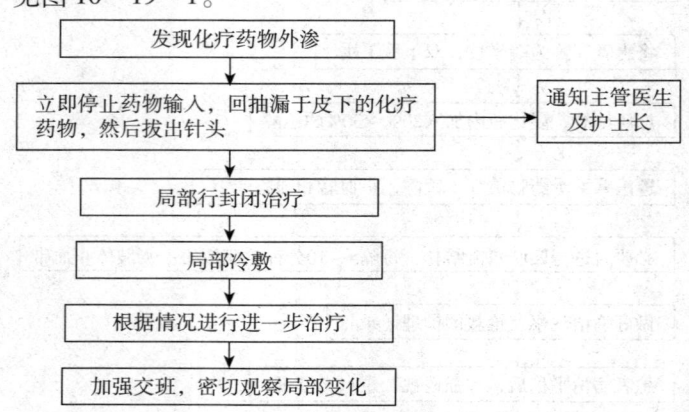

图10-19-1　应用化疗药物出现外渗的应急流程

第二十节 患者发生躁动时的应急预案

一、预防措施及主要准备

1. 当患者有躁动情况出现时需要寻找其发生原因,切记鲁莽约束或直接给予镇静药物,以免贻误病情。
2. 根据可能原因为患者解除不适,观察效果。
3. 躁动发生时,将患者的安全放在首位。
4. 相关因素排除后如躁动仍不能缓解,需要将患者进行约束,防止坠床、外伤、导管脱出等情况发生。
5. 对极度躁动患者,遵医嘱必要时给予镇静药,以保证氧供。
6. 对麻醉恢复期出现躁动的患者及昏迷患者病情逐渐好转过程中出现躁动,应经常呼唤患者,了解意识恢复程度。
7. 加强生活护理,增加患者舒适感,减少不良因素对患者的刺激。
8. 保持环境安静,减少声音对患者的不良刺激。
9. 严密观察患者病情变化,如有因躁动引起缺氧等情况发生要积极给予对症处理。

二、应急流程

见图 10-20-1。

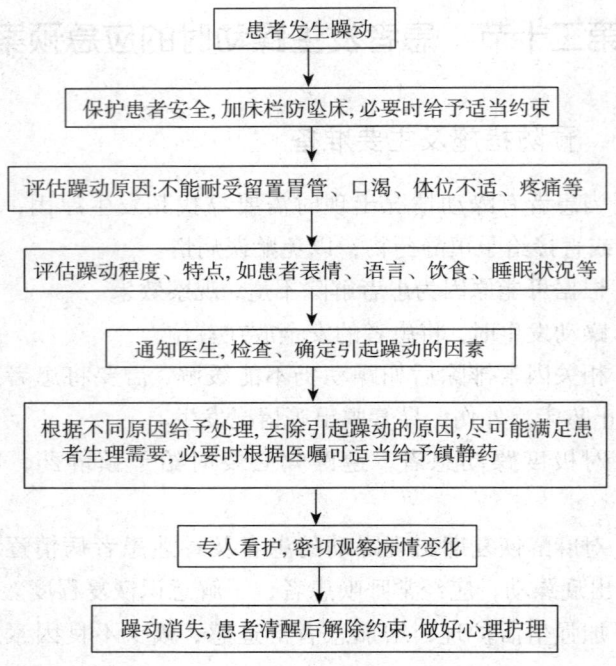

图 10-20-1　患者发生躁动时的应急流程

第二十一节　患者发生误吸时的应急预案

一、预防措施及主要准备

1. 对年老体弱、小儿、危重、昏迷及其他进食障碍的患者，注意进食速度、体位；进食前做好呼吸道管理。

2. 急救物品、药品做到"五定一及时"。

二、应急流程

见图10-21-1。

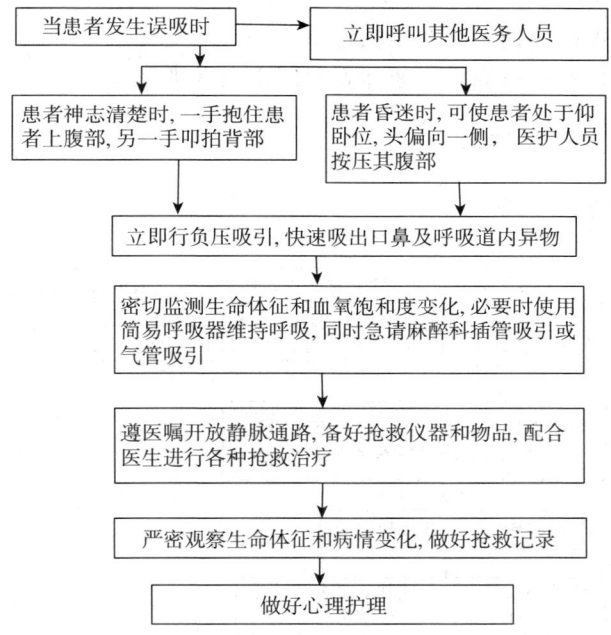

图10-21-1 患者发生误吸时的应急流程

第二十二节 患者发生猝死时的应急预案

一、预防措施及主要准备

1. 发现后立即抢救,同时通知值班医生、科总值班,必要时通知上级领导。

2. 通知家属，抢救紧张可通知住院处，由住院处通知家属。

3. 向院总值班或医务处汇报抢救情况及抢救结果。

4. 如患者抢救无效死亡，应等家属到院后，再通知接诊室将尸体接走。

5. 做好病情记录及抢救记录。

6. 再抢救过程中，要注意对同室患者进行保护。

二、应急流程

见图 10 - 22 - 1。

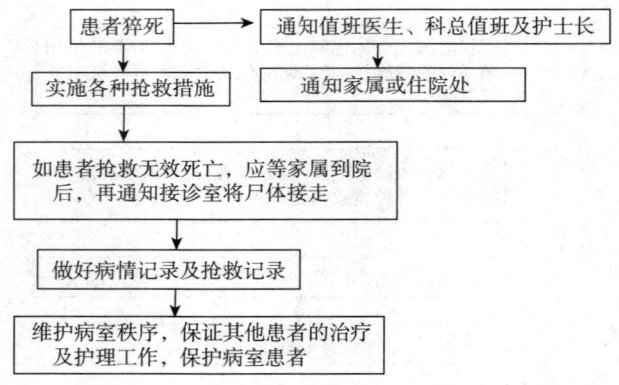

图 10 - 22 - 1　患者发生猝死时的应急流程

第二十三节　患者坠床/跌倒的应急预案

一、预防措施及主要准备

1. 检查病房设施，不断改进完善，做好安全防范，杜绝不安全隐患。

2. 护理人员严格执行级别护理和护理常规。

3. 加强巡视，密切观察患者病情，注意观察患者的意识及生命体征的变化。

4. 掌握患者的病情，及时记录患者的异常情况。

5. 履行告知义务，交代家属需要注意的事项。

二、应急流程

见图10-23-1。

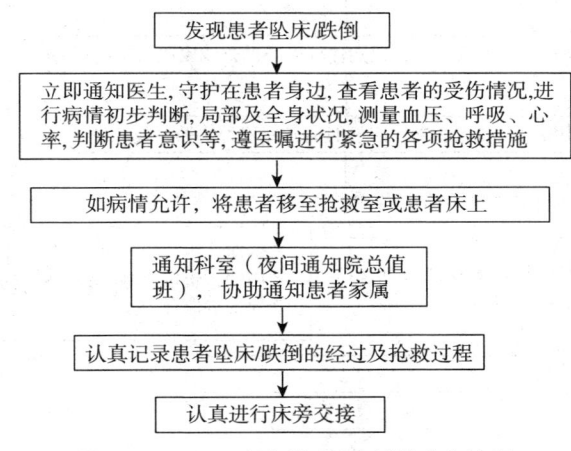

图10-23-1　患者坠床/跌倒的应急流程

第二十四节　患者外出或外出不归的应急预案

一、预防措施及主要准备

1. 做好入院宣教，按级别护理要求巡视，认真落实交接班制度。

2. 按《患者住院须知》告知患者应遵守医院的相关规定，服从管理，防止意外的发生。

二、应急流程

见图 10-24-1。

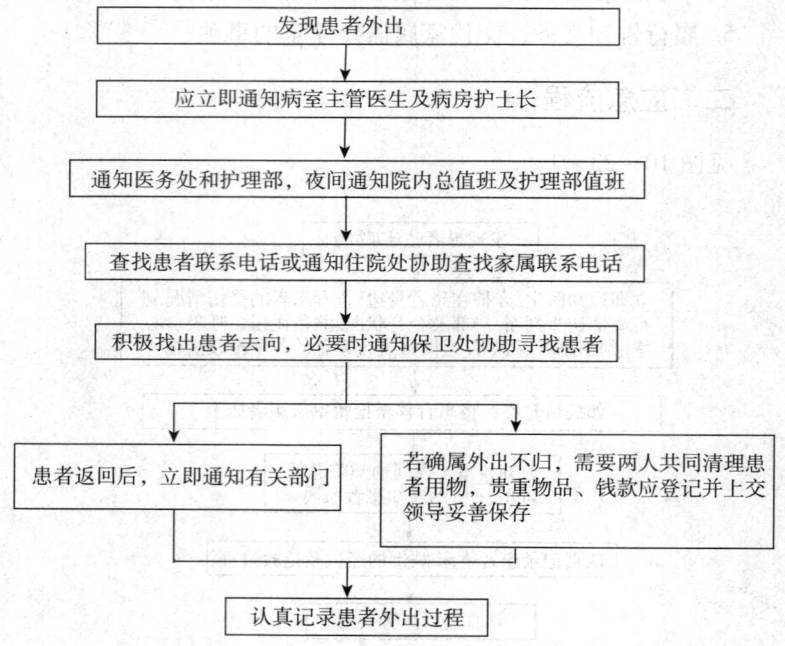

图 10-24-1 患者外出或外出不归的应急流程

第二十五节 病房出现传染病患者时的应急预案

一、预防措施及主要准备

1. 发现甲类或乙类传染病，在第一时间通知上级领导及有关部门(医务处、护理部、医院感染办公室等)。
2. 根据传染源的性质,立即采取相应的隔离措施。
3. 保护同病室的患者。
4. 患者应用的物品按消毒隔离要求处理。
5. 患者出院、转出后,应按传染源性质进行严格的终末消毒。

二、应急流程

见图 10-25-1。

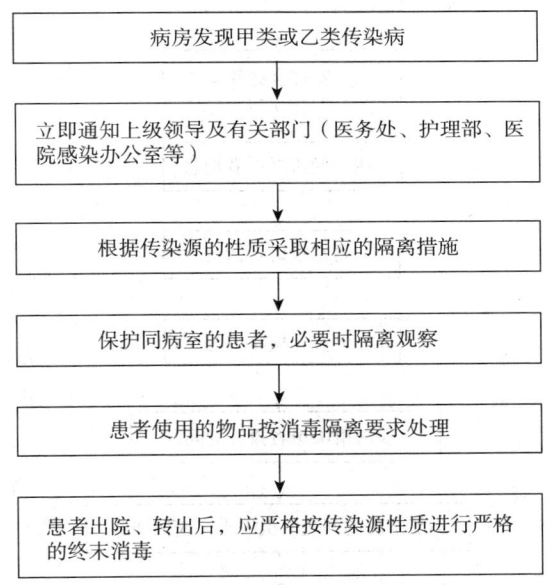

图 10-25-1 病房出现传染病患者时的应急流程

第二十六节 护理投诉的应急预案

一、预防措施及主要准备

发生患者或家属投诉,应安排合适环境,耐心倾听投诉者抱怨，稳定投诉者情绪，调查、核实情况，及时解决患者投诉的问题，不能解决的问题上报护士长或护理部，记录投诉的内容并存档。

二、应急流程

见图10-26-1。

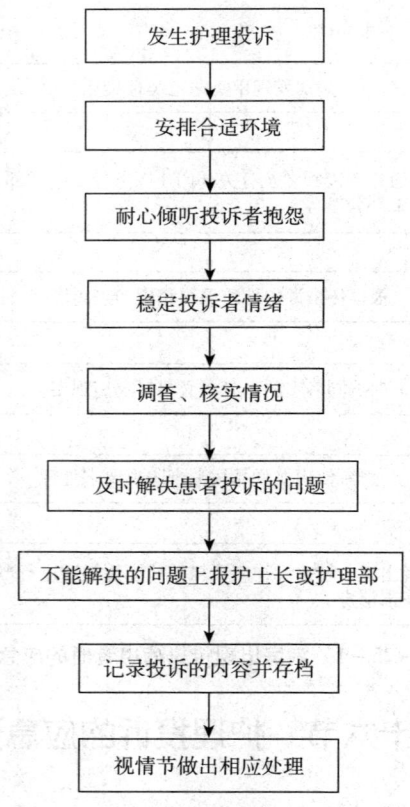

图10-26-1 护理投诉的应急流程

第二十七节 职业暴露的应急预案

一、预防措施及主要准备

1. 接触性污染　肥皂液/流动水清洗皮肤，生理盐水冲洗黏膜。

2. 侵入性损伤　轻轻挤压伤口旁端，挤出污染血液，肥皂液/流动水清洗皮肤；生理盐水冲洗黏膜；禁止伤口局部按压，75%酒精/0.5%碘伏消毒，包扎伤口，报告感染科/保健科做相应处理，填写意外损伤报告，呈报护理部备案。

二、应急流程

见图 10 - 27 - 1。

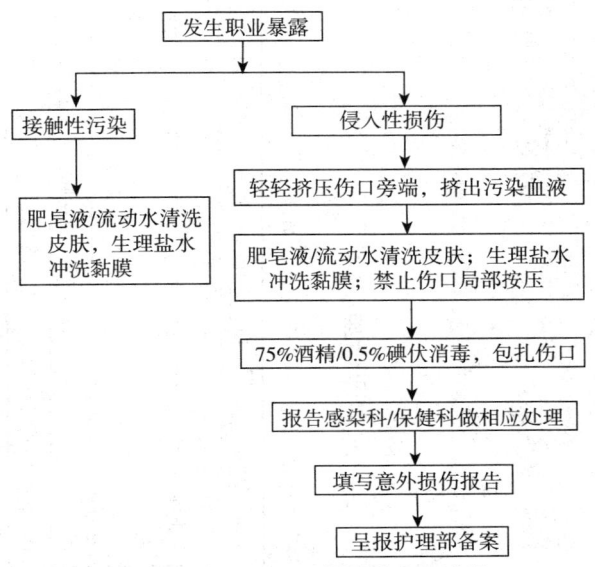

图 10 - 27 - 1　职业暴露的应急流程

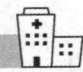

第十一章 腹部外科常用评分工具

一、入院评估单

科室_____ 床号_____ 床_____ 姓名_____ 性别：□男 □女 住院号_____ 宗教信仰：□有 □无

生命体征	T___℃ HR___次/分 R___次/分 BP___/___mmHg		年龄___岁 体重___kg	心律：□齐 □不齐
主诉			入院方式	□急诊 □转入 □有/□无家属陪伴 □门诊 □步行 □搀扶 □轮椅 □平车
既往史	□否认	□糖尿病 □高血压 □脑梗死 □冠心病 □其他：_____	过敏史	□否认 □有 □青霉素 □头孢类 □其他：_____
营养状况	□良好	□一般 □差	意识	□清醒 □嗜睡 □意识模糊 □昏睡 □昏迷
睡眠情况	□正常	□入睡困难 □多梦 □服用药物 □失眠 □其他：_____	瞳孔	□正常 □异常（□左侧 □右侧 □双侧）□缩小 □散大 □对光反射消失

续表

呼吸	□正常	□呼吸过速 □呼吸过缓 □咳嗽 □咳痰 □呼吸困难 □辅助呼吸 □气急	循环 □正常 □胸闷 □心悸 □胸痛 其他：
排尿情况	□正常	□尿潴留 □尿失禁 □尿管 □少尿 □无尿 □多尿 □其他：	排便 情况 □正常 □便秘 □腹泻 □失禁 其他：
皮肤情况	□正常	□发红 □发绀 □破溃 □黄疸 □皮疹 □水肿 □其他：	疼痛 评分 □0级 □1级 □2级 □3级 □4级 □5级
饮食	□普食	□流食 □半流食 □糖尿病饮食 □禁食 □其他：	心理 状态 □稳定 □紧张 □焦虑 □恐惧 □烦躁 其他：
四肢肌力	□正常	□异常：	饮酒 □无 □有
活动能力	□正常	□困难 □无法行动 □乏力	吸烟 □无 □有
家庭支持	□良好	□一般 □差（费用支付：□医保 □新农合 □自费 □其他： ）
照顾情况	□配偶	□子女 □独居 □其他：
教育需求	□饮食	□活动 □药物 □疾病知识 □检查化验 □其他：
其他表现	□无	□有：
资料来源	□患者	□家属

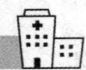
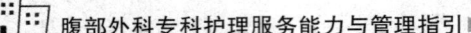

续表

患者转运交接记录

意识状态			导管情况				皮肤情况			药物		病历		转出科室		转入科室	
清醒	嗜睡	模糊	昏睡	昏迷	吸氧管	输液管	导尿管	完好	压疮	异常	部位	面积	有	无	完整	不全	签名	签名

备注：1. 评估项目空白栏内打"√"或使用相应字母或符号表示。

2. 意识状态：①全身麻醉后未醒 ②其他_____
3. 导管情况：①胸管 ②T管 ③口鼻插管 ④气管插管 ⑤深静脉置管 ⑥三腔管 ⑦造瘘管 ⑧胃 ⑨其他_____
4. 皮肤情况（异常）：①皮疹 ②红肿 ③薄 易破 ④水疱 ⑤破溃 ⑥渗出 ⑦其他_____
5. 部位：①尾骶部 ②背部 ③左髂部 ④右髂部 ⑤其他_____

入院日期：　年　月　日　　　　入院诊断_____

评估日期：　年　月　日　　　　评估者签名_____　　联系电话_____

注：若患者入院时有压疮或其他特殊情况，患者或家属需签字

二、压疮评估表

压疮是皮肤或皮下组织由于压力、剪切力或摩擦力而导致的皮肤、肌肉、皮下组织的局限性损伤,常发生在骨隆突处。有很多相关因素或影响因素与压疮有关,这些因素对压疮发生的重要性仍有待探讨。压疮的等级及评估内容见表 11-2 至表 11-4。

(一)压疮等级

表 11-2 美国压疮顾问小组(NPUAP)对压疮的分期

压疮分期	临床表现
可疑的深部组织损伤	1. 全层组织损害,局部皮肤完整但出现颜色改变,如紫色或褐红色或充血水疱或淤伤,与周围组织相比较,这些受损区域可能有疼痛、硬块、有黏糊状渗出、潮湿、发热或发冷 2. 在肤色较深部位,深部组织损伤可能难以发现 3. 厚壁水疱覆盖下的组织损伤更重,可能进一步发展形成薄的焦痂覆盖,这时即使辅以最适合的治疗,病变仍会迅速发展 4. 如果确定为可疑深部组织损伤,须在完成清创后才能准确分期
Ⅰ期压疮	骨隆突处皮肤出现压之不褪色的局限红斑但皮肤完整。深色皮肤可能没有明显的苍白改变,但它的颜色可能和周围的皮肤不同。发红部位有疼痛、变硬、表面变软,与周围的组织相比,皮肤可能会出现发热或冰凉
Ⅱ期压疮	表皮和真皮缺失,在临床可表现为完整的或开放/破裂的血清性水疱或表浅溃疡,无腐肉,渗液少量,有时甚至较干燥
Ⅲ期压疮	全层伤口,全层皮肤组织缺失,可见皮下脂肪,但骨、肌腱或肌肉尚未暴露或不可触及,伤口床有坏死组织,可能有潜行窦道

续表

压疮分期	临床表现
Ⅳ期压疮	全层伤口，全层皮肤组织缺失伴骨、肌腱或肌肉外露，可以看见或直接触摸到外露的骨或肌腱，严重时可导致骨髓炎。局部有坏死组织，通常有潜行窦道
难以分期的压疮	1. 全层组织损害，溃疡的底部被腐痂（包括黄色、黄褐色、灰色、绿色和褐色）和/或痂皮（黄褐色、褐色黑色）覆盖 2. 只有腐痂或脱皮充分去除，才能确定真正的深度和分期 3. 如果踝部或足跟部有稳定的焦痂（干燥、黏附牢固，完整且无发红或波动），可以作为本身自然的（或生物学的）屏障，不应去除

（二）改良 Norton 量表

Norton 量表条目简单，采取 4 分评分法对 6 个临床因素进行评估，使用方便，应用于心脏外科、神经外科、整形人群及老年人群。Norton 量表对每个分值有文字性的标准，这样能够保证量表的客观性（表 11-3）。

（三）Braden 压疮评估表

Braden 量表具有较好的预测效果，可以将 Braden 评分 < 9 分的患者作为压疮发生的高危人群，采取重点有针对性的防治措施；对于 Braden 评分 > 9 分的患者，采取常规的预防措施（表 11-4）。

表 11-3 改良 Norton 量表

压疮评估							危险等级	
分值	意识状态	活动能力	肢体可动度	进食状况	失禁/皮肤受潮	皮肤情况		
4	清醒/嗜睡	行动自如	完全能动	进食足够	皮肤干爽	正常状况	H	高危险：≤12 分	护理措施
3	意识模糊	步行需扶助	有些限制	进食不足	偶有受潮	颜色异常	总分	M	中危险：13~18 分
2	昏睡	能够起床	极度限制	进食量少	常有受潮	温度异常	L	低危险：19~23 分
1	昏迷	长期卧床	不能活动	不能进食	一直受潮	缺水/水肿	N	无危险：24 分
分值								

备注：1. 对照"评估标准"填写相应分值，"危险等级""护理措施"使用相应字母或符号表示。

2. 无危险、低危险每周评估一次，中危险及以上需要每天评估直到患者出院。

3. 护理措施：①床单元整洁干燥；②每 2 小时翻身一次；③使用气垫床、海绵垫；④营养支持治疗；⑤尿失禁护理；⑥大便失禁护理；⑦局部减压；⑧其他_____

表 11-4 Braden 压疮评估表

分值	感觉	潮湿	活动方式	移动能力	营养	摩擦/剪切力
4	无受损	很少潮湿	经常行走	不受限	摄入良好	
3	轻度受限	偶尔潮湿	偶尔行走	轻度受限	摄入适当	无明显问题
2	非常受限	经常潮湿	仅限坐卧	重度受限	可能摄入不足	有潜在问题
1	完全受限	经久潮湿	卧床不起	完全受限	重度摄入不足	已存在问题

三、跌倒/坠床评估表

见表 11-5。

表 11-5 跌倒/坠床评估表

跌倒/坠床评估																	
意识状态				使用药物				排便异常		跌倒病史	坠床病史	视觉退化	听觉退化	体位性低血压	眩晕或虚弱	行动障碍	年龄≥65岁	年龄≤6岁	吸毒或酗酒	总分	护理措施
意识丧失	癫痫史	意识混乱	无方向感	镇静药	降压药	降血糖药	利尿药	泻药	尿频	腹泻											
3				1				1		3	1			2	1	1	1	2	1		

备注:1. 低危险:1 分;中危险:2 分;高危险:≥3 分。中危险每周评估一次,高危险每天评估一次。
2. 评估项目空白栏内填写分值,"护理措施"使用相应字母或符号表示。
3. 护理措施:①使用床栏;②使用约束带;③安全教育;④使用安全警示标识;⑤家属陪伴;⑥巡视;⑦其他_____

四、患者自理能力评估表

见表 11-6。

表 11-6 患者自理能力评估表

自理能力评估												
等级	进食	洗澡	修饰	穿衣	控制大便	控制小便	如厕	床椅转移	平地行走	上下楼梯	总分	自理能力分级	护理措施
完全独立	10	5	5	10	10	10	10	15	15	10		H 重度依赖≤40 分	
需部分帮助	5	0	5	5	5	5	5	10	10	5		M 中度依赖:41~60 分	
需极大帮助	0	-	0	0	0	0	0	5	5	0		L 轻度依赖:61~99 分	
完全依赖	-	-	-	-	-	-	-	0	0	-		N 无需依赖:100 分	
分值													

第十一章 腹部外科常用评分工具

续表

备注：1. 对照"评分标准"填写相应分值；"自理能力分级""护理措施"使用相应字母或符号表示。
2. 轻度依赖每周评估一次，中度依赖3天评估一次，重度依赖需每天评估。
3. 护理措施：①晨/晚间护理；②协助非禁食患者进食/水；③卧位护理；④排泄护理；⑤床上温水擦浴；⑥其他_____

五、导管风险因素评分表

见表11-7。

表11-7 导管风险因素评分表

导管评估																		
I类导管						II类导管					III类导管				意识		其他			
胸管	T管	口鼻插管	气管插管	动静脉插管	脑室引流管	引流管	负压球	深静脉导管	三腔管	造瘘管	导尿管	输液管	胃管	氧气管	烦躁	意识不清	幼儿	不配合	总分	护理措施
3	3	3	3	3	3	2	2	2	2	2	1	1	1	1	4	3	2	2		

备注：1. 低危险：<5分；中危险：5~10分；高危险：>10分。低危险每周评估一次，中危险及以上根据患者实际情况动态评估。
2. 评估项目空白栏内填写分值，"护理措施"使用相应字母或符号表示。
3. 护理措施：①加强固定；②使用约束带；③安全教育；④其他_____

六、外科住院患者 VTE 风险与预防评估表

1. VTE 风险评估

1 分项	2 分项	3 分项
□年龄 41～60（岁） □肥胖(体质指数≥25kg/m²) □不明原因反复流产史 □妊娠或产褥期 □服用避孕药或雌激素替代治疗 □因内科疾病卧床（<3 天） □下肢水肿 □下肢静脉曲张 □炎性肠病史（溃疡性结肠炎、克罗恩病） □严重的肺部疾病（1 个月内） □肺功能异常（FEV_1%<50%） □心力衰竭（1 个月内） □脓毒血症（1 个月内） □小手术（<45 分钟）	□年龄 61～74 岁 □卧床>3 天 □恶性肿瘤 □腹腔镜手术（>45 分钟） □关节镜手术 □其他大手术（>45 分钟） □中心静脉置管	□年龄≥75 岁 □VTE 家族史 □既往 VTE 病史 □肝素诱导的血小板减少症 □已知的血栓形成倾向（包括抗凝血酶缺乏症、蛋白 C 或 S 缺乏、Leiden V 因子、凝血酶原 G20210A 突变、抗磷脂抗体综合征等） **5 分项** □脑卒中（1 个月内） □急性脊髓损伤（瘫痪）（1 个月内） □择期髋或膝关节置换术 □或髋关节、骨盆或下肢骨折多发性创伤（1 个月内）
总评分：低危，0～2 分　　中危，3～4 分　　高危，≥5 分　　护士签名：		

2. 出血风险评估　存在下列因素者，同时具有高出血风险，药物预防须慎重。

□活动性出血 □3个月内有出血事件 □活动性胃肠溃疡 □严重肾功能或肝功能衰竭 □血小板计数 < 50×10^9/L □已知、未治疗的出血疾病	□腹部手术：术前贫血 □复杂手术（联合手术、分离难度高或超过一个吻合术） □胰十二指肠切除术：败血症、胰瘘、手术部位出血 □肝切除术：原发性肝癌、术前血红蛋白和血小板计数低
□未控制的高血压 □腰椎穿刺、硬膜外或椎管内麻醉术前4小时至术后12小时 □同时使用抗凝药、抗血小板治疗或溶栓药物 □凝血功能障碍	□心脏手术：体外循环时间较长 □胸部手术：全肺切除术或扩张切除术 □开颅手术 □脊柱手术 □脊柱外伤 □游离皮瓣重建手术

3. VTE预防处方

低危	VTE中-高危，出血风险高	VTE中-高危，出血风险低
□早期活动 □不进行任何预防措施	□间歇充气加压泵（IPC） □分级加压弹力袜（GCS） □其他：_____（注明） □不进行任何预防措施	□机械预防措施（IPC或GCS） □低分子肝素 □普通肝素 □磺达肝癸钠 □利伐沙班 □达比加群 □阿哌沙班 □其他：_____（注明） □不进行任何预防措施
评估日期：	评估时间：	医生签名：

七、恶心、呕吐评估表

恶心、呕吐是临床常见的症状之一。恶心是一种特殊的主观感觉，主要表现为患者上腹不适和胀满感，常为呕吐的前奏，但也可单独出现，多伴流涎与反复吞咽动作，严重者可伴有头痛、头晕、出汗、面色苍白、心率加快等自主神经功能紊乱的表现。恶心症状可自行终止，也可能继续干呕。呕吐是胃内容物或一部分小肠内容物不自主地通过胃、食管、口腔、膈肌和腹肌等的协同作用，迫使胃内容物由胃食管经口腔急速排出体外的一种复杂的病理生理反射过程。恶心同时伴有呕吐，但未将胃内容物排出称为干呕。干呕常是呕吐之前呼吸肌的节律性动作。恶心、呕吐的评估内容见表11-8。

表11-8 恶心、呕吐评估表

呕吐的程度	0~Ⅰ级□ Ⅱ级□ Ⅲ级□ Ⅳ级□
呕吐物特征	大量□ 少量□ 咖啡样或血性□ 含糜烂食物□ 含未消化食物□ 含胆汁□ 酸臭味□ 粪臭味□ 腐酵味□
呕吐的时间	早晨□ 夜间□ 进食时或进食后短时间内□ 集体发病□ 餐后较久□
呕吐的方式	喷射性□ 呕吐不费力□
呕吐伴随症状	高热□ 胸痛□ 腹痛□ 头痛□ 眩晕□ 其他□_____
生命体征	体温_____ 脉搏_____ 呼吸_____ 血压_____
异常化验指标	血常规_____ 尿常规_____ 血生化_____ 其他_____
异常检查结果	X线_____ B超_____ CT_____ 胃镜_____ 其他_____
备注：呕吐的程度：①呕吐0~1次为Ⅰ级；②呕吐2~3次为Ⅱ级；③呕吐4~6次为Ⅲ级；④呕吐7次以上为Ⅳ级。	

八、疼痛的评估

（一）语言评价量表（VDS）

具体做法：将一条直线等分成五份，0＝无痛，1＝微痛，2＝中度疼痛，3＝重度疼痛，4＝剧痛。患者根据自身疼痛程度选择合适的描述。

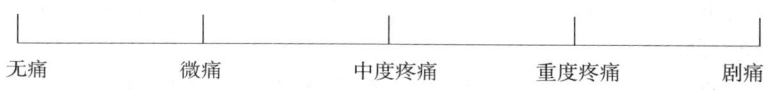

（二）视觉模拟评分（VAS）

具体做法：画一条长线（一般长为100mm），线上不应有标记、数字或词语，以免影响评估结果。保证患者理解两个端点的意义非常重要，一端代表无痛，另一端代表剧痛，让患者在线上最能反映自己疼痛程度之处画一交叉线。

（三）面部疼痛表情量表（FPS－R）

此方法适用于任何年龄，没有特定的文化背景要求及性别要求，适合各种急慢性疼痛的患者，特别是老人、儿童及表达能力丧失者。该法最初是为了评估儿童疼痛而设计的，最后在使用中因其实用性而逐步扩大了使用范围。它由6个脸谱构成，即从微笑（代表无痛）到最后痛苦的哭泣（代表无法忍受的疼痛）。

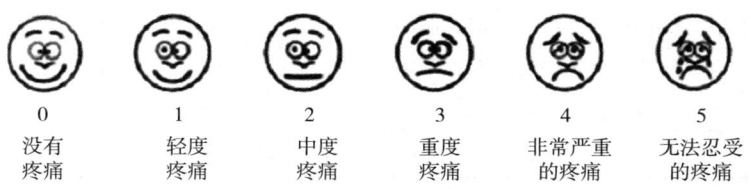

（四）主诉疼痛分级法（VRS）

让患者根据自身感受说出，即语言描述评分法，这种方法患者容易理解，但不够精确。其具体方法是将疼痛划分为 4 级：①无痛；②轻微疼痛；③中度疼痛；④剧烈疼痛。

0 级：无疼痛。

Ⅰ级（轻度）：有疼痛但可忍受，生活正常，睡眠无干扰。

Ⅱ级（中度）：疼痛明显，不能忍受，需要服用镇痛药物，睡眠受干扰。

Ⅲ级（重度）：剧烈疼痛，不能忍受，需要服用镇痛药物，睡眠受严重干扰，可伴自主神经功能紊乱或被动体位。

九、腹痛评估表

腹痛是指由于各种原因引起的腹腔内外脏器的病变，而表现为腹部的疼痛。疼痛可分为急性和慢性两类。其病因极为复杂，包括炎症、肿瘤、出血、梗阻、穿孔、创伤及功能障碍等。腹痛的评估内容见表 11-9。

表 11-9 腹痛评估表

腹痛的程度	无腹痛□　轻度腹痛□　中度腹痛□　重度腹痛□
腹痛的性质	钝痛或隐痛□　胀痛□　烧灼痛、刀割痛□　绞痛□　钻顶样痛□　锐痛□　剧烈腹痛伴腹肌紧张或板状腹□
腹痛伴随症状	发热□　呕吐□　腹泻□　血便□　尿急、尿频、尿痛、血尿□　胸痛或心律失常□　咳嗽或气促□　月经紊乱或阴道流血□　放射痛□　消化道出血□　腹胀□　黄疸□　停止排便排气□　腹部包块□　休克□　其他□＿＿＿＿＿
生命体征	体温＿＿＿＿　脉搏＿＿＿＿　呼吸＿＿＿＿　血压＿＿＿＿

续表

异常化验指标	血常规_____ 尿常规_____ 粪常规_____ 血生化_____ 肝功能检查_____ 腹水检查_____
异常检查结果	X线_____ B超_____ CT_____ 内镜_____ 心电图_____

备注：腹痛的程度：①轻度，腹痛不影响工作和生活；②中度，影响工作和生活但可忍受；③重度，腹痛难以忍受。

十、休克评估表

休克是指机体在各种有害因素侵袭下，导致有效循环血量锐减、组织血流灌注不足、细胞代谢紊乱受损、微循环障碍为特点的病理过程。休克的评估内容见表11-10。

表11-10 休克评估表

分期	休克代偿期	休克期	休克晚期
神志	清楚、紧张、烦躁	尚清楚，表情冷漠	模糊→昏迷
口渴	口渴	很口渴	非常口渴（无主诉）
皮肤黏膜	苍白、湿冷	冰冷、发绀或花斑	瘀点、瘀斑、四肢厥冷
脉搏	<100次/分，有力	100~120次/分	速而细弱、摸不清
血压	舒张压↑，脉压↓	收缩压90~70mmHg，脉压↓	收缩压<70mmHg或测不到
周围循环	正常	表浅静脉塌陷，CAP充盈迟缓	表浅静脉塌陷，CAP充盈非常迟缓
尿量	正常	尿少	尿少或无尿
失血量	<800ml（<20%）	800~1600ml	>1600ml（>40%）

十一、造口周围皮肤评估工具（DET 评估表）

大多数造口患者都经历过造口周围并发症，其中最常见的就是造口周围皮肤并发症。健康的造口周围皮肤有利于造口袋的粘贴，可预防排泄物的渗出。DET 评分（Discolouration，变色；Erosion/Ulceration，侵蚀/溃疡；Tissue overgrowth，组织增生）可以评估造口底盘粘贴皮肤的异常面积及受损程度，根据变色、侵蚀/溃疡、组织增生三个症状的面积及严重程度给予评分，最低分 0 分，最高分 15 分。0 分表示造口周围皮肤是健康的，随着评分增加，说明造口周围皮肤存在问题的严重程度增加。每次就诊均给予评分，通过分值的变化，说明造口周围皮肤问题的改善或恶化（表 11-11）。

十二、Bates-Jensen 伤口评估工具

临床中的慢性伤口主要包括糖尿病足、血管性溃疡、Ⅱ期和Ⅳ期压疮及术后伤口感染不愈合等。慢性伤口常迁延不愈且治疗困难，给医疗和患者带来沉重的负担。Bates-Jensen 伤口评估与效果评价量表（BWAT）用于伤口治疗全程中的每一次评估，可以更早发现伤口的变化、评估伤口恶化的潜在危险因素和评价伤口的治疗效果，进而提高慢性伤口的治疗效果（表 11-12）。

第十一章 腹部外科常用评分工具

表 11-11 造口周围皮肤评估工具（DET 评估表）

	0 分	1 分	2 分	3 分
症状 1：D-变色 （皮肤变色的面积）	造口周围皮肤正常（肉眼观察没有发现任何表皮上的改变或损伤）	底盘覆盖下的造口周围皮肤变色面积<25% （请再评估其严重程度）	底盘覆盖下的造口周围皮肤变色面积为 25%～50% （请再评估其严重程度）	底盘覆盖下的造口周围皮肤变色面积>50% （请再评估其严重程度）
症状 1：D-变色 （皮肤变色的严重程度）		造口周围皮肤有颜色改变	造口周围皮肤颜色改变伴有并发症如疼痛、发光、硬结感、发热、发痒或烧灼感	
症状 2：E-侵蚀 （侵蚀/溃疡的面积）	没有侵蚀	底盘覆盖下的造口周围皮肤被侵蚀的面积<25% （请再评估其严重程度）	底盘覆盖下的造口周围皮肤被侵蚀的面积为 25%～50% （请再评估其严重程度）	底盘覆盖下的造口周围皮肤被侵蚀的面积>50% （请再评估其严重程度）
症状 2：E-侵蚀 （侵蚀/溃疡的严重程度）		损伤累及表皮	损伤累及真皮层并伴有并发症如潮湿、渗血或溃疡	
症状 3：T-组织增生 （组织增生的面积）	没有组织增生	底盘覆盖下的造口周围皮肤增生的面积<25% （请再评估其严重程度）	底盘覆盖下的造口周围皮肤增生的面积为 25%～50% （请再评估其严重程度）	底盘覆盖下的造口周围皮肤增生的面积>50% （请再评估其严重程度）
症状 3：T-组织增生 （组织增生的严重程度）		皮肤表面有高出的组织	皮肤表面有高出的组织并伴有并发症如出血、疼痛、潮湿	

备注：3 个症状的单项总分加起来计算出 DET 总分（最高分 15 分）

表 11-12　Bates-Jensen 伤口评估工具

姓名		住院号		床号		日期	
伤口类型：压疮　糖尿病足　外伤/手术切口　烧烫伤　肿瘤伤口　放射性皮炎　静脉性溃疡　动脉性溃疡							
伤口位置：							
伤口形状：不规则　碗/舟形　线性/细长　正方/长方形　圆/椭圆形　其他							
条目		评估					评分
1. 伤口大小	1. 长×宽 <4cm² 2. 长×宽 4~16cm² 3. 长×宽 16.1~36cm² 4. 长×宽 36.1~80cm² 5. 长×宽 >80cm²						
2. 伤口的深度	1. 在完整的皮肤上有压之不褪色的发红 2. 表皮和/或真皮部分皮层破损 3. 全层皮肤缺失，有皮下组织损伤或坏死，可能向深部累及筋膜但未穿透，和/或深部分与全层缺失混合存在 4. 坏死组织妨碍组织辨识 5. 全层皮肤缺失，组织破坏范围大，有组织坏死或肌肉损伤，可见骨骼或支持结构						

258

续表

条目	评估	评分
3. 边缘	1. 模糊,不能区分伤口轮廓 2. 能够清楚区分伤口轮廓 3. 轮廓分明,伤口基底低于伤口边缘 4. 轮廓分明,翻卷增厚,触之柔软 5. 伤口周围有茧样组织或僵硬的瘢痕	
4. 潜行	1. 伤口四周无潜行 2. 任何区域的潜行 < 2cm 3. 潜行 2～4cm,涉及的伤口边缘 < 50% 4. 潜行 2～4cm,涉及的伤口边缘 > 50% 5. 潜行 > 4cm 或有隧道	
5. 坏死组织类型	1. 未见坏死组织 2. 白色或灰色失活组织或不黏附的黄色腐肉 3. 黏附松散的黄色腐肉 4. 伤口床有黏附紧密的黑色软痂 5. 伤口床有黏附紧密的黑色硬痂	

续表

条目	评估	评分
6. 坏死组织数量	1. 未见坏死组织 2. 伤口床坏死组织 <25% 3. 伤口床坏死组织 25%~50% 4. 75% > 伤口床坏死组织 > 50% 5. 伤口床坏死组织 75%~100%	
7. 渗液类型	1. 无渗液 2. 血性:稀薄的淡红色 3. 浆液血性液:水样白红色或粉色 4. 浆液样:稀薄透明,水样 5. 脓性:黄色或绿色,气味难闻	
8. 渗液数量	1. 无渗液,伤口组织干燥 2. 伤口组织微湿,但无法计量 3. 伤口组织潮湿,浸湿敷料的 25% 4. 伤口组织饱和,浸湿敷料的 25%~75% 5. 伤口组织浸渍,浸湿敷料的 75% 以上	

续表

条目	评估	评分
9. 伤口周围皮肤颜色	1. 颜色正常或粉色 2. 淡红色或有压之褪色的发红 3. 白色或灰白色或色素减退 4. 深红色或紫色或压之不褪色的发红 5. 黑色或色素沉着过度	
10. 外周组织水肿	1. 无水肿或肿胀 2. 伤口周围非凹陷性水肿范围 <4cm 3. 伤口周围非凹陷性水肿范围 >4cm 4. 伤口周围凹陷性水肿范围 <4cm 5. 伤口周围凹陷性水肿范围 >4cm	
11. 外周组织硬化	1. 无硬化 2. 硬化范围 <2cm 3. 硬化范围 2~4cm,占伤口周围 <50% 4. 硬化范围 2~4cm,占伤口周围 >50% 5. 伤口周围任何部位硬化 >4cm	

续表

条目	评估	评分
12. 肉芽组织	1. 皮肤完整或部分皮层伤口 2. 75%~100%伤口填充浅牛肉红色组织或组织过度生长 3. 25%<伤口填充浅牛肉红色组织<75% 4. 粉红或灰红暗色或伤口填充组织≤25% 5. 无肉芽组织可见	
13. 上皮化	1. 伤口覆盖100%,表面完整 2. 覆盖75%~100%或上皮组织长入伤口>0.5cm 3. 覆盖50%~75%或上皮组织长入伤口<0.5cm 4. 伤口覆盖25%~50% 5. 伤口覆盖<25%	

备注:总分为13个计分条目之和。1~5分为组织健康,6~12分为愈合。治疗过程中,伤口越接近13分表示愈合的趋势,伤口越接近60分表示恶化的趋势。

第十二章 腹部外科常用护理技术操作流程及评分标准

第一节 手术部位备皮操作流程及评分标准

一、目的

1. 去除手术区域毛发和污垢,彻底清洁皮肤。
2. 为手术时皮肤消毒做好准备,预防术后切口感染。

二、评估

1. 了解手术方式,确定手术的部位及备皮的范围。
2. 患者的意识状态、自理能力及合作程度。
3. 评估病室环境、温度及遮挡条件。
4. 评估手术相应部位的皮肤情况。

三、准备

1. 护士　着装整洁,洗手、戴口罩。
2. 物品　治疗车上层:治疗盘、一次性备皮刀、镊子、棉签、纱布、肥皂水、一次性垫巾、一次性手套。

治疗车下层:医用垃圾桶、生活垃圾桶、锐器盒。

3. 环境　安静、安全,光线及温度适宜,关闭门窗,必要时屏风遮挡。

4. 体位　根据备皮部位及患者情况，采取所需的体位。

四、方法

接到手术医嘱 → 核对医嘱 → 核对患者姓名、床号、住院号、诊断、手术部位 → 评估患者及手术区皮肤状况 → 解释目的，取得配合 → 协助患者取舒适体位并遮挡患者 → 于患者身下铺垫巾 → 充分暴露备皮部位 → 戴一次性手套 → 纱布浸湿肥皂水涂擦局部皮肤 → 一手绷紧皮肤，一手持备皮刀分区剃净毛发 → 检查备皮部位毛发是否剃净，皮肤有无损伤 → 去除局部毛发和皂液 → 用棉签擦净脐部 → 脱一次性手套 → 协助患者穿好衣裤取舒适体位 → 整理用物及床单元。

五、评价

1. 物品处置正确。
2. 注意保暖及保护患者隐私。
3. 备皮部位及范围正确。

六、注意事项

1. 备皮刀的刀片应锐利。
2. 不能逆行剃除毛发，以免损伤毛囊。
3. 剃刀应专人专用，防止交叉感染。
4. 腹部手术患者要注意清洁肚脐。
5. 动作轻柔，避免刮破皮肤，注意患者的保暖及隐私。
6. 检查手术区皮肤，如有割痕、发红等异常情况，应通知医生并记录。
7. 尽量靠近手术开始时间以进行备皮。

七、理论提问

1. 备皮的范围是什么？

答：上腹部手术——上自乳头连线，下至耻骨联合水平，两侧至腋后线。

下腹部手术——上平剑突，下至大腿上 1/3 前、内及外阴部，两侧至腋后线。

腹股沟部及阴囊手术——上自脐部水平，下至大腿上 1/3，两侧至腋后线，包括外阴部并剃除阴毛。

会阴部及肛门部手术——上自髂前上棘连线，下至大腿上 1/3 的前、内、后侧，包括会阴区及臀部。

2. 备皮有哪些注意事项？

答：（1）不可划破皮肤，以免引起感染。

（2）腹部手术要注意清洁肚脐，腋窝和会阴部也要清洁干净。

（3）注意观察皮肤有无丘疹、红斑、小疖肿等，如有应立即报告医生。

（4）要注意保暖，以免患者受凉而延误手术。

八、评分标准

见表 12 - 1 - 1。

表 12-1-1 手术部位备皮技术操作评分标准

项目		技术操作要求	分值	扣分原因	扣分
准备质量标准（20分）	评估	了解手术方式，确定手术的部位及备皮的范围	2		
		患者的意识状态、自理能力及合作程度	2		
		评估手术相应部位的皮肤情况	2		
	护士：着装整洁，洗手、戴口罩		3		
	物品：备齐用物，放置合理		4		
	环境：安静、安全，光线及温度适宜，关闭门窗，必要时屏风遮挡		3		
	体位：根据备皮部位及患者情况，采取所需的体位		4		
操作流程质量标准（60分）	备齐用物，携至床旁。按医嘱查对		5		
	向患者解释备皮目的，取得患者同意与合作		6		
	协助患者取舒适体位并暴露备皮部位，垫一次性垫巾，检查备皮刀		5		
	戴一次性手套，用纱布浸湿肥皂水涂于局部皮肤，一手绷紧皮肤，另一手持备皮刀分区剃净毛发后，检查备皮效果		24		
	去除毛发及皂液		6		
	用棉签擦净脐窝		4		
	协助患者穿好衣裤取舒适体位		6		
	整理用物及床单元		4		
终末质量标准（20分）	与患者沟通交流语言文明、态度和蔼		6		
	动作轻柔、部位准确、操作规范		6		
	理论回答正确		8		
总分			100		

第二节 中心静脉/深静脉导管维护护理技术操作流程及评分标准

一、目的

1. 预防导管相关性感染，减少相关并发症的发生。
2. 防止导管堵塞及血栓形成，保持管路通畅。
3. 防止导管移位、脱管。

二、评估

1. 环境。
2. 患者意识、配合程度。
3. 深静脉置管位置、深度，导管类型，置管日期及上一次换药日期。
4. 穿刺点有无红肿、渗血及渗液、硬结，穿刺点周围皮肤有无异常。
5. 敷料有无潮湿、松脱、卷边及污染。

三、准备

1. 护士 着装整齐，洗手、戴口罩。
2. 物品 治疗车上层：中心静脉导管换药包（内含治疗巾1块、弯盘1个、血管钳1把、小药杯2个各装4个大棉球、纱布2块、棉片2片、棉签6根）、20ml注射器、肝素帽、头皮针、棉签、封管液（0.9%生理盐水或肝素液盐水）、碘伏或洗必泰、75%酒精、无菌持物钳、无菌手套、透明敷料（10cm×12cm）、固定胶带、快速手消液（备注：若使用一次性专用换药

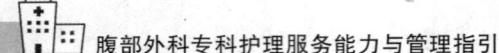

包,根据换药包内物品设置补充其余相应物品)。

治疗车下层:医用垃圾桶、生活垃圾桶、锐器盒。

3. 环境　安全、清洁,光线适宜,可进行无菌操作。

四、方法

评估环境、患者及导管情况→手消→准备用物→携用物至床旁→核对床号、姓名,解释操作目的、注意事项及配合的要求→手消→打开换药包,将所需物品投放至无菌包内,按无菌原则将酒精、碘伏分别倒于小药杯内→协助患者取舒适体位→暴露穿刺部位,将无菌治疗巾平铺于患者肩下→揭开固定输液接头及导管的胶布→手消→用75%酒精去除胶痕→撕除原有贴膜(一手拇指轻压穿刺点,另一手0°或180°从导管远端到近端撕除贴膜)→观察穿刺点局部有无红肿、渗液、渗血及周围皮肤有无异常(清醒患者询问有无疼痛)→观察导管的深度及长度→手消→戴一只手套→用注射器抽取15ml生理盐水放至无菌包内→戴另一只手套→连接头皮针及肝素帽,排气→一手持无菌纱布覆盖在肝素帽上提起导管→用酒精棉签消毒穿刺点固定翼下面死角(三遍)→用碘伏棉签消毒固定翼下面死角(三遍至完全清洁)→用持物钳夹取酒精棉球避开穿刺点直径1cm处,顺、逆、顺时针脱脂、消毒皮肤(三遍),消毒范围以穿刺点为中心直径15cm(至少大于贴膜的面积)→取碘伏棉球以穿刺点为中心(穿刺点停留3~5秒)顺、逆、顺时针消毒皮肤三次→取无菌碘伏棉片包裹导管搓揉消毒15秒,注意消毒外固定翼→用无菌纱布包裹取下肝素帽,取酒精棉片包裹消毒接头(用力擦拭横切面及多方位15秒)→连接预冲好的肝素帽→打开锁扣→抽回血评估导管→用脉冲方式冲洗导管(推→停→推)→夹闭锁扣→正压封管(边推边退)→封管结束后将针头置于锐器盒内→用透明敷贴无张力固定导管(塑形→从中心向外抚平→边撕边框边按压）→脱手套→注明更换敷料的日期，年、月、日并签名→用加强固定胶带固定外管道→整理用物及床单元，协助患者取舒适体位并交代注意事项→处理用物→洗手，记录。

五、评价

1. 操作熟练，动作轻巧。
2. 严格无菌操作，皮肤清洁，消毒彻底。
3. 关爱患者，导管固定稳妥，不影响活动。
4. 用物处理得当。

六、注意事项

1. 严格无菌操作。
2. 去除原有敷贴时防止将管路脱出。
3. 消毒规范，不跨越无菌区。
4. 贴无菌敷贴时，应无张力贴敷贴。
5. 若穿刺点有渗血，应用无菌小方纱加压。
6. 贴敷贴时，应将管路塑形为 S 型、P 型、U 型。
7. 消毒时，注意固定器下面的皮肤消毒。
8. 贴好敷贴后，注意用胶带再次固定管路防止脱管。

七、理论提问

1. 中心静脉导管的维护频率是多长时间？

答：中心静脉导管置管后第一个 24 小时内需要更换敷料，以后的维护频率取决于敷料的材质和特性。①若为无菌透明敷料，应至少每 7 天更换；若为无菌纱布敷料，应至少每 2 天更换。②若患者出汗或穿刺点渗液、渗血时，应优先考虑纱布敷料。③若穿刺部位发生渗血、渗液时，应及时予以更换敷料。④穿刺部位敷料发生松动、污染等完整性受损时需要及时更换敷料。

2. 如何进行中心静脉导管的冲管及封管?

答:中心静脉导管应进行脉冲式冲管及正压封管生理盐水冲管量。①静脉治疗前后,用量10ml。②治疗间歇期,用量10ml。③采血、输血制品、乳剂或两种有配伍禁忌药物间,用量20ml。

正压封管:当剩余0.51ml生理盐水时,采用边推封管液边退针的方法。拔除针头使用肝素盐水封管时,肝素液浓度为0~10U/ml。

八、评分标准

见表12-2-1。

表12-2-1 中心静脉/深静脉导管维护技术操作评分标准

项目	技术操作要求	分值	扣分原因	扣分
准备质量标准(10分)	评估:患者的病情,置管的部位及置入导管的长度,穿刺点局部的情况,以及患者的配合程度	3		
	护士:着装整齐,洗手、戴口罩	1		
	物品:中心静脉导管换药包、20ml注射器、肝素帽、头皮针、棉签、封管液(0.9%生理盐水或肝素液盐水)、75%酒精、碘伏或洗必泰、无菌持物钳、快速手消液、锐器盒、无菌手套、10cm×12cm透明敷料、固定胶带、污物桶、锐器盒	5		
	环境:安静,清洁,光线适宜	1		

第十二章 腹部外科常用护理技术操作流程及评分标准

续表

项目	技术操作要求	分值	扣分原因	扣分
操作流程质量标准（80分）	携用物至床旁	1		
	核对床号、姓名，解释操作的目的、注意事项及配合要求	3		
	手消	1		
	打开换药包，正确投放无菌用品，分别倾倒消毒溶液	3		
	协助患者取舒适体位，暴露穿刺部位，铺无菌治疗巾	2		
	手消	1		
	揭开固定输液接头的胶布，酒精棉签去除胶痕	2		
	去除原有贴膜（0°或180°），撕除方向正确（从导管远端到近端）	5		
	观察穿刺点及周围皮肤情况、导管情况	2		
	手消，戴一只手套	2		
	抽取15ml生理盐水注射液	2		
	再戴另一只手套。连接头皮针，排气预冲肝素帽备用	3		
	无菌纱布覆盖肝素帽提起导管	2		
	酒精棉签消毒固定翼下方死角	2		
	碘伏棉签消毒固定翼下方死角	2		
	酒精脱脂消毒皮肤方法正确：避开穿刺点直径1cm处，顺、逆、顺时针去脂、消毒皮肤三遍，消毒范围：以穿刺点为中心直径15cm（至少大于贴膜的面积）	5		
	碘伏消毒：夹取碘伏棉球一个以穿刺点为中心顺、逆、顺时针消毒皮肤三次	5		

续表

项目	技术操作要求	分值	扣分原因	扣分
操作流程质量标准（80分）	无菌碘伏棉片包裹导管揉搓消毒15秒，包括外固定翼	4		
	无菌纱布包裹取下原有肝素帽，酒精棉片包裹消毒导管接头用力擦拭横切面及多方位15秒	5		
	连接预充好的肝素帽	2		
	抽回血评估导管	2		
	用脉冲方式冲洗导管	3		
	夹闭锁扣，正压封管（边推边退）	3		
	去除针头弃于锐器盒	1		
	无张力贴膜（管路塑形为S型、P型U型）	5		
	脱手套	1		
	注明更换敷料的日期、年、月、日并签名	1		
	加强固定外导管	5		
	整理用物及床单元，交代注意事项	3		
	处置用物	1		
	洗手记录	1		
终末质量标准（10分）	遵守无菌操作原则	3		
	操作熟练，动作轻巧	2		
	皮肤、导管消毒规范到位	2		
	导管固定规范正确	2		
	用物、污物处理得当	1		
合计		100		

第三节 胃肠减压技术操作流程及评分标准

一、目的

利用负压作用,将胃肠道中积聚的气体、液体吸出,减轻胃肠道内压力。用于消化道及腹部手术,减轻胃肠胀气,增加手术安全性;通过对胃肠减压吸出物的判断,可观察病情变化,协助诊断。

二、评估

1. 患者病情、生命体征、意识状态及合作程度、胃肠减压的目的。
2. 患者鼻腔情况,有无鼻中隔偏曲,鼻腔黏膜有无炎症、肿胀,有无息肉等。
3. 患者有无人工气道及义齿。
4. 患者有无食管及胃肠梗阻或术后情况。
5. 有无凝血功能障碍。

三、准备

1. **护士** 着装整洁,洗手、戴口罩。
2. **物品** 治疗车上层:治疗盘、杯子(内盛凉开水)、治疗巾、一次性胃管(内含 PE 手套、润滑剂)、2ml 注射器、无菌弯盘 1 套(纱布 1 块)、别针、棉签、胶布(胃管固定贴)、听诊器、胃肠减压器、手电筒、快速手消毒液。
治疗车下层:生活垃圾桶、医用垃圾桶、锐器盒。
3. **环境** 安静、安全、整洁,光线适宜。
4. **体位** 能配合者取半坐位或坐位;无法坐起者取右侧卧

位；昏迷患者取去枕平卧位，头往后仰；中毒患者取左侧卧位或仰卧位，注意避免误吸。

四、方法

处置医嘱、核对→携用物到床旁→核对，解释→协助患者取合适体位→查看腹部情况→检查鼻腔，有无义齿→手消→清洁鼻腔→颌下垫治疗巾，边缘平剑突处，备弯盘→准备注射器放入弯盘→打开一次性胃管，备润滑剂，戴手套→检查胃管，关闭胃管末端→润滑胃管前端→测量插管长度→核对→一手托住胃管→另一手持胃管前端沿一侧鼻孔轻轻插入10~15cm（咽喉部）（嘱者做吞咽动作，如为昏迷患者则将患者头部托起，使下颌靠近胸骨柄以增大咽喉部通道的弧度）→插胃管所测量的长度→检查胃管是否在胃内→连接胃肠减压器→脱手套→纱布擦拭鼻部→妥善固定胃管→撤去弯盘及治疗巾→观察胃肠引流液的颜色、性质、量→固定胃肠减压器→填写、粘贴管道标识，标注负压球日期、责任人→协助患者取舒适体位→整理床单位→交代注意事项→核对→手消→记录→处置用物→洗手。

五、评价

1. 与患者沟通交流语言文明、态度和蔼。
2. 动作轻柔、准确，操作规范。
3. 胃管放置到位，胃肠减压有效。

六、注意事项

1. 近期有上消化道出血史、食管静脉曲张、食管阻塞及极度衰弱患者应慎用。
2. 患者安放胃肠减压后，应停止口服药物和饮食。如必须口服药物时，需要将药物研碎，溶于水后注入胃管，注药后夹闭导管1~2小时。

3. 妥善固定胃肠减压装置，防止变换体位时加重对咽部的刺激，以及受压、脱出影响减压效果。

4. 使用胃肠减压患者应静脉补液，以维持水、电解质平衡。应密切观察病情、引流液的量和性质，记录24小时引流总量及胃肠功能恢复情况并做好记录。

5. 胃肠减压患者应加强口腔护理和清洁鼻腔。

七、理论提问

1. 为昏迷患者做胃肠减压时应注意什么？

答：为昏迷患者插入胃管时，应将患者头向后仰，当胃管插至咽喉部时（约15cm），左手托起其头部，使下颌靠近胸骨柄，加大咽喉部通道的弧度，使管端沿后壁滑行，插至所需长度。如插入不畅，应检查胃管是否盘在口腔中。

2. 插胃管过程中发生恶心、呕吐、呛咳、呼吸困难、发绀等情况时如何处理？

答：若插管中出现恶心、呕吐，可暂停插管，并嘱患者做深呼吸，分散患者注意力，缓解紧张；若发生呛咳、呼吸困难、发绀等情况表示误入气管，应立即拔出胃管，休息片刻后重新插管。

3. 如何测量胃管置入的长度？

答：胃管插入长度一般为前额发际至胸骨剑突处或由鼻尖经耳垂至胸骨剑突处的距离。一般成年人插入长度为45~55cm，应根据患者的身高等确定个体化长度。为防止反流、误吸，插管长度可在55cm以上；若须经胃管注入刺激性药物，可将胃管再向深部插入10cm。

4. 确定胃管已插入胃内的方法有哪几种?

答:(1) 在胃管末端连接注射器抽吸,能抽出胃液。

(2) 置听诊器于患者胃部,快速经胃管向胃内注入 10ml 空气,听到气过水声。

(3) 将胃管末端置于盛有清水的杯子中,无气泡溢出。

5. 胃肠减压技术的适应证和禁忌证是什么?

答:(1) 适应证:急性胃扩张;胃、十二指肠穿孔;腹部较大型手术后;机械性及麻痹性肠梗阻;急性胰腺炎。

(2) 禁忌证:食管狭窄;严重的食管静脉曲张;严重的心肺功能不全、支气管哮喘;食管和胃腐蚀性损伤。

八、评分标准

见表 12-3-1。

表 12-3-1 胃肠减压技术操作评分标准

项目	技术操作要求		分值	扣分原因	扣分
准备质量标准(20分)	评估	患者病情、意识状态、合作程度,胃肠减压的目的	5		
		患者的鼻腔情况,有无人工气道、义齿,食管及胃肠梗阻或术后情况,有无凝血障碍	5		
	护士:着装整洁,洗手、戴口罩		3		
	物品:备齐用物,放置合理		3		
	环境:安静、安全、整洁,光线适宜		2		
	体位:根据患者情况取合适体位		2		

第十二章 腹部外科常用护理技术操作流程及评分标准

续表

项目	技术操作要求	分值	扣分原因	扣分
操作流程质量标准（60分）	核对患者，解释操作目的及配合方法	3		
	协助患者取正确体位，查看腹部情况	4		
	检查鼻腔、义齿	2		
	手消，清洁鼻腔	3		
	铺治疗巾	2		
	放置弯盘、注射器方法正确	2		
	打开胃管，备润滑剂、戴手套	3		
	检查胃管，关闭胃管、润滑胃管前端	3		
	测量胃管插入长度	4		
	核对	2		
	插入胃管方法正确，插入长度准确	6		
	检查胃管是否在胃内	2		
	正确连接胃肠减压器	2		
	脱手套	1		
	妥善固定胃管，撤去弯盘及治疗巾	4		
	观察胃肠引流液的颜色、性质、量	3		
	妥善固定胃肠减压器	2		
	填写、粘贴管道标识，标注负压球日期、责任人	2		
	协助患者取舒适体位，整理床单元	2		
	告知注意事项	2		
	核对	2		
	手消，记录	2		
	整理用物，洗手	2		

续表

项目	技术操作要求	分值	扣分原因	扣分
终末质量标准（20 分）	与患者沟通交流语言文明、态度和蔼	3		
	动作轻柔、准确，操作规范	5		
	胃管放置到位	4		
	胃肠减压有效	3		
	理论回答正确	5		
合计		100		

第四节 鼻饲管技术操作流程及评分标准

一、目的

对于不能经口进食的患者，从鼻饲管输注流质食物，保证患者摄入足够的营养、水分和药物，以利于病情的恢复。

二、评估

1. 了解患者病情、身体状况、生命体征、意识及配合程度，了解患者既往有无插管经历。

2. 评估患者鼻腔状况，包括鼻腔黏膜有无肿胀、炎症、鼻中隔弯曲、息肉等，既往有无鼻部疾患。

3. 评估患者有无活动义齿，如有应取下。

三、准备

1. 护士 着装整洁，洗手、戴口罩。

2. 物品 治疗车上层：治疗盘内盛一次性鼻饲包或一次性

胃管、PE 手套、润滑剂、治疗巾、压舌板、消毒弯盘 1 套（内放纱布 3 块、镊子 1 把）、棉签、胶布、别针、橡皮筋、手电筒、听诊器、20ml 注射器或 50ml 注射器、鼻饲流质液（38~40℃）、温开水适量、水温计、手消液。

治疗车下层：医用垃圾桶、生活垃圾桶、锐器盒。

3. 环境　安静、整洁、舒适，光线充足。

4. 体位　根据病情，协助患者取舒适体位。

四、方法

1. 插鼻饲管　处理医嘱并查对 → 告知患者或家属操作目的，并与患者沟通以取得合作 → 携用物至床旁 → 核对床号、姓名、床头卡、手腕带、鼻饲液名称，根据患者病情协助患者取舒适卧位（清醒患者取坐位或半坐位，不能坐起者取平卧位，昏迷患者取去枕平卧位）→检查并清洁鼻腔→治疗巾铺于患者颌下→开包→置弯盘于颌下→准备胶布、润滑剂→准备好 20ml 注射器→检查一次性鼻饲包并开包→戴手套→检查鼻饲管是否通畅→测量鼻饲管插入的长度（即鼻尖至耳垂再至剑突，或前额发际至剑突的距离，成年人为 45~55cm，婴幼儿为 14~18cm）→润滑鼻饲管前端→将鼻饲管沿鼻孔插入至 10~15cm 时清醒患者嘱其张口并观察鼻饲管是否在口中（若在口中拔出重插）→嘱患者做吞咽动作，顺势将鼻饲管插入胃内；昏迷患者操作者则用左手将患者头部托起，使下颌靠近胸骨柄，以增大咽喉部通道的弧度→将鼻饲管插入胃内→注射器抽吸胃液或注入空气听胃部有无气过水声，确认鼻饲管在胃内→固定鼻饲管于一侧鼻翼及面颊部→一手反折鼻饲管末端→另一手取注射器→抽吸少量温开水（20ml）注入→一次抽 50~60ml 流质食物或药液缓慢注入或滴入→鼻饲完毕→再注 20ml 温开水→鼻饲管末端反折，纱布包好扎紧或塞子盖紧→固定鼻饲管粘贴标识，注明留置时间

→协助患者舒适卧位→整理用物→消手→记录→回治疗室按规定处理用物→洗手。

2. 灌注鼻饲液　根据医嘱准备鼻饲液，告知患者→查对床号、姓名、床卡，检查留置管标识→询问患者胃部有无不适，观察有无胃潴留→根据病情协助患者取舒适体位→打开鼻饲管末端盖子，连接注射器→抽吸胃内容物，确认胃管在胃内→注入少量温开水（20ml）→缓慢注入（或连接输液器缓慢滴入）鼻饲液或药液→每次灌入鼻饲液后，反折鼻饲管末端，避免灌入空气，引起腹胀→鼻饲完毕，注入适量温开水冲洗鼻饲管→将鼻饲管末端塞子盖严或反折，固定妥当→整理床单元→手消，记录患者反应及鼻饲量→交代注意事项→回治疗室按规定处理用物→洗手。

3. 拔鼻饲管　处理医嘱→告知患者→置弯盘于患者颌下→揭去固定的胶布→戴 PE 手套→用纱布包裹近鼻孔处鼻饲管→嘱患者深呼吸→患者呼气后→边拔边用纱布擦鼻饲管→拔到咽喉处时快速拔出→将拔出的鼻饲管置弯盘内→协助患者漱口→清洁患者鼻、面部，擦净鼻翼处胶布痕迹→协助患者取舒适卧位→健康宣教→整理床单元→消手、记录→回治疗室按规定处理用物→洗手。

五、评价

1. 严格执行查对制度，操作方法规范，动作熟练、轻巧。
2. 插管、注入鼻饲过程中观察病情及胃部情况。
3. 灌食前确定鼻饲管在胃内，掌握灌注量及间隔时间。
4. 与患者沟通语言恰当、态度和蔼，患者及家属知晓告知内容。
5. 掌握昏迷患者插管技巧。

六、注意事项

1. 插管过程中患者出现呛咳、呼吸困难、发绀等，表示误入气管,应立即拔出休息片刻再插。

2. 给昏迷患者插管时,应将患者头向后仰,当鼻饲管插入会厌部时托起头部使其下颌靠近胸骨柄,加大咽部通道的弧度。

3. 每天检查鼻饲管插入的深度,鼻饲前确认胃管在胃内,并检查患者有无胃潴留,胃内容物超过150ml时,应通知医生减量或暂停鼻饲。

4. 每次鼻饲量不超过200ml,间隔时间大于2小时。鼻饲混合流质食物,应间接加温,以免蛋白凝固。

5. 鼻饲给药时应先研碎,溶解后注入。鼻饲前后均应用20ml温开水冲洗鼻饲管,防止鼻饲液积存于管腔中变质,造成胃肠炎或堵塞管腔。

6. 对长期鼻饲的患者,应每日进行口腔护理2次,应定期更换鼻饲管。

七、评分标准

见表12-4-1。

表12-4-1 鼻饲管技术操作评分标准

项目		技术操作要求	分值	扣分原因	扣分
准备质量标准(20分)	评估	患者病情、心理、意识状态及合作程度	4		
		环境安静、清洁、安全	2		
		患者鼻腔黏膜有无异常	4		
	护士:着装整洁、洗手、戴口罩		3		
	物品:备齐用物,放置合理		2		
	体位:体位舒适,符合插管、鼻饲要求		5		

续表

项目	技术操作要求	分值	扣分原因	扣分
操作流程质量标准（60分）	核对医嘱（三查八对），告知患者	4		
	清洁并检查鼻腔	3		
	颌下铺巾、放置弯盘合理	2		
	润滑鼻饲管，测量鼻饲管长度并标记	4		
	插管方法规范，深度适宜	8		
	处理插管中出现情况	5		
	正确判断鼻饲管在胃内	5		
	胃管固定牢固、美观、舒适	2		
	注食步骤规范、速度适宜	5		
	食量、温度适宜	6		
	操作中观察患者反应	4		
	注食前后用温水冲洗管腔，规范处理管端	4		
	拔管方法规范	4		
	妥善安置患者，整理床单元	2		
	用物处理正确，记录签全名	2		
终末质量标准（20分）	执行查对制度，操作方法规范、熟练、轻巧	5		
	掌握昏迷患者插管技巧	5		
	灌食前确认鼻饲管在胃内，掌握灌注量、温度、间隔时间	5		
	沟通有效恰当，态度和蔼，患者及家属知晓告知内容	5		
总分		100		

第五节　腹部皮下负压引流管护理技术操作流程及评分标准

一、目的

1. 预防切口脂肪液化及切口感染。
2. 使切口处于负压状态，避免坏死组织导致周围组织进一步液化、坏死。
3. 通过护理保证引流的有效性。

二、评估

1. 询问、了解患者的病情及术后恢复情况。
2. 评估患者的意识、心理状态、合作程度。
3. 观察伤口渗出情况，挤压引流管观察引流是否通畅。
4. 告诉患者更换颈引流管的目的，取得患者配合。

三、准备

1. 护士　着装整洁，洗手、戴口罩。
2. 物品　治疗车上层：治疗盘、棉签、换药盘（内含剪刀、无菌纱布2块及无菌镊）、碘伏、一次性负压引流球、卵圆钳、一次性治疗巾、无菌手套、安全别针、护理记录单。

治疗车下层：医用垃圾桶、生活垃圾桶、锐器盒。
3. 环境　安静、安全，光线及温度适宜，必要时屏风遮挡。
4. 体位　根据负压引流管位置取合适体位。

四、方法

洗手戴口罩→核对患者信息→携带用物至床旁,再次核对→协助患者取合适体位(一般取平卧位)→挤压皮下负压引流管,观察是否通畅→充分暴露皮下引流管头端→注意遮挡患者隐私→垫治疗巾于皮下引流管口处下方→取卵圆钳夹闭皮下引流管近端适宜处→取一次性负压引流球→检查外包装、有效期及有无破、漏气等,剪开引流球外包装→检查引流球→再次核对患者基本信息→戴手套→取无菌纱布包裹皮下引流管与引流球连接管的连接处,一手捏住皮下引流管,一手捏住引流球自接口处分离→将引流球连接前端向上提起,使引流液全部流入引流球内→记录引流量→将换下的引流球放置入医用垃圾桶内→消毒皮下引流管接口处周围(取3根安尔碘棉签分别依次消毒:由内向外,由远端向近端,再次消毒管口)→取无菌纱布包裹→取一次性无菌引流球→排除球体内气体→将新负压引流球与皮下引流管连接牢固→松开卵圆钳→观察有无引流液流出→负压引流球应低于皮下引流管引流口平面→撤治疗巾→观察引流液的颜色、性状、量→脱手套→妥善固定皮下引流管→协助患者取舒适卧位→整理床单元→询问患者有无不适症状及需要→交代患者当负压球内气体过多时,为避免无负压应注意排气→反折皮下引流管前端→将球底的塑料帽打开→挤压排尽气体→恢复球体负压以利于引流→引流管拔出后→局部伤口以无菌纱布覆盖,1~2天自行封闭,观察伤口渗出情况、体温变化等情况→按分类处理用物→洗手,记录。

五、评价

1. 操作过程规范、准确,严格执行无菌操作。
2. 皮下引流管固定稳妥,引流通畅,持续负压吸引。

3. 健康宣教有效，患者及家属知晓皮下引流管护理的相关知识，主动配合操作。

六、注意事项

1. 为保持引流有效，引流管勿打折、弯曲。

2. 及时、准确记录引流液的颜色、性状、量，如有异常，及时汇报医生。

3. 合理有效地固定皮下引流管，避免因患者翻身、下床、活动时被牵拉而脱出。

七、理论提问

放置皮下负压引流管的指征有哪些？

答：（1）污染较重的腹腔手术切口。

（2）肥胖患者（皮下脂肪 >3cm）若手术时间长则可能发生脂肪液化。

（3）伴发疾病，如糖尿病、低蛋白血症、贫血等。

（4）二期缝合的切口。

八、评分标准

见表12-5-1。

表12-5-1 腹部皮下负压引流管护理技术操作评分标准

项目		技术操作要求	分值	扣分原因	扣分
准备质量标准（20分）	评估	询问、了解患者的病情及术后恢复情况	2		
		评估患者的意识、心理状态、合作程度	2		
		观察伤口渗出情况，挤压引流管观察引流是否通畅	2		
		告诉患者更换引流管的目的，取得患者配合	2		
	护士：着装整洁，洗手、戴口罩		5		
	物品：备齐用物，放置合理		2		
	环境：安静、安全，光线及温度适宜，必要时屏风遮挡		3		
	体位：根据负压引流管位置取合适体位		2		
操作流程质量标准（60分）	至患者床旁，核对，解释目的		4		
	取合适卧位，充分暴露引流管		2		
	注意遮挡患者，保暖		2		
	消毒双手		3		
	在引流管口下方铺治疗巾		4		
	将引流管接口放于治疗巾上		5		
	卵圆钳夹闭引流管近端		3		
	分离手法正确		5		
	检查引流球		5		
	污染引流球处理正确		4		
	消毒引流球接头无污染		4		
	松开卵圆钳		1		
	引流球固定稳妥		3		

续表

项目	技术操作要求	分值	扣分原因	扣分
操作流程质量标准（60分）	协助取舒适体位	3		
	整理用物和床单元	3		
	消毒双手	2		
	宣教相关注意事项	3		
	正确记录	4		
终末质量标准（20分）	患者安全	5		
	严格无菌技术	5		
	沟通合理有效	5		
	引流液通畅，相关知识熟悉	5		
合计		100		

第六节 腹腔引流护理技术操作流程及评分标准

一、目的

1. 引流气体、液体，减轻局部压力，减少粘连，促进愈合。
2. 防止患者发生腹腔逆行感染。
3. 可随时观察腹腔引流液的性状、量及颜色，有无出血和吻合口瘘的发生，及时给予相应的处理。
4. 通过护理保证引流的有效性。

二、评估

1. 询问、了解患者的病情及术后恢复情况。
2. 观察伤口渗出情况，挤压引流管观察引流是否通畅。

3. 查看引流管固定的情况。
4. 告诉患者更换腹腔引流管的目的,取得患者配合。

三、准备

1. 护士　着装整洁,洗手、戴口罩。
2. 物品　治疗车上层:治疗盘、棉签、换药盘(内含剪刀、无菌纱布2块及无菌镊)、碘伏、一次性引流袋、卵圆钳、一次性治疗巾、无菌手套、护理记录单。

治疗车下层:医用垃圾桶、生活垃圾桶、锐器盒。
3. 环境　安静、安全、光线及温度适宜,必要时屏风遮挡。
4. 体位　根据腹腔引流管位置取合适体位。

四、方法

携带用物至床旁→核对患者信息→告知并解释目的→协助患者取合适体位→充分暴露置管部位,注意遮挡患者隐私→检查伤口情况→挤压腹腔引流管,观察是否通畅→垫治疗巾于引流管口处的下方→取卵圆钳夹闭引流管近端适宜处→松开安全别针→取一次性引流袋并检查有效期及有无破口、漏气等→剪开引流袋外包装,检查引流袋出口处是否拧紧→将引流袋挂于床边→再次核对→戴手套→取无菌纱布包裹腹壁外腹腔引流管与引流袋连接管的连接处→一手捏住引流管,一手捏住引流袋自接口处分离→将引流袋连接前端向上提起,使引流液全部流入引流袋内→观察引流液的量、颜色及性状→将换下的引流袋放入医用垃圾桶内→用棉签消毒腹壁外腹腔引流管接口处周围(取3根安尔碘棉签分别依次消毒:由内向外,由远端向近端,再次消毒管口)→取无菌纱布包裹→取一次性无菌引流袋→去除连接端塑料帽→将新引流袋与腹壁外腹腔引流管连接牢固→妥善固定引流管于床边→松开卵圆钳→观察有无引流液流出→引流袋应低于腹腔引流管引流口平面→撤治疗巾，观察引流液的颜色、性状、量→脱手套→引流袋上注明更换时间及责任者→协助患者取舒适卧位或者半卧位→整理床单元→询问患者有无不适症状→交代注意事项→按分类处理用物→洗手，摘口罩→记录。

五、评价

1. 操作过程规范、准确，严格执行无菌操作。
2. 引流管固定稳妥，引流通畅。
3. 健康宣教有效，患者及家属知晓引流管护理的相关知识，主动配合操作。
4. 床单元干净、整洁，无渗液。

六、注意事项

1. 严格无菌操作，保持引流袋位置低于引流部位，引流袋可每周更换1~2次（引流液有性状、颜色改变需要每天更换）。
2. 保持引流管通畅，定时挤压，避免引流管扭曲、折叠。
3. 观察引流液的量、性状、颜色变化，与病情是否相符等。需要每天记录，发现异常及时报告医生。
4. 腹腔引流管拔出后，局部伤口以无菌纱布覆盖，1~2天自行封闭，观察伤口渗出情况，体温变化，腹痛、腹胀等情况。

七、理论提问

1. 引流管高举平台法的固定方法是什么？

答：将胶带裁剪为5cm×7cm大小，从背面中间将离型纸撕开（注意不要全部撕去），先将导管360°包裹塑形高举，然后呈"Ω"形将导管固定在相应位置，避免形成压力性皮肤损伤。此方法适用性强，用途广泛。

2. 引流管的有效引流体位

答：保持引流有效，引流管勿打折、弯曲，平卧时引流管应低于腋中线，站立或者活动时不可高于腹部引流口处，防止引流液逆行。

八、评分标准

见表 12-6-1。

表 12-6-1 腹腔引流护理技术操作评分标准

项目	技术操作要求		分值	扣分原因	扣分
准备质量标准（20分）	评估	患者病情，合作程度	2		
		引流液的量、颜色、性状	2		
		检查敷料情况、管口皮肤情况	2		
		解释告知	2		
	护士：着装整洁，洗手、戴口罩		5		
	物品：备齐用物，放置合理		2		
	环境：安静、清洁、舒适，符合无菌操作要求		3		
	体位：合适卧位		2		
操作流程标准（60分）	至患者床旁，核对，解释目的		2		
	取合适卧位，充分暴露引流管		2		
	注意遮挡患者，保暖		2		
	消毒双手		2		
	在引流管口下方铺治疗巾		3		
	塞紧引流袋下方的活塞		4		
	将引流袋接口放于治疗巾上		5		

续表

项目	技术操作要求	分值	扣分原因	扣分
操作流程标准（60分）	卵圆钳夹住引流管近端	3		
	分离手法正确	5		
	消毒引流管口及周围正确	5		
	污染引流袋处理正确	4		
	清洁引流袋接头无污染	4		
	松开卵圆钳	1		
	引流袋固定妥当	3		
	协助取舒适体位	3		
	整理用物和床单元	3		
	消毒双手	2		
	宣教相关注意事项	3		
	正确记录	4		
终末质量标准（20分）	患者安全	5		
	注意保暖，严格无菌技术	5		
	沟通合理有效	5		
	引流液通畅，相关知识熟悉	5		
总分		100		

第七节 T型引流管技术操作流程及评分标准

一、目的

1. 支撑作用，维持管腔正常形态，保证其两端良好对合。

2. 防止管腔狭窄，防止胆道梗阻。

3. 维持通畅的胆汁引流，防止胆汁漏入腹腔，减轻胆道压力。

二、评估

1. 评估患者病情、生命体征及腹部体征，如有无发热、腹痛、黄疸等。

2. 评估患者皮肤、巩膜黄染消退情况及大便颜色；T管周围皮肤有无胆汁侵蚀。

3. T管引流是否通畅，引流液的量、颜色、性状。

三、准备

1. 护士　着装整洁，洗手、戴口罩。

2. 物品　治疗车上层：治疗盘、棉签、换药盘（内含剪刀、无菌纱布2块及无菌镊）、碘伏、一次性引流袋、卵圆钳、一次性治疗巾、无菌手套、安全别针、护理记录单。

治疗车下层：医用垃圾桶、生活垃圾桶、锐器盒。

3. 环境　安静、清洁、舒适，符合无菌操作要求。

4. 体位　取舒适体位（需要时护士协助），注意保暖。

四、方法

备齐用物，携至床旁→核对患者，告知并解释目的→观察引流是否通畅，引流液的量、颜色、性状→协助患者取合适卧位→充分暴露T管与引流袋连接处，注意遮挡患者→消毒双手→在引流管口下方铺治疗巾，置弯盘于治疗巾上→取安尔碘棉签1根消毒引流管接口约10cm，打开弯盘将引流管接口置于弯盘中→用卵圆钳夹住引流管近端（距T管接口上方2/3处）→塞紧引流袋下方的活塞→取一次性无菌引流袋撕开外包装，注明更换时间及责任者→将引流袋挂于床沿→将带帽引流袋接口放于治疗巾上→取 3 根安尔碘棉签放于无菌弯盘中→两手各拿一块纱布→分别包裹 T 管接口和引流管接口处→分离两管→观察引流液的颜色和量→将换下的引流袋放于医疗垃圾袋中→消毒引流管口及周围（取 3 根安尔碘棉签分别依次消毒：由内向外，由远端向近端，再次消毒管口）→将清洁引流袋接口去帽→连接牢固→确认引流通畅→协助患者取舒适体位→整理用物和床单元→宣教相关注意事项→消毒双手→记录 T 管位置及引流液的量、颜色和性状。

五、评价

1. 患者及家属知晓 T 管引流护理的相关知识，主动配合操作。
2. 引流管固定稳妥，引流通畅。
3. 操作过程规范、准确，严格执行无菌技术。

六、注意事项

1. 妥善固定 T 管，防止因翻身、起床等活动时牵拉脱出。
2. 观察、记录引流液的颜色、性状和量。正常胆汁颜色呈深黄色澄明液体，如有异常及时与医生联系。
3. 更换引流袋时，常规消毒接口，严格无菌操作。
4. T 管引流时间 7~14 天，拔管前应先根据医嘱夹闭 T 管，夹管期间观察有无腹痛、发热、黄疸。
5. 注意观察及保护 T 管周围皮肤，如有胆汁侵蚀可用氧化锌软膏保护。

七、理论提问

1. T 管脱出的原因及如何预防处理？

答：（1）原因：引流管固定不牢或意外脱出。

（2）预防处理：T 管除缝线固定于腹壁外，还应用胶布将其外固定。一旦脱出，要及时通知医生处理。术后 3~5 天脱出者，一般需要重新手术；术后 5~10 天者可协助医生用导尿管沿腹壁引流窦道插入至胆总管引流；术后 10 天可暂不处理，严密观察病情变化。

2. T 管引流不畅的原因及如何预防处理？

答：（1）原因：引流管受压、扭曲、折叠、阻塞。

（2）预防处理：定期向离心方向挤捏，还可用注射器回抽，禁止擅自使用注射用生理盐水冲洗，以防发生腹膜炎或胆瘘。若术后 1 周发现阻塞，按医嘱可用细硅胶管插入管内行负压吸引，1 周后按医嘱可用生理盐水加庆大霉素低压冲洗。

3. T 管引流期间应告知患者注意什么？

答：引流管勿打折、扭曲、牵拉，维持有效引流。嘱患者保持有效引流体位，平卧时，引流管应低于腋中线；站立或活动时不可高于腹部引流口平面，防止引流液逆行。

4. 引流口周围皮肤有胆汁浸渍时如何处理？

答：局部涂氧化锌软膏，预防局部皮肤破溃和感染。

5. T 管放置的时间有何规定？

答：T 管放置时间为 10~14 天。T 管造影后应保持通畅 24 小时。夹闭 T 管 24~48 小时后，如无腹痛、黄疸、发热等症状即可拔出。

八、评分标准

见表 12-7-1。

第十二章 腹部外科常用护理技术操作流程及评分标准

表 12-7-1 T 管引流技术操作评分标准

项目	技术操作要求		分值	扣分原因	扣分
准备质量标准（20分）	评估	患者病情，合作程度	2		·
		引流液的量、颜色、性状	2		
		检查敷料情况、管口皮肤情况	2		
		解释告知	2		
	护士：着装整洁，洗手、戴口罩		5		
	物品：备齐用物，放置合理		2		
	环境：安静、清洁、舒适，符合无菌操作要求		3		
	体位：合适卧位		2		
操作流程标准（60分）	至患者床旁，核对，解释目的		2		
	取合适卧位，充分暴露引流管		2		
	注意遮挡患者，保暖		2		
	消毒双手		2		
	在引流管口下方铺治疗巾		3		
	塞紧引流袋下方的活塞		4		
	将引流袋接口放于治疗巾上		5		
	卵圆钳夹住引流管近端		3		
	分离手法正确		5		
	消毒引流管口及周围正确		5		
	污染引流袋处理正确		4		
	消毒引流袋接头无污染		4		
	松开卵圆钳		1		
	引流袋固定妥当		3		
	协助取舒适体位		3		

续表

项目	技术操作要求	分值	扣分原因	扣分
操作流程标准（60分）	整理用物和床单元	3		
	消毒双手	2		
	宣教相关注意事项	3		
	正确记录	4		
终末质量标准（20分）	引流有效，观察及时、准确	5		
	注意保暖，严格无菌技术	5		
	患者安全，沟通合理有效	5		
	理论知识回答正确	5		
总分		100		

第八节 外科引流管固定技术操作流程及评分标准

一、目的

1. 防止引流管脱出及移位。
2. 避免非计划性拔管。

二、评估

1. 患者的病情、意识状态、活动能力及合作程度。
2. 了解手术方式，放置引流管的位置，观察各管路连接是否紧密，引流是否通畅。
3. 伤口敷料是否清洁、干燥，有无渗血、渗液。
4. 环境。

第十二章 腹部外科常用护理技术操作流程及评分标准

三、准备

1. 护士　着装整齐，洗手、戴口罩。
2. 物品　治疗车上层：75%酒精、棉签、导管固定胶带、导管标识、卷尺、笔、剪刀、快速手消液，必要时备保护性约束带。

治疗车下层：医用垃圾桶、生活垃圾桶。

3. 环境　安静、安全、清洁，光线适宜。
4. 患者　取平卧位或半卧位。

四、方法

评估、解释→洗手、戴口罩→根据评估情况裁剪适宜的胶布，备齐用物→携用物至床旁→再次向患者解释，取平卧位→充分暴露置管部位（必要时屏风遮挡）→测量腹腔导管，在引流管出口5cm处做标记→用记号胶布环形缠绕做刻度标识（记号胶布上沿对齐标记线，便于观察导管置入深度是否有改变）→导管末端5cm处粘贴导管标识→用75%酒精擦净将要粘贴固定胶布的皮肤→使用合适的固定方法将引流管顺导管走行方向固定→再次确认导管与引流袋连接管紧密衔接→在引流袋上标记更换日期、时间及责任人→同法固定其他引流管（原则：由上到下，由中间到两边）→协助患者取舒适卧位→整理床单位→向患者及家属进行预防导管滑脱健康教育→手消→记录→处置用物→洗手。

常用固定方法：

1. 高举平台法　将胶带裁剪成5cm×7cm大小，从背面中间将离型纸撕开（注意不要全部撕去），先将导管360°包裹塑形高举，然后呈"Ω"形将导管固定在相应位置，避免形成压力性皮肤损伤。此方法适用性强，用途广泛。

2. 螺旋固定法及高举平台螺旋法 取 8cm×6cm 大小胶带，将其再次裁剪为"m"形，将四周胶带先粘贴于皮肤上，再将中间胶带螺旋缠绕（或中间螺旋缠绕，以上高举平台在导管上，使胶带最大面积接触导管的方式固定导管。此法适用于管径比较粗的重型管道固定。

3. "E"形固定法 取 10cm×6cm 大小胶带，将其再次裁剪为"E"形，以上下固定、中间缠绕的方式固定导管，对侧采用同样的方法固定。此法适用于管径比较粗的重型管道固定。

4. "H"形固定法 将胶带剪裁成 8cm×8cm 正方形，选择一侧将两端中间各剪开 2cm，沿剪开处两边再剪开 2cm，撕开背面离型纸，将引流管塑形固定。此法适用于管径比较粗的重型管道固定。

5. "Y"形（又称为"人"字形）固定法 将胶带剪成"Y/人"字形，剪裁 7cm×3cm 大小胶带，将完整部分保留 3cm，尾端剪开 4cm。撕开背面离型纸，粘贴引流管。此法适用于管径小的轻型管道固定。

6. 医用胶布蝶形交叉固定法 取医用胶带 1 条（长 20～25cm，宽 2.5～3cm），从胶带的两侧等长、对称剪开（蝶翼），中间（桥段）留出 2～3cm，未剪断，蝶形胶布主体部分宽 3～4cm，两端长度应比伤口敷料长 5cm 左右，蝶翼长度可各绕引管两圈即可，桥段的长度比引流管的周长略小。此法使用方便，制作容易。

五、评价

1. 患者安全、舒适，床单元整洁、无污染。
2. 管道通畅、固定牢固。
3. 抬高高度准确，达到预期目的。
4. 无导管固定的相关并发症。

5. 引流管深度与操作前一致。

6. 患者生命体征平稳。

六、注意事项

1. 导管标识清楚，翻身时避免引流管牵拉、滑脱、扭曲、受压、阻塞，搬运患者时将引流管夹闭，妥善固定。

2. 引流管保持密闭，周围敷料保持清洁干燥，有渗液时及时更换，防止逆行感染。

3. 密切观察引流液的颜色、性状及量。若引流液颜色加深、呈血性或浑浊，说明有出血或感染，应及时告知医生。

4. 定期进行导管滑脱风险评估，根据评估分值采取相应预防措施。

5. 意识不清、躁动不安的患者应给予保护性约束以防拔管，在实施保护性约束前应向患者家属进行书面告知。必要时进行合理镇静、镇痛。

七、理论提问

1. 放置腹腔引流管的目的是什么？

答：（1）引流渗血、渗液，避免渗血、渗液积聚而继发感染。

（2）观察术后是否有出血和吻合口瘘。

（3）为腹腔感染性疾病提供治疗途径。

（4）用于治疗及检查，如腹腔冲洗、化疗等。

2. 外科引流管包括哪些？

答：外科引流管包括脑室引流管、胸腔引流管、腹腔引流管、导尿管、T形引流管、肾造瘘管、空肠造瘘管等。

八、评分标准

见表 12-8-1。

表 12-8-1 外科引流管固定技术操作评分标准

项目	技术操作要求		分值	扣分原因	扣分
准备质量标准（20分）	评估	患者的病情、意识状态、活动能力及合作程度	3		
		观察引流管位置，是否通畅，各管路是否连接紧密	4		
		观察伤口敷料是否清洁干燥，有无渗血、渗液	3		
		观察引流液的量、颜色、性状及是否漏气	2		
	护士：着装整齐，洗手、戴口罩		2		
	物品：备齐用物，放置合理		2		
	环境：安静、安全、整洁，光线适宜		2		
	体位：平卧位，充分暴露引流管		2		
操作流程标准（60分）	根据导管长度、管径大小剪裁导管固定胶带		4		
	再次解释，体位正确		4		
	充分暴露引流管置管位置，注意保护隐私		4		
	在引流管出口5cm处做标记		4		
	记号胶布环形缠绕做刻度标识（上沿对齐标记线）		4		
	导管末端5cm处粘贴导管标识		3		
	75%酒精擦拭粘贴皮肤		2		
	测量导管方法正确		4		
	固定腹腔引流管（高举平台法、"E"形法、"H"形法等）方法正确		12		

续表

项目	技术操作要求	分值	扣分原因	扣分
操作流程标准（60分）	再次确认导管与引流袋连接管紧密衔接	2		
	正确记录引流袋名称、更换时间及责任人	2		
	整理用物	2		
	协助患者取舒适体位，整理床单元	2		
	健康教育	5		
	手消，记录	4		
	处置用物，洗手	2		
终末质量标准（20分）	操作方法正确，动作熟练、轻柔	4		
	引流管固定稳妥、引流通畅，达到预期目标	4		
	无引流管固定的相关并发症	4		
	引流管深度与操作前一致	4		
	患者感到舒适，生命体征平稳	4		
总分		100		

第九节 造口护理操作流程及评分标准

一、目的

1. 保持造口周围皮肤的清洁。
2. 帮助患者掌握护理造口的方法。

二、评估

1. 评估患者对造口接受程度及造口护理知识的了解程度。
2. 评估患者造口的功能状况及心理接受程度。
3. 评估患者自理程度。

4. 观察造口类型及造口情况。

三、准备

1. 护士　衣帽整洁，洗手、戴口罩。
2. 物品　造口袋（一件式或两件式）、造口护肤粉、保护膜、防漏膏、造口测量尺、中性清洗剂或生理盐水、橡胶手套、卫生纸、棉签、剪刀、垃圾袋。
3. 环境　关闭门窗，必要时用屏风遮挡。
4. 卧位　取舒适的卧位或平卧位。

四、方法

备齐用物携至床旁，关闭门窗，必要时用屏风遮挡→认真查对床号、姓名→解开患者衣裤，暴露造口，注意保暖→铺治疗巾于造口下→戴手套→揭除造口袋：由上向下，一只手按压皮肤，另一只手轻轻揭除造口底盘→检查造口底盘及造口周围皮肤有无粪便→清洁造口：先将造口处粪便用卫生纸擦除，再使用中性清洗剂或生理盐水清洁造口周围皮肤及造口黏膜→脱手套→使用造口测量尺准确测量造口大小，注意须测量造口根部大小→准确测量造口大小后，剪裁尺寸应大于测量大小的 1~2mm，剪裁后用手指磨圆剪裁后留下的毛刺→使用造口附件产品：喷洒皮肤保护粉，用棉签涂匀扫去浮粉→涂抹皮肤保护膜，紧贴造口黏膜根部顺时针向外涂抹，涂抹范围与造口底盘大小一致→涂抹防漏膏，紧贴造口黏膜根部涂抹一圈，皮肤凹陷处应适当加量涂抹，使用湿棉签将防漏膏塑形铺平→将造口底盘揭去衬纸粘贴于造口处，由内向外顺时针按压加固，将造口袋排放阀关闭→用手置于造口处轻轻按压 20 分钟，促进防漏膏凝固，同时可使造口底盘粘贴更为牢固→观察造口袋的密闭性及造口和周围皮肤的情况→协助患者穿好衣裤，整理床单元→清理用物、洗手→记录排泄物的量、性状、造口及周围皮肤的情况。

五、评价

1. 与患者沟通良好、语言通俗易懂。
2. 造口袋底盘裁剪正确、大小适宜。
3. 粘贴造口袋方法正确、位置合适。
4. 操作规范、正确,未污染伤口。
5. 注意事项交代清楚。

六、注意事项

1. 更换造口袋必须选择在空腹或饭后 2 小时。
2. 揭除造口袋切忌快速暴力式揭除造口底盘。
3. 检查造口底盘及皮肤,如有粪便及底盘溶解现象可适当缩短更换时间 1~2 天。
4. 清洁造口切忌粪便污染造口周围皮肤。
5. 测量大小注意须测量造口根部大小。

七、理论提问

造口护理流程中应交代患者哪些注意事项?
答:(1)更换造口袋必须选择在空腹或饭后 2 小时。
(2)揭除造口袋切忌快速暴力式揭除造口底盘。
(3)检查造口底盘及皮肤如有粪便及底盘溶解现象可适当缩短更换时间 1~2 天。
(4)清洁造口切忌粪便污染造口周围皮肤。
(5)测量大小注意须测量造口根部大小。

八、评分标准

见表 12-9-1。

表 12-9-1 造口护理技术操作评分标准

项目	技术操作要求		分值	扣分原因	扣分
准备质量标准（20分）	评估	患者对造口接受程度及造口护理知识了解程度	2		
		造口和造口周围皮肤的状况（如水肿、颜色、造口周围皮肤情况）及患者的心理	2		
		患者的心理及自理程度	2		
	护士：着装整洁，洗手、戴口罩		4		
	物品：造口袋（一件式或两件式）、造口护肤粉、保护膜、防漏膏、造口测量尺、中性清洗剂或生理盐水、橡胶手套、卫生纸、棉签、剪刀、垃圾袋		4		
	患者准备	向患者解释取得合作	2		
		取舒适的卧位或平卧位	2		
	环境准备：关闭门窗，必要时用屏风遮挡，同病室内无人进餐		2		
操作流程质量标准（60分）	备齐用物携至床旁，关闭门窗，必要时用屏风遮挡		3		
	认真查对床号、姓名		3		
	解开患者衣裤，暴露造口，铺治疗巾于造口下，注意保暖		5		
	戴手套，揭除造口袋，清洁造口		8		
	脱手套，使用造口测量尺准确测量造口大小，作标记		8		
	沿标记裁剪造口底盘		5		
	使用造口附件产品，将底盘对准造口位置粘贴，固定		8		

续表

项目	技术操作要求	分值	扣分原因	扣分
操作流程标准（60分）	观察造口袋的密闭性及造口和周围皮肤的情况	5		
	协助患者穿好衣裤，整理床单元	2		
	清理用物、洗手	2		
	记录排泄物的量、性状、造口及周围皮肤的情况	5		
	更换方法正确	6		
终末质量标准（20分）	与患者沟通良好、语言通俗易懂	5		
	造口袋底盘裁剪正确、大小适宜	5		
	粘贴造口袋方法正确、位置合适	5		
	操作规范、正确，未污染伤口，注意事项交代清楚	5		
总分		100		

第十节　腹部外科换药技术操作流程及评分标准

一、目的

1. 观察伤口情况，及时给予必要和恰当的处理。如长期不愈的伤口，应找出原因，积极治疗。

2. 清理伤口，去除伤口创面的异物（如线头）、坏死组织和分泌物，保持伤口引流通畅；减少细菌的繁殖、毒素分解产物的吸收和分泌物的刺激。使炎症局限化，为伤口的愈合创造有利条件。

3. 包扎固定，以保护伤口。

二、评估

1. 患者病情和术后情况。

2. 局部伤口情况，有无引流管。
3. 患者心理状态和合作程度。
4. 患者有无传染病病史。

三、准备

1. **护士** 着装整洁，戴圆帽、戴口罩，洗手，必要时戴手套及穿隔离衣。

2. **物品** 治疗车上层：治疗盘、无菌换药盘1套（无菌镊和钳各1把，剪刀1把，纱布2块），根据伤口情况用无菌技术取无菌敷料（纱布及棉垫）、生理盐水棉球、75%酒精棉球、0.5%碘伏棉球、快速手消毒液、管道固定胶布，必要时备手套、隔离衣、外用药、引流条（盐水纱布、凡士林纱布）。

治疗车下层：医用垃圾桶、生活垃圾桶。

3. **环境** 清洁、安静、光线适宜，必要时用屏风遮挡。

4. **体位** 采取适宜卧位，利于充分暴露伤口。

四、方法

评估伤口情况，需要换药→携带物品到患者床旁或接患者到换药室→核对患者信息→检查无菌换药盘是否合格，灭菌日期及有效期→正确打开换药盘，无污染→揭敷料：由外向内先用手取下外层敷料，内面向上放入弯盘内→持镊取内层敷料（内层敷料若与创面粘贴，用生理盐水浸湿后轻柔除去）→清理伤口：一手持钳传递物品（自换药盘中取乙醇棉球，递至另一手镊子），钳、镊不得相碰→用镊子持乙醇棉球从伤口中心向周围皮肤消毒2次，直径范围大于伤口3cm（感染伤口则应由外向内方向）→用生理盐水棉球轻拭伤口内的分泌物→根据不同伤口情况，正确用药或放置引流纱条→固定敷料：盖纱布或棉垫，用胶布固定→引流管处理：0.5%碘伏棉球消毒引流管口2次，用剪刀剪 Y 形纱布覆盖引流管出口→妥善固定引流管于皮肤，防止脱落，粘贴管道标识→交代注意事项→整理床单元→协助患者取舒适体位→用物按医疗废物处理要求进行集中统一处理→洗手、记录。

五、评价

1. 严格无菌操作原则，操作规范，动作轻巧、准确。
2. 注意保暖，保护患者隐私，合理安置患者。

六、注意事项

1. 严格执行无菌操作技术，凡接触伤口的物品均需无菌。防止污染及交叉感染，各种无菌敷料从容器内取出后，不得放回。污染的敷料须放入弯盘或污物桶内，不得随便乱丢。

2. 换药次序：先无菌伤口，后感染伤口。对特异性感染伤口如气性坏疽、破伤风等，应在最后换药或指定专人负责。

3. 特殊感染伤口的换药：如气性坏疽、破伤风、铜绿假单胞菌等感染伤口，换药时必须严格执行隔离技术，除必要物品外，不带其他物品，用过的器械要专门处理，敷料要焚毁或深埋。

七、理论提问

1. 换药技术的目的是什么？

答：为患者更换伤口敷料，保持伤口清洁，控制伤口感染，促进伤口愈合。

八、评分标准

见表 12-10-1。

表 12-10-1 腹部外科换药技术操作评分标准

项目	技术操作要求		分值	扣分原因	扣分
准备质量标准（20分）	评估	患者病情、局部伤口情况	4		
		患者心理状态和合作程度	4		
	护士：着装整洁，戴圆帽、洗手，必要时戴手套及穿隔离衣；戴口罩		3		
	物品：备齐用物，放置合理		3		
	环境：清洁、安静、光线适宜，必要时用屏风遮挡		3		
	体位：采取适宜卧位，利于充分暴露伤口		3		
操作流程标准（60分）	评估患者伤口情况		4		
	携物品至患者床旁或接患者到换药室		4		
	核对患者信息		4		
	检查无菌换药盘是否合格，灭菌日期及有效期		5		
	正确打开换药盘，无污染		4		
	揭敷料：由外向内先用手取下外层敷料，内面向上放入弯盘内；持镊子取内层敷料；内层敷料若与创面粘贴，用生理盐水浸湿后轻柔除去		4		
	清理伤口：一手持钳传递物品（自换药盘中取乙醇棉球，递至另一手镊子），钳、镊不得相碰。用镊子持乙醇棉球从伤口中心向周围皮肤消毒2次，直径范围大于伤口3cm		5		
	感染伤口则应由外向内方向。用生理盐水棉球轻拭伤口内的分泌物		4		
	根据不同伤口情况，正确用药或放置引流纱条		5		
	固定敷料：盖纱布或棉垫，用胶布固定		4		

续表

项目	技术操作要求	分值	扣分原因	扣分
操作流程标准（60分）	引流管处理和固定妥善	5		
	整理床单元，协助患者取舒适体位	4		
	用物按医疗废物处置要求进行集中统一处理	5		
	洗手、记录	3		
终末质量标准（20分）	严格无菌操作原则	5		
	手持无菌镊方法正确	5		
	注意保暖，保护患者隐私，合理安置患者	5		
	妥善处理污染的敷料	5		
总分		100		

第十一节　腹带包扎护理技术操作流程及评分标准

一、目的

1. 增加患者舒适度，促进切口愈合。
2. 降低切口张力，防止术口裂开。
3. 缓解术区疼痛，减少术后出血，减轻局部水肿。
4. 保护手术部位。
5. 有利于患者呼吸和咳嗽。
6. 避免引流管的牵拉或扭曲。

二、评估

1. 评估患者手术部位，切口及引流管位置。

2. 评估患者体型、心理状态和合作程度。

3. 评估环境。

三、准备

1. 护士　着装整洁，洗手、戴口罩。

2. 物品　大小适宜的多头腹带 1 根或松紧腹带 1 根，手消液。

3. 环境　安静、安全、光线及温度适宜，关闭门窗，必要时屏风遮挡。

4. 体位　平卧位。

四、方法

根据医嘱选择多头腹带或松紧腹带→携用物至床旁→解释目的→协患者取平卧位→充分暴露手术部位→检查切口及引流管情况→将腹带平放于患者腰背部→展开腹带两侧带脚→妥善固定引流管，避免折叠→将两侧腹带平铺于患者腹部并重叠→将两侧带脚避开切口及引流管打结（①打结法：将两侧系带自上而下一对一打结。②折叠法：将两侧系带自上而下一一相压，最后两根系带打结）→协助患者取舒适体位→向患者交代注意事项→整理床单位。

五、评价

1. 腹带松紧适宜（松紧度以放入一个手指为宜）。

2. 引流管无折叠或移位而影响引流。

3. 语言沟通恰当、指导正确，注意保暖。

六、注意事项

1. 注意保护患者隐私及保暖。

2. 打结部位应避开伤口处及引流管处。
3. 使用腹带过程中,观察腹带有无移位、松动。
4. 如腹带被渗液污染而潮湿,应及时更换,避免引起感染。

七、理论提问

腹带包扎的作用有哪些?

答:(1)增加患者舒适度,促进切口愈合。

(2)降低切口张力,防止术口裂开。

(3)缓解术区疼痛,减少术后出血,减轻局部水肿,保护手术部位,避免引流管的牵拉或扭曲。

(4)有利于患者呼吸和咳嗽。

八、评分标准

见表12-11-1。

表12-11-1 腹带包扎护理技术操作评分标准

项目		技术操作要求	分值	扣分原因	扣分
准备质量标准(20分)	评估	患者手术部位,切口及引流管位置	3		
		患者体型、心理状态及合作程度	3		
		护士:着装整洁,洗手、戴口罩	3		
		用物:备齐用物,放置合理	4		
		环境:安静、安全、光线及温度适宜,关闭门窗,必要时屏风遮挡	3		
		体位:平卧位	4		

续表

项目	技术操作要求	分值	扣分原因	扣分
操作流程标准（60分）	备齐用物，携至床旁	5		
	向患者解释操作目的，取得患者同意与合作	6		
	协助患者取平卧位，充分暴露手术部位	5		
	检查伤口及引流管的情况	5		
	放腹带于患者腰背部	5		
	妥善固定引流管	6		
	两侧腹带平铺于患者腹部并重叠	5		
	将两侧带脚避开切口及引流管打结	6		
	协助患者取舒适体位	5		
	交代注意事项	7		
	整理床单元	5		
终末质量标准（20分）	与患者沟通交流语言文明、态度和蔼	6		
	动作轻柔、部位准确、操作规范	6		
	理论问题回答正确	8		
总分		100		

第十二节　肠内营养液输注技术操作流程及评分标准

一、目的

通过鼻胃管、鼻肠管或空肠造瘘管滴注营养液，保证不能经口进食患者的营养供给及提供治疗途径。

二、评估

1. 患者病情、心理、意识及配合程度。
2. 患者胃部有无不适、有无胃潴留、有无腹胀。
3. 评估营养管置入情况。
4. 有无禁忌证(麻痹性肠梗阻、上消化道出血、急性腹泻)。

三、准备

1. 护士　着装整洁，洗手、戴口罩。
2. 物品　治疗车上层：①输注前，治疗盘内盛治疗巾、消毒弯盘1套(内放纱布1块、剪刀1把)、20ml或50ml注射器1副、肠内营养液(38~40℃)、输液器1副；治疗碗内盛温开水适量、水温计、手消液、污物缸、胶布、鼻饲标识牌、听诊器，必要时备输液恒温器(注射器注入法另备治疗碗1个、20ml或50ml注射器1副)。②输注后，治疗盘内盛治疗巾、纱布1块、20ml注射器1副；治疗碗内盛温开水适量、水温计、手消液、污物缸、橡皮筋、别针。

治疗车下层：锐器盒、医用垃圾桶、生活垃圾桶。
3. 环境　安静、安全、整洁、光线适宜。
4. 体位　半坐位或抬高床30°。

四、方法

处理医嘱并查对→洗手、戴口罩→根据医嘱准备营养液→携用物至床旁→核对、解释→询问患者胃部有无不适，观察有无腹胀、胃潴留，检查留置胃管标识及胃管置入深度→根据病情协助患者取舒适体位(半坐位或抬高床头30°)→手消→铺治疗巾于患者颌下→开弯盘，将大弯盘置于颌下→备注射器置于小弯盘内

→取下胃管末端橡皮筋和纱布→打开胃管末端盖子，连接注射器抽吸胃内容物，观察胃内容物颜色和量（无胃液吸出时打气听气过水声），确认胃管在胃内→一手反折胃管末端→另一手用注射器抽吸温开水20ml（38~40℃）注入胃管冲管。

注射器注入法：核对患者信息→一手反折胃管末端，另一手用注射器抽营养液，缓慢注入，每次50~60ml，重复以上动作。

输液器输入法：核对患者信息→挂营养液→排气→挂标识牌→连接输液器，固定→用纱布包裹连接处，妥善固定→根据医嘱调节滴数或泵入速度（前15分钟应缓慢滴注，15滴/分，无不适后，根据医嘱调节滴速）→再次核对→整理床单元→手消，记录→交代注意事项→回治疗室按规定处置用物→洗手。

中途巡视：查对，询问有无不适→检查滴数或泵入速度→检查连接处固定情况→检查胃管固定情况。

营养液输注完毕：携治疗盘至患者床旁→核对、解释→关闭输液器→铺治疗巾于患者颌下→取下胃管连接处的纱布和胶布→取注射器抽温开水20ml（38~40℃），脉冲式手法冲洗胃管→将胃管上提使胃管内温水全部流入胃内→将胃管末端塞子盖严，纱布包好，反折→妥善固定→再次核对→整理用物，整理床单元→手消，记录→健康教育→回治疗室按规定处置用物→洗手。

五、评价

1. 执行查对制度，操作方法规范，动作熟练、轻巧。
2. 注入营养液过程中观察病情及胃部情况。
3. 注食前确定胃管在胃内，掌握灌注量及间隔时间。
4. 与患者沟通语言恰当、态度和蔼，患者和家属知晓告知内容。

六、注意事项

1. 每天检查胃管插入的深度，输注营养液前确认胃管在胃内，并检查患者有无胃潴留。胃内容物超过 150ml 时，应通知医生减量或暂停鼻饲。

2. 输液器输入营养液时，每瓶营养液（500ml）输注时间 6~8 小时，间接加温，以免蛋白凝固。滴注过程中经常巡视患者，如出现恶心、呕吐、腹胀、腹泻等症状，应及时查明原因，按需要调整速度、温度，反应严重者可暂停滴入。

3. 注射器注入营养液时，每次量不超过 200ml，间隔时间 >2 小时。每次注入营养液后，反折胃管末端，避免灌入空气引起腹胀，操作中注意观察患者反应。

4. 滴注前后都需要用温开水或生理盐水冲净管腔，以防食物积滞管腔而腐败变质。

5. 对长期输注营养液的患者，应定期更换胃管。

6. 患者输注营养液后需要保持原位 30 分钟后才能更换体位。

七、理论提问

1. 肠内营养的概念是什么？

答：肠内营养是经胃肠道提供代谢需要的营养物质及其他各种营养素的营养支持方式。其时间长短取决于患者精神状态与胃肠道功能。胃肠内营养是补充营养的主要途径，当患者因原发病不能或不愿经口进食时如胃肠功能良好或可耐受，应首选胃肠内营养。胃肠内营养途径一般有鼻饲、胃造口、空肠造口或经肠造瘘管输注营养液。

2. 肠内营养液输注的目的是什么？

答：通过营养管滴入营养液，保证不能经口进食的患者营养和水分的供给及提供治疗途径；能维持和保护胃肠道结构与功能的完整性，尤其是保护肠道屏障（黏膜屏障、免疫屏障、化学屏障和生物屏障），防止细菌移位、应激性胃肠道损伤。

3. 肠内营养液输注的适应证与禁忌证有哪些？

答：（1）肠内营养适应证：胃肠道有功能，且安全时，使用肠内营养。①吞咽和咀嚼困难；②意识障碍或昏迷；③消化道瘘；④短肠综合征；⑤肠道炎性疾病；⑥急性胰腺炎；⑦高代谢状态；⑧慢性消耗性疾病；⑨纠正和预防手术前后营养不良；⑩特殊疾病。

（2）肠内营养禁忌证：麻痹性和机械性肠梗阻、消化道活动性出血及休克均是肠内营养的禁忌证。严重腹泻、顽固性呕吐和严重吸收不良综合征也应当慎用。

4. 肠内营养剂是如何分类的？

答：（1）大分子聚合物：①自制匀浆膳，即将牛奶、豆浆、鱼、肉、蔬菜等食物研碎加水而成，为"自然食物"；②大分子聚合物制剂，含有蛋白质、糖、脂肪、维生素、矿物质和水。

（2）要素饮食。

（3）特殊配方制剂：高支链氨基酸配方；必需氨基酸配方；组件配方。

八、评分标准

见表 12-12-1。

第十二章 腹部外科常用护理技术操作流程及评分标准

表 12-12-1 肠内营养液输注（经胃管）技术操作评分标准

项目	技术操作要求		分值	扣分原因	扣分
准备质量标准（20分）	评估	患者病情、心理、意识及配合程度	2		
		患者胃部有无不适、有无胃潴留、有无腹胀	3		
		评估胃管置入情况	2		
	护士：着装整洁，洗手、戴口罩		3		
	物品：备齐用物，放置合理		5		
	环境：安静、安全、整洁、光线适宜		2		
	体位：体位舒适，符合营养液输注要求		3		
操作流程标准（60分）	核对医嘱，告知患者		4		
	检查留置胃管标识、检查留置胃管置入深度		3		
	手消		2		
	铺治疗巾，弯盘放置合理		3		
	取下胃管末端橡皮筋和纱布		3		
	抽吸胃内容物		3		
	观察胃内容物颜色和量		3		
	正确判断胃管位置		6		
	注入温开水 20ml		3		
	再次核对		2		
	注食步骤正确，速度适宜		6		
	操作中观察患者反应		4		
	注食完毕冲管步骤正确		4		
	将胃管上提使胃管内温水全部流入胃内		3		
	正确处理管端，妥当固定		2		

续表

项目	技术操作要求	分值	扣分原因	扣分
操作流程标准（60分）	再次核对	2		
	妥善安置患者，整理床单元	2		
	手消	2		
	用物处理正确，记录签全名	3		
终末质量标准（20分）	执行查对制度，操作方法规范、熟练、轻巧	7		
	注食前确定胃管位置，掌握灌注量和间隔时间	5		
	沟通有效恰当，态度和蔼	3		
	理论问题回答正确	5		
总分		100		

第十三节 肠外营养液输注（经中心静脉导管）技术操作流程及评分标准

一、目的

肠外营养分为完全肠外营养和部分补充肠外营养。其目的是使患者在无法正常进食的状况下仍可以维持营养状况、体重增加和创伤愈合，幼儿可以继续生长、发育。静脉输注途径和输注技术是肠外营养的必要保证。

二、评估

1. 评估患者病情、术后情况、意识状态、合作程度、营养状况。

2. 评估患者胃肠道功能。

3. 评估输液通路情况、穿刺点及其周围皮肤情况。

三、准备

1. 护士　着装整洁,洗手、戴口罩。
2. 用物　治疗车上层:治疗盘、碘伏、棉签、生理盐水、配置好的肝素封管液、输液器、按医嘱配置好的营养液、输液泵、胶布、静脉输液单、护理记录单。

治疗车下层:医用垃圾桶、生活垃圾桶、锐器盒。

3. 环境　清洁、安全、光线适宜。
4. 体位　患者取舒适体位。

四、方法

处置医嘱→按医嘱准备或配置营养液→携用物至床旁→核对患者→解释操作目的→评估患者营养需要、意识状态及合作程度→协助患者取舒适体位→检查患者中心静脉通道情况(导管有无裂损、是否通畅、固定是否牢固,局部皮肤有无红肿等)→观察导管的外露刻度并做好记录→核对营养液处方,检查营养液的质量→消毒中心静脉导管→连接输液器→正确操作输液泵→用生理盐水50~100ml冲管→冲管完毕,更换营养液→按医嘱调节泵速(营养液应该24小时内输注完毕)→再次核对→协助患者取舒适体位→整理床单元→交代注意事项→手消、记录→回治疗室整理用物→洗手。

中途巡视:查看患者→观察营养液是否输完→询问患者主诉→查看中心静脉导管局部情况→查看输液泵泵速是否正确。

输注完毕:用生理盐水50~100ml冲管→再用肝素钠稀释液10ml进行脉冲式正压封管→询问患者有无不适反应,交代注意事项→记录输注的开始时间、速度、结束时间及输注过程中患者的反应。

五、评价

1. 严格执行查对制度及无菌操作技术。
2. 输注速度符合医嘱及病情需要。
3. 与患者沟通有效,患者知晓其目的及注意事项。

六、注意事项

1. 输注过程中密切监测患者的病情变化、意识状态、生命体征、尿量、血糖、电解质等。
2. 及时发现有无相关不适症状,如恶心、出汗、胸闷、寒战、高热等。同时警惕高渗性非酮性昏迷。
3. 告知患者及家属输注的速度不可自行调节,以免引起不适。
4. 营养液一般应在24小时内输注完毕。如有特殊情况输注不完,应在冰箱内冷藏,下次输注前在室温下复温后再输注,保存时间不超过24小时。
5. 等渗或稍高渗性溶液可从周围静脉输注,高渗性溶液须经中心静脉输注,并明确标识。
6. 输注速度的调节以葡萄糖不超过 5mg/(kg·min) 为宜,或动态监测血糖水平维持在 8.5mmol/L。
7. 输注营养液应专用通路,并单独使用,不可用于输血及采血。

七、理论提问

1. 肠外营养液是由什么组成的?

答:肠外营养液是由水、糖类、氨基酸、脂肪、维生素、电解质及微量元素组成的。根据需要可加胰岛素、抗生素等药物,用于全胃肠外营养治疗。

全胃肠外营养是指通过静脉途径给予适量的蛋白质(氨基酸)、

脂肪、糖类、电解质、维生素和微量元素，以达到营养治疗的一种方法。肠外营养主要是通过静脉供应患者所需全部营养要素，使患者在不能进食的状况下仍然可以保持良好的营养状况。

2. 肠外营养的适应证包括哪些？

答：（1）不能从胃肠道获得营养的患者，如严重腹部外伤、肠梗阻、腹腔感染等。

（2）经胃肠道不能吸收足够营养的患者，如短肠综合征、消化道畸形、胃肠肿瘤、放射性肠炎、严重腹泻及顽固性呕吐等。

（3）不宜从消化道进食的患者，如肠瘘、急性胰腺炎、肠道炎症性疾病等。

（4）围术期患者、大手术、创伤、复合伤、高龄及慢性消耗性疾病等，高代谢疾病，如大面积烧伤、急性重症坏死性胰腺炎等。

（5）肿瘤患者接受大面积放疗或化疗时。

（6）肝、肾功能衰竭等。

3. 肠外营养液如何配置？

答：肠外营养液必须在净化空间内配制，严格执行无菌技术，注意配伍禁忌。肠外营养液中葡萄糖的最终浓度应 <25%，钠和钾等一价阳离子的总量要 <150mmol/L，镁离子小于34mmol/L，钙离子小于1.7mmol/L。为防止配伍禁忌和不良反应，肠外营养液尽量现配现用，配制时不可随意加入其他药物。在配好后24小时内使用完，冰箱保存的温度宜在4℃。应用肠外营养药物的患者使用过程中应密切进行监测，严防感染的发生。遵医嘱测生命体征，记出入量和全胃肠外营养入量，应分别记录。全胃肠外营养开始后，每6小时监测血糖，持续3天；如果平稳，血糖测定可改至隔日1次或遵医嘱。每周测体重1次。

八、评分标准

见表12-13-1。

表 12-13-1 肠外营养液输注技术操作评分标准

项目	技术操作要求		分值	扣分原因	扣分
准备质量标准（20分）	评估	患者病情、术后情况、意识状态、合作程度、营养状况	1		
		患者胃肠道功能	2		
		输液通路情况、穿刺点及其周围皮肤情况	2		
	护士：着装整洁，洗手、戴口罩		5		
	物品：备齐用物，放置合理		5		
	环境：清洁、安全、光线适宜		5		
操作流程标准（60分）	处置医嘱，按医嘱准备或配置营养液		4		
	核对患者，解释操作目的		4		
	评估患者营养需要、意识状态及合作程度		4		
	协助患者取舒适体位		4		
	检查患者中心静脉通道情况（导管有无裂损、是否通畅、固定是否牢固，局部皮肤有无红肿等）		3		
	观察导管的外露刻度并做好记录		4		
	核对营养液处方，检查营养液的质量		4		
	消毒中心静脉导管，连接输液器		4		
	正确操作输液泵，用生理盐水 50~100ml 冲管		4		
	冲管完毕，更换营养液		3		
	按医嘱调节泵速（营养液应该 24 小时内输注完毕）		4		
	协助患者取舒适体位，整理床单元		3		
	交代注意事项		4		
	手消、记录，回治疗室整理用物，洗手		4		

续表

项目	技术操作要求	分值	扣分原因	扣分
操作流程标准（60分）	中途巡视：观察营养液是否输完，询问患者主诉，查看中心静脉导管局部情况，查看输液泵泵速是否正确	4		
	输注完毕：正确封管，询问患者有无不适反应，交代注意事项，记录输注的开始时间、速度、结束时间以及输注过程中患者的反应	3		
终末质量标准（20分）	严格执行查对制度及无菌操作技术	5		
	输注速度符合医嘱及病情需要	5		
	与患者沟通有效，患者知晓其目的及注意事项	5		
	理论问题回答正确	5		
总分		100		

第十四节　大量不保留灌肠技术操作流程及评分标准

一、目的

1. 解除便秘、肠胀气。
2. 清洁肠道，为肠道手术、检查或分娩做准备。
3. 稀释并清除肠道内的有害物质，减轻中毒。
4. 灌入低温液体，为高热患者降温。

二、评估

1. 患者的病情、年龄、临床诊断、灌肠的目的。

2. 患者的意识、心理状态，合作程度，耐受程度及排便习惯。
3. 患者肛周皮肤、黏膜情况。

三、准备

1. 护士　着装整齐，洗手、戴口罩。
2. 物品
（1）治疗车上层
①灌肠筒：治疗盘内盛灌肠筒1套、一次性肛管、消毒润滑棉球、无菌弯盘、血管钳1把、水温计、卫生纸、一次性中单（或橡胶单、尿垫）、大量杯、PE手套、快速手消毒剂。
②一次性灌肠包：治疗盘内盛一次性灌肠包（内有一次性灌肠袋）、消毒润滑棉球、无菌弯盘、血管钳1把、水温计、卫生纸、一次性中单（或橡胶单、尿垫）、大量杯、PE手套、快速手消毒剂。
③灌肠液：根据医嘱配制，常用0.1%～0.2%的肥皂液，温度39～41℃。
（皂液计算公式：浓度＝溶质/溶量，如0.1%的肥皂液用0.5g软皂加500ml温水配制）
（2）治疗车下层：医用垃圾桶、生活垃圾桶、便盆、便盆巾。
（3）其他：输液架、屏风/围帘。
3. 环境　安静、安全、整洁、光线适宜，关闭门窗，必要时屏风/围帘遮挡。
4. 体位　患者取左侧卧位，双膝屈曲，臀齐床沿。

四、方法

处置医嘱→评估、核对并解释→洗手、戴口罩→备齐用物，携用物至床旁→核对、解释→关门窗（必要时屏风/围帘遮挡）→协助患者取左侧卧位，双膝屈曲，臀齐床沿→脱裤暴露臀部→臀下垫一次性中单→盖好被子（注意保暖）→手消→弯盘、卫生纸置于臀部→备润滑剂及肛管→将灌肠液倒入灌肠筒（袋）挂于输液架上（液面距肛门40~60cm）→戴手套→连接肛管、润滑肛管前端（一次性灌肠袋直接润滑肛管前端）→排气→夹管→核对→左手垫卫生纸分开肛门→嘱患者深呼吸→右手将肛管轻轻插入直肠7~10cm（小儿4~7cm）→固定肛管→开放管夹→观察液体流入情况及患者反应→灌肠毕→关闭管夹→拔出肛管并擦净肛门→分离肛管弃于医用垃圾袋（一次性灌肠袋直接弃于医用垃圾袋）→整理用物→脱手套→协助患者取舒适卧位并嘱其尽量保留5~10分钟后再排便→协助患者排便或自解→核对→整理床单元→开窗通风→手消→记录→推车回治疗室→正确处置用物→洗手、脱口罩。

五、评价

1. 认真执行查对制度，操作方法正确、熟练、轻巧。
2. 语言沟通恰当、指导正确，注意保暖。
3. 灌肠液选择正确，灌肠筒/袋的高度及肛管插入的深度适宜。
4. 床单元清洁、无污染，排便效果好。

五、注意事项

1. 妊娠、急腹症、消化道出血、严重心血管疾病等患者禁忌灌肠。
2. 伤寒患者灌肠时溶液不得超过500ml，压力要低（液面距肛门不得超过30cm）。
3. 肝性脑病患者灌肠禁用肥皂水，以减少氨的产生和吸收；充血性心力衰竭和钠水潴留患者禁用0.9%氯化钠溶液灌肠。
4. 不能自我控制排便的患者可取仰卧位，臀下垫便盆进行灌肠。

5. 准确掌握灌肠溶液的温度、浓度、流速、压力和溶液的量。

6. 插肛管时，应顺应肠道解剖，勿用力，以防损伤肠黏膜。插入受阻或液面下降过慢，可退出少许，并挤捏肛管，旋转后缓缓插入。

7. 灌肠时患者如有腹胀或便意时，应嘱患者做深呼吸，以减轻不适。

8. 降温灌肠后保留3分钟再排便，排便后30分钟测量体温并记录。

9. 灌肠过程中应随时注意观察患者的病情变化，如发现脉速、面色苍白、出冷汗、剧烈腹痛、心慌气急时，应立即停止灌肠并及时与医生联系，采取急救措施。

七、理论提问

1. 大量不保留灌肠的常用灌肠溶液有哪些？灌肠液的量和温度是多少？

答：常用灌肠溶液有0.1%～0.2%的肥皂液、生理盐水（皂液计算公式：浓度＝溶质/溶量，如0.1%的肥皂液用0.5g软皂＋500ml温水配制）。成年人每次用量为500～1000ml，小儿200～500ml。溶液温度一般为39～41℃，降温时用28℃，中暑时用4℃。

2. 临床上常用的与排便有关的护理技术有哪些？

（1）灌肠剂灌肠法：常用灌肠剂为甘油灌肠剂，使用时先去除甘油剂肛管帽端，挤出少许液体润滑开口处。患者取左侧卧位，放松肛门外括约肌。护士将甘油剂的前端轻轻插入肛门（7～10cm）后将药液全部挤入直肠内，嘱患者保留5～10分钟后排便。

第十二章 腹部外科常用护理技术操作流程及评分标准

（2）简易通便法：常用通便剂：开塞露。开塞露是用甘油或山梨醇制成，装在塑料容器内。使用时先去除开塞露帽端，挤出少许液体润滑开口处。患者取左侧卧位，放松肛门外括约肌。护士将开塞露的前端轻轻插入肛门后将药液全部挤入直肠内，嘱患者保留5分钟后排便。

（3）口服溶液清洁肠道法

①电解质等渗溶液清洁肠道法：适用于直肠、结肠检查和手术前肠道准备。常用溶液有复方聚乙二醇电解质散等。

a. 配制方法（每1000ml）：取药品1盒（内含A、B、C各1小包），将盒内各包药粉一并倒入带有刻度的杯中，加温开水至1000ml，搅拌使完全溶解。

b. 服用方法

肠道手术前：患者手术前日午餐后禁食（可以饮水），午餐3小时后开始给药。

肠镜检查前：检查当日给药，当日早餐禁食（可以饮水），预定检查前4小时给药；检查前日给药，前日晚餐后禁食（可以饮水），晚餐后1小时给药。

c. 用量：3000~4000ml，首次服用600~1000ml，每隔10~15分钟服用1次，每次250ml，直至服完或直至排出水样清便，总给药量不能超过4L。

②高渗溶液清洁肠道法：适用于直肠、结肠检查和手术前肠道准备。常用液有甘露醇、硫酸镁。

a. 甘露醇法：术前1天下午14：00—16：00口服甘露醇溶液1500ml（20%甘露醇500ml+5%葡萄糖盐水1000ml混匀）。一般服用后15~20分钟即反复自行排便。

b. 硫酸镁法：术前1天下午14：00—16：00口服25%硫酸200ml（50%硫酸镁100ml+5%葡萄糖盐水100ml）后再口服温开水1000ml。一般服用后15~30分钟即可反复自行排便。

八、评分标准

见表 12-14-1。

表 12-14-1 大量不保留灌肠技术操作评分标准

项目	技术操作要求		分值	扣分原因	扣分
准备质量标准（20分）	评估	患者的病情、年龄、临床诊断，灌肠的目的	3		
		患者的意识、心理状况，合作程度	3		
		患者的耐受程度、排便习惯	2		
	护士：着装整洁，洗手、戴口罩		3		
	物品：备齐用物，放置合理		4		
	环境：安静、整洁、光线适宜，关闭门窗，必要时围帘或屏风遮挡		2		
	体位：患者取左侧卧位，双膝屈曲，臀齐床缘		3		
操作流程标准（60分）	正确处置医嘱		2		
	遵医嘱正确配置灌肠液（浓度、量、温度）		4		
	核对并解释操作目的及配合方法		4		
	协助患者取正确体位、保暖、垫中单		4		
	纸巾置于臀旁		4		
	灌肠筒/袋高度适宜（液面距肛门 40~60cm）		4		
	戴手套、连接肛管		4		
	润滑肛管前端		2		
	排气方法正确		2		
	核对，嘱患者深呼吸，插管动作轻柔、方法正确		5		
	肛管插入深度适宜		3		

续表

项目	技术操作要求	分值	扣分原因	扣分
操作流程标准（60分）	妥善固定肛管	1		
	观察液体流入情况，不畅时及时处理	2		
	随时了解患者耐受情况并给予指导	2		
	拔出肛管，正确处置用物	2		
	脱手套	2		
	协助患者取舒适卧位	2		
	核对，整理床单元	2		
	向患者告知注意事项	2		
	开窗通风，手消、记录	3		
	整理用物	2		
	洗手，脱口罩	2		
终末质量标准（20分）	与患者沟通交流语言文明、态度和蔼	3		
	认真查对、操作规范、动作轻柔，注意保暖	3		
	灌肠溶液选择正确，操作计划性、条理性强	3		
	床单元清洁无污染，排便效果好	3		
	熟知灌肠禁忌证	3		
	理论问题回答正确	5		
总分		100		

第十五节　卧床患者翻身拍背技术操作流程及评分标准

一、目的

1. 协助不能自行移动的患者更换卧位，减轻局部组织压力，预防压疮的发生。

2. 对不能有效咳痰的患者促进痰液排除,保持呼吸道畅通。

3. 确保患者舒适,预防并发症。

二、评估

1. 患者病情、意识状态、活动能力、心理状况及配合程度。
2. 患者伤口情况、全身导管情况,有无手术、骨折和牵引。
3. 患者卧位(平卧位)及皮肤情况。
4. 患者心功能状况,呼吸系统疾病及适应证。

三、准备

1. 护士 着装整洁,洗手、戴口罩。
2. 用物 软枕头2个、听诊器、纸巾、弯盘、漱口水、手消毒液,必要时备吸管。
3. 环境 关闭门窗、调节室温,必要时屏风遮挡。
4. 体位 平卧位。

四、方法

携用物至患者床旁→核对患者信息→告知、解释操作目的,取得患者配合→酌情关窗或屏风遮挡→检查患者全身皮肤、手术伤口、导管情况→妥善固定、夹闭各引流管,方便翻身→协助患者双手放于腹部,双腿屈曲→将患者肩部、臀部移向护士一侧的床缘(一只手臂托颈肩部,一只手臂托臀部)→一手扶患者肩,另一只手扶患者膝,将患者推向对侧,使之背向护士,胸前及双脚膝之间各置一个软枕→拉上近侧床栏→护士站在患者侧面给患者叩背,促进排痰(将手指弯曲并拢,使掌侧呈杯状,以手腕力量自下而上、由外向内、迅速而有节奏地叩击背部)→从背部第十肋间隙向上叩击至肩部→注意避开肩胛骨和脊柱→力度适宜,每侧叩击 1～3 分钟，120～180 次/分→嘱患者深吸气，按压住腹部伤口后有效咳痰→操作过程中，密切观察病情变化，有异常及时通知医生并处理→帮助患者擦拭咳出的痰液并观察痰液的颜色、量、性状→必要时协助患者漱口→拍背结束，协助患者取合适卧位→妥善安置，打开各引流管并妥善固定→整理床单元，上好床栏→交代注意事项→手消→记录翻身时间、皮肤情况。

五、评价

1. 清理呼吸道有效。
2. 卧位稳定，患者安全，注意保护患者隐私，舒适。
3. 拍背方法熟练、节力、准确。
4. 各导管无脱落，位置正确。
5. 翻身拍背时应注意患者的病情变化，并给予适当处理。

六、注意事项

1. 翻身时有导管者先安置妥当，翻身后再检查是否脱落、移位、扭曲、受压，以保持通畅。
2. 术后患者先检查敷料是否脱落、潮湿，应先换药再翻身。
3. 翻身拍背时间以 5～10 分钟为宜，应安排在餐后 2 小时至餐前 30 分钟。

七、理论提问

翻身拍背的禁忌证有哪些？

答：有活动性内出血、咯血、气胸、肋骨骨折、肺水肿、肺栓塞、低血压、大血管手术后、头部外伤急性期、颅内压升高等。

八、评分标准

见表 12-15-1。

表 12-15-1 卧床患者翻身拍背技术操作评分标准

项目	技术操作要求		分值	扣分原因	扣分
准备质量标准（20分）	评估	患者病情、意识状态、活动能力、心理状况及配合程度	1		
		患者伤口情况，全身导管情况，有无手术、骨折和牵引	2		
		患者卧位及皮肤情况	2		
	环境：安静、安全、整洁，必要时屏风遮挡		4		
	护士：着装整洁，洗手、戴口罩		3		
	物品：备齐用物，放置合理		4		
	体位：舒适平卧位		4		
操作流程标准（60分）	携用物至床旁，核对患者信息并解释操作目的		4		
	检查患者全身皮肤、手术伤口、导管情况		5		
	妥善安置夹闭各引流管，方便翻身		4		
	协助患者双手放于腹部，双腿屈曲		4		
	将患者肩部、臀部移向护士一侧的床缘		4		
	将患者推向对侧，胸前及双脚膝之间各置一个软枕，拉上近侧床栏		4		
	给予患者叩背，促进排痰		5		
	以手腕力量自下而上、由外向内、迅速而有节奏地叩击背部		5		
	帮助患者擦拭咳出的痰液并观察痰液的颜色、量、性状		4		
	必要时协助患者漱口		4		
	拍背结束，协助患者取舒适卧位		4		
	妥善固定引流管并打开各引流管		4		
	整理床单元，交代注意事项		5		
	手消、记录		4		

续表

项目	技术操作要求	分值	扣分原因	扣分
终末质量标准（20分）	清理呼吸道有效，卧位稳定，患者安全	5		
	注意保护患者隐私，舒适	5		
	拍背方法熟练、省力、准确，各导管无脱落，位置正确。翻身拍背时应注意患者的病情变化，并给予适当处理	5		
	理论问题回答正确	5		
总分		100		

第十六节 心电监测使用技术操作流程及评分标准

一、目的

对患者术后生命体征的连续监测，可直观地读取实时心电信号、呼吸波、心跳及呼吸频率、氧饱和度；指出临危情况，为医生提供应急处理和进行治疗的依据，使并发症减到最小，达到缓解并消除病情的目的。

二、评估

1. 评估操作环境、光照情况及有无电磁波干扰。
2. 患者病情、手术情况、意识状态、合作程度。
3. 患者指端皮肤及胸腹部皮肤情况，肢体活动情况。

三、准备

1. 护士　着装整洁，洗手、戴口罩。

2. 物品 治疗车上层：性能良好的心电监护仪1台、电极片数个、快速手消、污物缸、75%乙醇纱布、监护记录单等。（必要时备备皮刀、滑石粉、插线板）。

治疗车下层：医用垃圾桶、生活垃圾桶。

3. 环境 安全、安静，光线、温度适宜，无电磁波干扰，能保护患者隐私。

4. 体位 取平卧位或半坐卧位。

四、方法

携用物至床旁→查对→解释操作目的→连接监护仪电源→打开电源开关→检查心电监护仪性能及导线连接是否正常→将电极片与监护仪导线连接→清洁需要粘贴处的皮肤，保证电极片与皮肤接触良好→按监护仪标识，粘贴电极片于正确位置（三电极，负极：右锁骨中点下缘，正极：左腋前线第四肋间，接地电极：剑突下偏右五电极，右上 RA：胸骨右缘锁骨中线第一肋间，左上 LA：胸骨左缘锁骨中线第一肋间，右下 RL：右锁骨中线剑突水平处，左下 L：左锁骨中线剑突水平处，胸导 C：胸骨左缘第四肋间）→将血压袖带捆绑于上臂正确位置→清洁对侧指端皮肤及指甲，保证指套与皮肤表面接触良好→将氧饱和度指夹夹于对侧手指→选择导联设置相应合理的报警界限→遵医嘱设置测血压间隔时间，测第一次血压→整理好导联线置于适当位置→快速手消毒→遵医嘱记录监护参数。

停心电监护时：洗手→携用物至床旁→查对→向患者解释说明，取得合作→关机→断开电源→取下电极片→清洁局部皮肤→协助患者穿衣→整理床单元及用物→快速手消毒→遵医嘱记录停止时间及参数。

五、评价

1. 操作熟练，符合流程。

第十二章 腹部外科常用护理技术操作流程及评分标准

2. 与患者沟通自然,语言通俗易懂。

3. 注意事项交代清楚。

六、注意事项

1. 清洁患者皮肤及测量血氧饱和度的手指指甲,保证电极和指套与皮肤表面接触良好。

2. 按照要求将电极片贴于患者胸部正确位置,避开伤口,必要时避开除颤部位。

3. 选择波形清晰、无干扰的导联观察,正确设置报警参数。

4. 注意指导患者及家属不能自行移动或摘除电极片和传感器,避免在监护仪旁边使用手机,以免干扰监测波形,指导患者在电极片局部皮肤出现红疹、痒、痛感时及时通知医护人员处理。

5. 观察记录监测情况,定期观察局部皮肤,定期更换电极片及电极片位置以及血氧饱和度指套位置,如有问题及时处理。

6. 对于躁动患者,应进行适当约束,固定好电极和导线(避免导线打折或缠绕)。

7. 血压计袖带位置准确、松紧适度,测量位置应在右心房同一水平。

8. 当患者有休克、体温过低、使用血管活性药物及贫血等情况,或周围环境光照太强、电磁波干扰、涂指甲油等均可影响监测结果。

9. 在操作过程中,注意为患者保暖。

七、理论提问

1. 使用心电监护仪的注意事项有哪些?

答:(1)心电监护仪应与其他电器保持一定距离,避免或降低干扰因素。

(2)电极片长期使用易脱落,影响准确性及监测质量,应

3~4 天更换一次。注意局部皮肤的清洁与消毒。

（3）应向患者做好解释工作。

2. 应交代患者哪些注意事项？

答：（1）患者更换体位时，妥善保护导联线，不要拉扯。

（2）嘱患者不要擅自调节监护仪，以免造成仪器损坏。

（3）如果使用遥测心电监护仪，应嘱患者不要离开病区。

八、评分标准

见表 12-16-1。

表 12-16-1　心电监测使用技术操作评分标准

项目	技术操作要求		分值	扣分原因	扣分
准备质量标准（20分）	评估	患者病情、术后情况、意识状态、合作程度	2		
		指端皮肤及胸腹部皮肤情况，肢体活动情况	3		
	护士：着装整洁、洗手、戴口罩		5		
	物品：备齐用物，放置合理		5		
	环境：能保护患者隐私，无电磁波干扰，光照、温度适宜		5		
操作流程标准（60分）	查对，解释操作目的、方法		6		
	检查心电监护仪性能及导线连接是否正常		5		
	将电极片与监护仪导线连接		5		
	粘贴电极片于正确位置（粘贴前清洁需要粘贴处的皮肤，保证电极片与皮肤接触良好）		6		

续表

项目	技术操作要求	分值	扣分原因	扣分
操作流程标准（60分）	将血压袖带捆绑于上臂正确位置	5		
	将氧饱和度指夹夹于对侧手指	5		
	选择导联设置相应合理的报警界限	5		
	遵医嘱设置测血压间隔时间，测第一次血压	6		
	整理好导联线置于适当位置	5		
	向患者交代注意事项	7		
	消毒双手，记录	5		
终末质量标准（20分）	操作熟练，符合流程	5		
	交代注意事项清楚	5		
	与患者沟通语言通俗易懂	5		
	理论问题回答正确	5		
总分		100		

第十七节 静脉输液泵/注射泵使用技术操作流程及评分标准

一、目的

准确控制输液速度，使药物输注速度均匀、用量准确，安全地进入患者体内发挥作用。

二、评估

1. 患者病情，心理状态，自理、合作程度及过敏史（包括药物和消毒剂）。

2. 输注部位皮肤及静脉情况。

三、准备

1. 护士　着装整洁，洗手、戴口罩。
2. 物品　治疗车上层：输液泵/输注泵、治疗盘、输液器、泵注射器（一次性20ml或50ml）、注射泵延长管、输液药物（已配置）、安尔碘、棉签、输液标签、敷贴、止血带、手消液、锐器盒、污物缸、输液记录单、笔、表，必要时备三通管。

治疗车下层：医用垃圾桶、生活垃圾桶、锐器盒。

3. 环境　安静、整洁、光线适宜，适合操作。
4. 体位　排尿后取舒适体位。

四、方法

处置医嘱→将输液架拿到床旁，核对，向患者解释，请患者排便→

（1）治疗室：

输液泵：备齐用物→查对→粘贴输液标签→查药物、注射器质量，无误后按无菌操作原则加药并混匀→再次查对→检查输液器质量→插入输液器。

输注泵：注射器抽液加药剂量准确→正确连接注射器与输注泵泵管→排尽空气，注明药液的名称及药物浓度，按需要备一个抽好稀释液带头皮针的注射器。

（2）病房输液：

携用物至床旁→将输液泵/输注泵安装在输液架上（输液泵/输注泵因厂家、型号不同而使用方法不同）→连接电源→检查输液泵/输注泵→向患者解释目的和方法→查对→

①输液泵：挂输液瓶→一次排气成功→选择血管→扎止血带消毒皮肤→准备敷贴→嘱患者握拳→再次查对并检查有无气泡→

左手绷紧皮肤→右手以15°~30°自静脉上方或侧方刺入皮下，再沿静脉走向滑行刺入静脉→见回血，再顺静脉进针少许→松止血带、松拳、松输液夹→敷贴固定→将输液管放置在输液泵的管道槽中→关闭泵门→设定输液参数（滴数/分钟或ml/h或输液时间）和预输量→按"开始/停止"键、启动输液。

②输注泵：使用特殊药液前后需要推注稀释液或先稀释液开通静脉再连接泵延长管→设定泵速（每小时泵入液量）和需要泵入的量→按"开始/停止"键、启动注射）→快速手消毒→填写护理记录单（记录内容：输入时间、药物、速度、剂量等）→向患者交代注意事项→整理用物→回治疗室。

（3）停止输液：

携用物至床旁→向患者解释输液/输注结束→关闭"开始/停止"键→停止输液/输注（拔针）→取出输液泵管/输注泵管→整理用物→洗手→记录输液/输注有无异常、结束时间等。

五、评价

1. 准确执行查对制度和无菌操作规程。

2. 操作规范，一次性穿刺成功。

3. 与患者沟通语言恰当、态度和蔼，告知输液泵/输注泵相关注意事项。

六、注意事项

1. 护士应了解输液泵的工作原理，熟练掌握其使用方法。

2. 在使用输液泵控制输液的过程中，护士应加强巡视。如输液泵出现报警，应查找可能的原因，给予及时处理。

（1）阻塞报警：先按暂停键停止输液，排除报警原因（调节器未开、输液管折叠、漏针等），再重新启动输液。

（2）气泡报警：先按暂停键停止输液，排除报警原因（输液管内有气泡、空瓶、输液管未正确安装到气泡感应器部位），再重新启动输液。

（3）超时报警：先按静音键消除报警，再按启动键开始输液。

（4）开机时出现错误：先按静音键消除报警，再按正确方法重新安装输液管。

（5）点滴异常报警：先按静音键消除报警，再安装点滴调节夹（使用点滴模式，必须安装点滴感应夹）。

3. 对患者进行正确的指导：

（1）告知患者，在护士不在场的情况下，一旦输液泵出现报警，应及时按铃求助护士，以便及时处理出现的问题。

（2）患者、家属不要随意搬动输液泵，防止输液泵电源线因牵拉而脱落。不要随意调节输液泵。

（3）患者输液肢体不要剧烈活动，防止输液管道被牵拉脱出。

（4）告知患者，输液泵内有蓄电池，患者如需入厕，可以按铃请护士帮忙暂时拔掉电源线，返回后再重新插好。

七、理论提问

1. 使用输液泵/输注泵的目的是什么？

答：准确控制输液速度，使药物输注速度均匀、用量准确，安全地进入患者体内发挥作用。

2. 使用输液泵/输注泵时护士应注意什么？

答：（1）正确设定输液速度及其他必需的参数，防止设定错误延误治疗。

（2）护士随时查看输液泵/输注泵的工作状态，及时排除报警、故障，防止液体输入失控。

（3）注意观察穿刺部位皮肤情况，防止发生液体外渗，出现外渗及时给予相应处理。

（4）严密观察液体输注情况，防止空气栓塞的发生。

3. 护士告知患者使用输液泵/输注泵的注意事项有哪些？

答：（1）告知患者使用输液泵的目的、输入药物的名称、输液速度。

（2）告知忠者输液肢体不要进行剧烈活动。

（3）告知患者及家属不要随意搬动或调节输液泵，以保证用药安全。

（4）告知患者有不适感觉或者机器报警时及时通知医护人员。

八、评分标准

见表 12 - 17 - 1。

表 12 - 17 - 1　静脉输液泵/注射泵使用技术操作评分标准

项目		技术操作要求	分值	扣分原因	扣分
准备质量标准（20分）	评估	患者的病情、心理状态及自理、合作程度，环境清洁、舒适、安全	1		
		穿刺部位皮肤及静脉情况	2		
		需要注入药物的性质及对血管的影响程度	2		
	护士：着装整洁，洗手、戴口罩		5		
	用物：备齐用物，放置合理		5		
	体位：排尿后取舒适体位		5		

续表

项目	技术操作要求	分值	扣分原因	扣分
操作流程标准（60分）	核对医嘱、输液卡（三查八对一注意）	5		
	输液泵：配液参考密闭式静脉输液	6		
	输注泵：注射器抽液、加药剂量准确，正确连接注射器与输注泵泵管，排尽空气，注明药液的名称及药物浓度	5		
	核对并向患者解释	6		
	安全准确地放置输液泵/输注泵，连接电源、打开泵开关，按输液法连接液体与泵管，排净空气后，正确安置输液泵管于输液泵上，并与常规输液器连接	5		
	将配好药液、连接好泵管的注射器正确安置于输注泵上，并与常规输液器连接	6		
	按照医嘱正确设定滴速/泵速、输液量等需要设置的参数	6		
	再次核对	5		
	向患者交代注意事项	6		
	协助患者取舒适卧位，整理床单元	5		
	用物处置符合规范，洗手，记录，签全名	5		
终末质量标准（20分）	操作方法正确、熟练、轻巧	3		
	设置滴速/泵速等参数正确、符合医嘱	3		
	患者沟通语言恰当、态度和蔼	3		
	告知操作的目的和注意事项	3		
	执行查对制度及无菌操作规程	4		
	了解用药目的、不良反应及配伍禁忌	4		
总分		100		

第十八节　简易人工呼吸器使用技术操作流程及评分标准

一、评估

1. 患者年龄、病情、体位、意识状态、配合程度。
2. 患者呼吸及缺氧状况，呼吸频率、节律、深浅度，呼吸道是否通畅，有无活动性义齿等。
3. 简易人工呼吸器的完好性与环境清洁安全，无有害气体。

三、准备

1. 护士　着装整洁，洗手、戴口罩。
2. 物品　简易人工呼吸器（不同型号的面罩）、氧气装置、手消、清洁纱布、护理记录单、吸氧装置（湿化瓶、吸氧面罩或鼻导管）、听诊器。物品应处于应急状态，完好率100%。
3. 环境　清洁、安全，空气流通，无有毒气体。
4. 体位　仰卧位，去枕，头后仰。

三、方法

听到抢救呼叫→携用物至床旁→呼唤姓名→评估患者（呼吸及缺氧状况，呼吸频率、节律、深浅度，呼吸道是否通畅，有无活动性义齿，环境清洁安全，无有害气体等）→看时间→解开患者衣领、衣扣及裤腰→同时告知患者及家属，请家属协助将床往后移→头偏向一侧→清理呼吸道及口腔内分泌物、呕吐物→取下活动性义齿→呼吸道梗阻或舌后坠者置口咽通气管→取仰卧位→将枕头垫于患者肩下，抬起下颌→检查简易人工呼吸器的性能→连接面罩呼吸气囊及氧气→调节氧流量 5～

10L/min（氧浓度40%~60%）→一手握住呼吸器活瓣处→用"CE"手法将面罩置于患者口鼻部→用拇指与示指紧扣面罩，以保持密合→其他手指托下颌→一手挤压呼吸囊→放松→有节律地反复进行［频率16~20次/分，注入空（氧）气500~1000ml，吸呼比为1:1.5~1:2］→观察患者缺氧情况及胸廓起伏情况→遵医嘱停用→取下简易呼吸器→擦净患者面部→遵医嘱予以氧气吸入→整理衣裤及床单元→协助患者取舒适体位→告知安慰患者及家属。

整理用物：面罩、球囊清洗后用75%乙醇消毒→吹干→备用（如为传染病患者，应将各组合配件拆开→经消毒液浸泡→清洁水冲净消毒液后→吹干→装好→检测各组件完好性→定点放置、定时检查）→洗手→记录。

四、评价

1. 患者体位适宜，呼吸道通畅。
2. 面罩紧扣口鼻，不漏气。
3. 挤压呼吸囊节律、频率规范。
4. 与患者及家属沟通好。

五、注意事项

1. 勿在有毒气体环境中使用。
2. 使用简易人工呼吸器前必须清除呼吸道异物及分泌物。
3. 观察患者胸廓起伏是否与挤压频率一致。
4. 观察患者面部与嘴唇发绀是否有变化。
5. 连接储气袋时要注意袋体是否充满或扁平。
6. 观察胃区是否胀气，避免过多气体挤压到胃部而影响呼吸的改善。
7. 慢性阻塞性肺疾病、呼吸窘迫综合征吸呼比为1:(2~3)，呼吸频率、潮气量均可适当减少。

8. 经由透明盖观察单向阀是否正常运作；经由面罩透明部分观察患者嘴唇与面部颜色的变化。在呼气过程中，观察面罩内是否呈雾气状，密切观察患者对呼吸器的适应性，胸腹听诊呼吸音，监测生命体征、氧饱和度。

9. 在无氧源的情况下，必须卸下储氧袋。

10. 简易人工呼吸器属抢救物品，须保证性能完好，完好率100%处于应急状态。

六、理论提问

1. 挤压呼吸气囊的频率是多少？

答：频率 16～20 次/分，注入空（氧）气 500～1000ml（8～10ml/kg）。2005 国际心肺复苏指南指出：人工呼吸潮气量（无氧状态下挤握球囊的 1/2，约 800ml；有氧状态下挤捏球囊的 1/3，约 500ml）。

2. 简易人工呼吸器使用的适应证有哪些？

答：心肺复苏；各种疾病所致的呼吸抑制和呼吸肌麻痹；各种大型的手术中；转运危重患者时；在意外事件中的应用（突然氧气供应中断或压力过低、停电、呼吸机故障无法正常运作时）。

3. 怎样检测简易呼吸器？

答：（1）球体测试：取下单向阀和储气阀，挤压球体，将手松开，球体应很快地自动弹回原状。

（2）进气阀测试：将出气口用手堵住，挤压球体时将会发觉球体不易被压下。如果发觉球体慢慢地向下漏气，应检查进气阀是否组装正确。

（3）储气阀和储气袋测试：在接头处接上储气袋，挤压球体，鸭嘴会张开，使得储气袋膨胀，如储气袋没有膨胀，应检查组装是否正确或储气袋漏。

（4）储氧安全阀测试：将储氧阀和储氧袋接在一起，将气体吹入储氧阀，使储氧袋膨胀，将接头堵住，压缩储氧袋气体自储氧安全阀溢出。如未能觉到溢出时，应检查安装是否正确。

七、评分标准

见表 12-18-1。

表 12-18-1　简易人工呼吸器使用技术操作评分标准

项目	技术操作要求		分值	扣分原因	扣分
准备质量标准（20分）	评估	了解简易人工呼吸器的使用目的、方法、注意事项，呼吸器的状况完好	1		
		患者年龄、病情、意识状态、配合程度	2		
		环境安全，无有毒气体	2		
	护士：着装整洁，手消、戴口罩		2		
	物品：简易人工呼吸器、氧气装置，放置合理、安全		5		
	环境：清洁、安全、空气流通		5		
	体位：仰卧，去枕，头后仰		3		
操作流程标准（60分）	听到抢救呼叫，携用物至床旁，呼唤姓名，判断呼吸		5		
	宽松衣裤，清理呼吸道		3		
	告知患者及家属操作的目的及注意事项		4		
	患者体位正确		2		

第十二章 腹部外科常用护理技术操作流程及评分标准

续表

项目	技术操作要求	分值	扣分原因	扣分
操作流程标准（60分）	检查连接简易人工呼吸器	5		
	紧扣面罩（CE手法）	6		
	挤压、松呼吸气囊	4		
	频率、节律规范	5		
	观察缺氧变化，安慰患者，与家属沟通	4		
	根据医嘱停用，取下简易人工呼吸器	3		
	擦净患者面部	3		
	整理衣裤及床单元	3		
	舒适体位	4		
	整理用物	5		
	洗手、记录	4		
终末质量标准（20分）	患者体位正确，呼吸道通畅	5		
	面罩紧扣口鼻，无漏气	5		
	挤压呼吸囊节律、频率规范	5		
	与患者及家属沟通好	5		
总分		100		

第十九节 急救团队操作流程及评分标准

一、案例

患者，女，40岁，因"腹痛1天，转移性右下腹疼痛4小时"来院就诊。查体：T 36.9℃，P 114次/分，R 28次/分，BP

135/75mmHg，神清、精神差。麦氏点压痛、反跳痛明显。B 超提示：阑尾区肿胀。血常规：WBC 15×10^9/L。门诊诊断：急性阑尾炎。

患者否认过敏史，遵医嘱行青霉素皮试后数分钟突然呼之不应，面色苍白，四肢厥冷，触摸颈动脉搏动消失，立即通知医生进行抢救。

二、目的

1. 提升护理人员的急救意识，提高抢救成功率。

2. 提升护理人员在紧急情况下的应急反应、组织协调及团队配合能力。

3. 强化护理人员风险防范意识，确保紧急情况下的有效沟通。

三、注意事项

1. 参与抢救人员沉着冷静、组织有序，成员分工合理，配合默契。

2. 人员站位合理

头位：负责吸氧、吸痰、呼吸气囊、病情观察及现场的指挥工作。

胸位：负责胸外按压、除颤、心电监护等。

腰位：通道管理，输液、导尿、采血等。

脚位：记录、管理、补充和传递抢救物品。

3. 注意保护患者隐私，清理现场无关人员。

4. 严格遵守核心制度（抢救制度、医嘱查对制度、消毒隔离制度等），规范执行口头医嘱。抢救所用的安瓿妥善保管，抢救结束后双人核对记录后方可丢弃。

5. 护理人员操作熟练，动作敏捷、规范、节力。

6. 准确记录抢救过程，时间精确到分，注意医护一致性。

7. 保证医护、护护及护患之间的有效沟通，做好家属的安抚工作。

8. 抢救中、抢救后严密观察患者病情变化，做好床头交接班。

9. 急救物品、药品均处于良好备用状态，做到"五定一及时"（定品种数量、定点放置、定人管理、定时检查、定期消毒灭菌，及时维修补充）。

四、评分标准

见表 12-19-1。

表 12-19-1　急救团队操作流程及评分标准

	操作流程及要求	分值	扣分细则	扣分及原因
操作前 (5分)	环境：环境安全、整洁、宽敞，用物摆放规范	2	一项不符 -1	
	用物：物品齐全、在有效期内、性能完好	2	一项不符 -1	
	护士：符合规范	1	不符 -1	
操作中 (70分)	1. 判断评估	10		
	①确认环境安全		未确认环境安全 -1	
	②判断患者意识：轻拍双肩，高声呼叫患者，确认患者意识丧失		未判断意识 -1，未双侧呼叫患者 -0.5	
	③摆放复苏体位，去枕平卧位，松解衣物		未去枕平卧 -0.5，未松解衣物 -0.5	
	④同步评估呼吸与脉搏，判断患者呼吸，观察胸廓有无起伏		未评估呼吸 -1，评估方法不正确 -0.5	

续表

	操作流程及要求	分值	扣分细则	扣分及原因
操作中 (70分)	⑤同时触摸近侧颈动脉搏动。以示指和中指指尖轻触气管正中旁开两指处。合计5~10秒		未判断颈动脉搏动-1，判断方法不正确或时间<5秒-0.5	
	⑥确认患者大动脉搏动消失，自主呼吸消失（或呼吸微弱/叹息样呼吸）		未确认动脉搏动消失、自主呼吸消失-1	
	⑦立即呼救，寻求帮助（需指定人员）		未呼救-1，呼救未指定人员-0.5	
	⑧记录抢救开始时间		未记录时间或记录时间不准确-1	
	2. 胸外按压			
	①评估是否坚硬平面，酌情垫硬板		未评估或未垫硬板-1	
	②操作者位于患者一侧，双脚自然分开，与肩同宽		姿势不正确-1	
	③按压部位：胸骨正中与两乳头连线交叉点		按压部位错误-2	
	④按压手法：双手掌根重叠，十指相扣，手指翘起，离开胸壁，上半身前倾，双臂伸直，垂直向下用力，每次按压后掌根不离开定位点但不倚靠胸壁，保证胸廓充分回弹	15	手指未翘起-1，双臂未伸直、垂直-1，胸廓未回弹-0.5，掌根倚靠胸壁-0.5	
	⑤按压深度：5~6cm		按压深度不正确-1	
	⑥按压频率：100~120次/分		按压频率不正确-1	
	⑦按压30次，同时观察患者面色		按压次数不正确-1，未观察面色-1	
	⑧按压与通气比为30:2		按压呼吸比例不正确-2	
	⑨五个循环后再次评估		评估方法不正确-1，未记录时间-1	

第十二章 腹部外科常用护理技术操作流程及评分标准

续表

	操作流程及要求	分值	扣分细则	扣分及原因
操作中 (70分)	3. 心电监护	15		
	①评估环境		未评估电磁波干扰 -1	
	②评估患者		未评估胸前皮肤 -0.5,未评估指尖情况 -0.5,未评估上臂活动度 -0.5	
	③检查监护仪性能,导联线连接完好		未检查监护仪性能、导联线 -1	
	④粘贴电极片		未清洁胸前皮肤或指端 -0.5,未评估指端情况 -0.5,未评估上臂活动度 -0.5	
	⑤连接指脉氧夹		未连接指脉氧或连接错误 -1	
	⑥绑血压袖带,位置正确(肱动脉搏动最明显处:肘窝上两横指),松紧度适宜(一指)		未绑袖带 -1,袖带位置不正确 -2,松紧不适宜 -0.5	
	⑦调节参数(心率、呼吸、血压、血氧饱和度)		未调节参数 -1,设置不完全 -0.5,未设置间隔时间 -0.5	
	⑧测量第一次血压		未测量 -1	
	⑨记录(心率、呼吸、血压、血氧饱和度)		未记录或记录不符合规范 -1	
	4. 人工通气+吸氧	15		
	①开放气道,清理呼吸道,连接简易呼吸球囊		未准确连接简易呼吸球囊 -1	
	②连接球囊与氧气		未连接氧气 -1	
	③调节氧流量 8~10L/min		调节氧流量不正确 -1	

351

续表

	操作流程及要求	分值	扣分细则	扣分及原因
操作中（70分）	④CE手法固定氧气面罩，使患者口鼻闭紧		手法错误-1，口鼻面罩漏气-1	
	⑤两次有效呼吸，观察胸廓起伏		吹气次数不够-0.5，胸廓未起伏-0.5，未观察胸廓起伏-0.5	
	⑥持续五个循环后再次评估，若抢救成功后给予鼻氧管吸氧，吸氧无间断		未评估呼吸-1，操作不规范-1，吸氧中断-1	
	⑦评估鼻腔，清洁鼻腔		未评估鼻腔-0.5，未清洁鼻腔-0.5	
	⑧连接鼻氧管，调节氧流量3L/min		连接鼻导管顺序错误-2，流量不正确-0.5	
	⑨正确检查鼻氧管通畅		未检查-1	
	⑩妥善固定鼻氧管		未固定或固定不正确-0.5	
	5. 建立静脉通路（静脉输液+静脉给药）			
	①核对医嘱，携用物至床旁，排气	15	操作前未查对-1，排气有空气或方法不正确-0.5	
	②选择穿刺血管合理		选择血管不正确-0.5	
	③扎压脉带符合要求，消毒皮肤符合要求（直径>5cm）		扎压脉带法不正确-0.5，未消毒-1，消毒方法不正确-0.5	
	④消毒皮肤待干，准备敷贴、胶布，再次排气		未待干-0.5，未再次排气-0.5	

第十二章 腹部外科常用护理技术操作流程及评分标准

续表

	操作流程及要求	分值	扣分细则	扣分及原因
操作中（70分）	⑤再次核对进针，见回血三松，妥善固定		未再次核对-1，未一针见血-1，未三松-0.5，固定不妥或方法不正确-0.5	
	⑥根据医嘱调节滴数，再次核对	15	未调节滴数或滴数不正确-0.5，未再次核对-1，调节滴数时间不足15秒	
	⑦遵医嘱静脉推注肾上腺素1mg		推注方法不正确-0.5，未核对-1，违反无菌原则-1	
	⑧正确执行口头医嘱		口头医嘱执行不规范-1	
	⑨记录时间及用药情况		未记录-1，记录不规范-0.5	
操作后（5分）	1. 安置患者：患者隐私保护，体位合适	2	体位不合适-1，未保护隐私-1	
	2. 用物处置与环境整理：医疗废物处置规范，整理环境	2	医疗废物未处理或处理不规范-1，环境未整理-1	
	3. 洗手，记录抢救病例	1	未洗手-0.5，未记录-0.5	
整体评价（20分）	1. 反应迅速，分工合理，组织有序，配合默契	4	酌情扣分	
	2. 操作熟练，动作敏捷、规范、节力	4	酌情扣分	
	3. 人员站位合理，物品摆放合理	4	酌情扣分	
	4. 遵守核心制度（抢救、查对、执行医嘱、消毒隔离等）	4	酌情扣分	

续表

	操作流程及要求	分值	扣分细则	扣分及原因
整体评价 (20分)	5. 全程观察病情变化，沟通良好，关爱患者	2	酌情扣分	
	6. 处置合理，符合临床实际	2	酌情扣分	
	合计	100		

第十三章 腹部外科护理质量评价标准

一、腹部损伤护理质量评价表

见表13-1。

表13-1 腹部损伤护理质量评价标准——普外一科专用表格

监管科室_____ 监管时间:202__年__月__日__时 监管人员_____ 责任护士:_____

检查项目	检查内容	扣分值	监管情况	整改时间	整改情况	持续监管时间	完成	基本完成	未完成	持续改进情况
结构（15分）	1. 病房环境整洁、安静	5								
	2. 仪器设备管理规范	5								
	3. 药品管理规范	5								

续表

检查项目	检查内容				分值	扣分	监管情况	整改情况	持续改进情况		
									完成	基本完成	未完成
过程(75分)	1. 住院评估(22分)	①自理能力评估			2						
		②压疮评估/皮肤情况评估			3						
		③跌倒/坠床风险评估			2						
		④管路滑脱风险评估			3						
		⑤心理/睡眠评估			2						
		⑥专科评估	腹部体征:是否有腹膜刺激征,腹部是否有腹胀腹痛、反跳痛、肌紧张等		10						
	2. 专科护理常规(46分)	(1)神经系统	生命体征变化观察及处置		2						
			观察意识,瞳孔		2						
			术后合理的体位		1						
			评估患者疼痛部位及性质		1						
			使用镇痛、镇静药物的效果评价		1						
		(2)循环系统	严密监测血压变化		2						
			失血性休克观察及处置		2						
			使用特殊药物观察及效果评价		2						
			遵医嘱补充血容量		2						
			准确记录出入量		2						

第十三章 腹部外科护理质量评价标准

续表

检查项目			检查内容	分值	扣分	监管情况	整改情况	持续改进情况 完成	基本完成	未完成
过程(75分)	2.专科护理 常规(46分)	(3)呼吸系统	吸氧,监测血氧饱和度变化	2						
			指导患者有效咳嗽,咳痰,深呼吸	2						
			听诊双肺呼吸音,预防肺部感染	2						
			规范雾化吸入	2						
		(4)管道护理	腹部管道的固定位置正确,稳妥	2						
			定时挤压引流管,保持通畅	2						
			引流液性状、颜色、量的观察处置	2						
			伤口敷料的观察	2						
		(5)消化系统	留置胃管,持续胃肠减压	1						
			肠功能恢复大便性状、颜色、量的观察处置	1						
			胃液及大便性状、颜色、量的观察及处置	1						
		(6)泌尿系统	留置导尿管,预防泌尿系统感染	1						
			尿量、尿色的观察及处置	1						

357

续表

检查项目		检查内容		分值	扣分	监管情况	整改情况	持续改进情况 完成 基本完成 未完成
过程(75分)	2. 专科护理常规(46分)	(7)其他	夯实基础护理	1				
			监测血糖,使用正确的降糖药物	1				
			康复功能锻炼	1				
			早期应绝对卧床休息	2				
			个体化心理护理	1				
			出院宣教	1				
	3. 护理记录	记录及时,准确,无涂改,无空项		2				
	4. 感染控制	①手卫生落实		2				
		②垃圾分类处置		1				
		③多耐患者处置		2				
结果(10分)	1. 患者结局	无相关并发症发生		5				
	2. 总体评价	优秀(90~100);良(80~89);中(70~79);及格(60~69);不及格(<60)		5				
总分				100				

总得分＿＿＿分　护士长签名＿＿＿　监管人员签名＿＿＿

二、肠道疾病护理质量评价表

见表13-2。

表13-2 肠道疾病护理质量评价标准——普外一科专用表格

监管科室＿＿＿＿ 监管时间:202_年_月_日_时 监管人员＿＿＿＿ 责任护士:＿＿＿＿

检查项目	检查内容		分值	扣分	监管情况	整改时间	整改情况	持续监管时间		
								完成	基本完成	未完成
结构(15分)	1. 病房环境整洁、安静		5							
	2. 仪器设备管理规范		5							
	3. 药品管理规范		5							
过程(75分)	1. 住院评估(22分)	①自理能力评估	2							
		②压疮评估	3							
		③跌倒/坠床风险评估	2							
		④管路滑脱风险评估	3							
		⑤心理/睡眠评估	2							
		⑥专科评估 腹部体征:是否有腹膜刺激征，腹部是否有压痛、反跳痛、肌紧张等	10							

359

续表

检查项目		检查内容		分值扣分	监督情况	整改情况	持续改进情况		
							完成	基本完成	未完成
过程(75分)	2.专科护理常规(46分)	(1)神经系统	生命体征变化观察及处置	2					
			观察意识、瞳孔	2					
			术后合理的体位	1					
			评估患者疼痛部位及性质	2					
			使用镇静、镇痛药物的效果评价	1					
		(2)循环系统	严密监测血压变化	2					
			感染性休克观察及处置	2					
			使用特殊药物的效果评价	2					
			遵医嘱补充液体	2					
			准确记录出入量	2					
		(3)呼吸系统	吸氧、监测血氧饱和度变化	2					
			指导患者有效咳嗽、咳痰、深呼吸	2					
			听诊双肺呼吸音,预防肺部感染	2					
			规范雾化吸入	2					

续表

检查项目			检查内容	分值	扣分	监管情况	整改情况	持续改进情况		
								完成	基本完成	未完成
过程(75分)	2. 专科护理常规(46分)	(4)管道护理	腹部管道的固定位置正确,稳妥	2						
			定时挤压引流管,保持通畅	2						
			引流液性状、颜色、量的观察及处置	2						
			伤口、造口敷料的观察	2						
		(5)消化系统	留置胃管,持续胃肠减压	1						
			肠功能恢复的观察及处置	1						
			胃液及大便性状、颜色、量的观察及处置	1						
		(6)泌尿系统	留置导尿管,预防泌尿系统感染	1						
			准确记录出入量	1						
		(7)其他	夯实基础护理	1						
			监测血糖,使用正确的降糖药物	1						
			康复功能锻炼	1						
			按时应用抗生素	2						
			个体化心理护理	1						
			出院宣教	1						

续表

检查项目	检查内容		分值	扣分	监管情况	整改情况	持续改进情况		
							完成	基本完成	未完成
过程(75分)	3. 护理记录	记录及时,准确,无涂改,无空项	2						
	4. 感染控制	①手卫生落实	2						
		②垃圾分类处置	1						
		③多耐患者处置	2						
结果(10分)	1. 患者结局	无相关并发症发生	5						
	2. 总体评价	优秀(90~100);良(80~89);中(70~79);及格(60~69);不及格(<60)	5						
	总分		100						

总得分_____分   护士长签名_____   监管人员签名_____

三、胆道疾病护理质量评价表

见表13-3。

表13-3 胆道疾病护理质量评价标准——普外一科专用表格

监管科室_____ 监管时间:202__年__月__日__时 监管人员_____ 责任护士:_____

检查项目	检查内容		分值	扣分	监管情况	整改情况	整改时间	持续监管情况			持续监管时间
								完成	基本完成	未完成	
结构(15分)	1. 病房环境整洁、安静		5								
	2. 仪器设备管理规范		5								
	3. 药品管理规范		5								
过程(75分)	1. 住院评估(22分)	①自理能力评估	2								
		②压疮评估/皮肤情况评估	3								
		③跌倒/坠床风险评估	2								
		④管路滑脱风险评估	3								
		⑤心理/睡眠评估	2								
		⑥专科评估:腹部疼痛的位置 皮肤巩膜是否黄染 是否高热、寒战 是否腹胀、嗳气	10								

续表

检查项目	检查内容			分值	扣分	监管情况	整改情况	持续改进情况		
								完成	基本完成	未完成
过程(75分)	2.专科护理常规(46分)	(1)神经系统	生命体征变化的观察及处置	2						
			观察意识、瞳孔	2						
			术后合理的体位	2						
			严密监测体温及高热处理效果	1						
			使用镇静、镇痛药物的效果评价	1						
		(2)循环系统	严密监测血压变化	2						
			感染性休克的观察及处置	2						
			遵医嘱补充液体	2						
			准确记录出入量	2						
			使用特殊药物的效果评价	1						
		(3)呼吸系统	吸氧、监测血氧饱和度变化	1						
			指导患者有效咳嗽、咳痰、深呼吸	2						
			听诊双肺呼吸音、预防肺部感染	2						
			规范雾化吸入	2						

续表

检查项目		检查内容	分值	扣分	监管情况	整改情况	持续改进情况		
							完成	基本完成	未完成
过程(75分)	2.专科护理(常规46分)	(4)管道护理	T管的固定位置正确,稳妥	2					
			定时挤压引流管,保持通畅	2					
			引流液性状,颜色,量的观察及处置	2					
			伤口敷料的观察	2					
		(5)消化系统	留置胃管,持续胃肠减压	2					
			肠功能恢复的观察	2					
		(6)泌尿系统	留置导尿管,预防泌尿系统感染	2					
			尿量,尿色的观察及处置	2					
		(7)其他	夯实基础护理	1					
			监测血糖,使用正确的降糖药物	1					
			康复功能锻炼	1					
			个体化心理护理	1					
			出院宣教	1					

续表

检查项目	检查内容		分值	扣分	监管情况	整改情况	持续改进情况		
							完成	基本完成	未完成
过程(75分)	3. 护理记录	记录及时、准确、无涂改、无空项	2						
	4. 感染控制	①手卫生落实	2						
		②垃圾分类处置	1						
		③多耐患者处置	2						
结果(10分)	1. 患者结局	无相关并发症发生	5						
	2. 总体评价	优秀(90~100);良(80~89);中(70~79);及格(60~69);不及格(<60)	5						
总分			100		总得分___分 护士长签名___		监管人员签名___		

四、肝脏疾病护理质量评价表

见表13-4。

表13-4 肝脏疾病护理质量评价标准——普外一科专用表格

监管科室_____ 监管时间:202_年_月_日_时 监管人员_____ 责任护士:_____

检查项目		检查内容	分值	监管情况	整改情况	整改时间	持续监管时间		
							完成	基本完成	未完成
结构(15分)	1.	病房环境整洁、安静	5						
	2.	仪器设备管理规范	5						
	3.	药品管理规范	5						
过程(75分)	1.住院评估(22分)	①自理能力评估	2						
		②压疮评估	3						
		③跌倒/坠床风险评估	2						
		④管路滑脱风险评估	3						
		⑤心理/睡眠评估	2						
		⑥专科评估 是否腹痛、腹胀、腹水 是否发热恶心、呕吐、食欲减退 是否发热、乏力、黄疸	10						

续表

检查项目	检查内容			扣分值	监管情况	整改情况	持续改进情况		
							完成	基本完成	未完成
过程(75分)	2.专科护理常规(46分)	(1)神经系统	生命体征变化的观察及处置	2					
			观察意识、瞳孔	2					
			术后合理的体位	1					
			发热的观察及处置	1					
			使用镇静、镇痛药物的效果评价	1					
		(2)循环系统	严密监测血压变化	2					
			遵医嘱补充液体	2					
			准确记录出入量	2					
			使用药物的效果评价	2					
		(3)呼吸系统	正确给予吸氧,监测血氧饱和度变化	2					
			指导患者有效咳嗽、咳痰、深呼吸	2					
			听诊双肺呼吸音,预防肺部感染	2					
			规范雾化吸入	2					

第十三章 腹部外科护理质量评价标准

续表

检查项目			检查内容	分值	扣分	监管情况	整改情况	持续改进情况		
								完成	基本完成	未完成
过程(75分)	2.专科护理常规(46分)	(4)管道护理	腹部管道的固定位置正确,稳妥	2						
			定时挤压引流管,保持通畅	2						
			引流液性状、颜色、量的观察及处置	2						
			伤口敷料的观察	2						
		(5)消化系统	及早行营养支持,必要时留置胃管	2						
			呕吐及腹泻症状的观察处置	2						
			呕吐物、胃液及大便性状、颜色、量的观察及处置	2						
		(6)泌尿系统	留置导尿管,预防泌尿系统感染	1						
			尿量、尿色的观察及处理	1						
		(7)其他	夯实基础护理	1						
			监测血糖,使用正确的降糖药物	2						
			康复功能锻炼	2						
			个体化心理护理	1						
			出院宣教	1						

续表

检查项目	检查内容		分值	扣分	监管情况	整改情况	持续改进情况		
							完成	基本完成	未完成
过程(75分)	3. 护理记录	记录及时、准确,无涂改,无空项	2						
	4. 感染控制	①手卫生落实	2						
		②垃圾分类处置	1						
		③多耐患者处置	2						
结果(10分)	1. 患者结局	无相关并发症发生	5						
	2. 总体评价	优秀(90~100);良(80~89);中(70~79);及格(60~69);不及格(<60)	5						
总分			100						

总得分___分　护士长签名___　监管人员签名___

参考文献

[1] 李乐之,路潜.外科护理学.北京:人民卫生出版社,2013.
[2] 吴孟超,吴在德,吴肇汉.外科学.北京:人民卫生出版社,2018.
[3] 刘雪莲,晏圆婷,蒋立虹.护理质量与安全全过程质量控制手册.北京:军事医学科学出版社,2015.
[4] 田姣,李哲.实用普外科护理手册.北京:化学工业出版社,2017.
[5] [美]迈克尔·F.瓦兹.胃食管反流病诊断与治疗.天津:天津科技翻译出版公司,2020.
[6] 冯雁,杨顺秋,金丽芬.新编临床常用50项护理技术操作规程及评分标准.北京:军事医学科学出版社,2012.
[7] 王建荣,孙燕,丁炎明.临床诊疗指南:护理学分册.北京:人民卫生出版社,2008.